普通高等教育"十三五"规划教材·全国高等医药院校规划教材

配套实验与学习指导系列

预防医学
实习和学习指导
（第2版）

主编　张青碧　王金勇　杨艳

清华大学出版社

北　京

内 容 简 介

本书分为实习和复习思考题两篇。实习篇分为 5 个部分，即医学统计学实习、流行病学实习、卫生学实习、社会医学与卫生事业管理学实习、扩展性知识，每部分又分节编写。复习思考题篇包含大量习题。本书内容全面，层次分明，通俗易懂，简明实用，强化校内外结合，强调理论与实践结合，注重学生基本知识与能力的培养。

本书可供临床、口腔、麻醉、儿科、康复、中西医结合、中医、护理、卫生事业管理、检验、影像、食品与营养等专业学生使用，也可作为预防医学专业教学的教师参考书和学生的复习资料。

图书在版编目（CIP）数据

预防医学实习和学习指导 / 张青碧，王金勇，杨艳主编. — 2 版 . — 北京：清华大学出版社，2019(2024.1重印
（普通高等教育"十三五"规划教材·全国高等医药院校规划教材配套实验与学习指导系列）
ISBN 978-7-302-51856-3

Ⅰ. ①预… Ⅱ. ①张… ②王… ③杨… Ⅲ. ①预防医学 – 医学院校 – 教学参考资料 Ⅳ. ①R1

中国版本图书馆 CIP 数据核字（2018）第 277305 号

责任编辑：罗　健　周婷婷
封面设计：刘艳芝
责任校对：王淑云
责任印制：丛怀宇

出版发行：清华大学出版社
　　　网　　址：https://www.tup.com.cn, https://www.wqxuetang.com
　　　地　　址：北京清华大学学研大厦A座　　　邮　编：100084
　　　社 总 机：010-83470000　　　邮　购：010-62786544
　　　投稿与读者服务：010-62776969, c-service@tup.tsinghua.edu.cn
　　　质量反馈：010-62772015, zhiliang@tup.tsinghua.edu.cn
印 装 者：三河市龙大印装有限公司
经　销：全国新华书店
开　本：185mm×260mm　　　印　张：16.5　　　字　数：399千字
版　次：2013年3月第1版　2019年1月第2版　　　印　次：2024年1月第6次印刷
定　价：49.80元

产品编号：077317–01

编委会名单

前言 Preface

预防医学是一门跨学科且综合性和社会实践性很强的课程，被国家教育部确定为医学院校 15 门主干课程之一，是培养与现代医学模式相适应的 21 世纪新型医师的重要课程，是临床、口腔、麻醉、儿科、康复、中西医结合、中医、护理、卫生事业管理、检验、影像、食品与营养等专业本科生和专科生的公共基础课，属于上述专业学生的必修考试课程。我校把该课程分为卫生学、医学统计学、流行病学、社会医学、循证医学五个部分，课程总学时为 144 学时，其中实验学时为 40 学时，目前我校学生使用的实验教材主要是自编的内部教材，没有预防医学综合实验教材。预防医学是临床职业医师考试的必考内容，所占比重不小。针对我校近几年临床专业医学生执业医师考试预防医学部分丢分比较严重的情况，为了加强预防医学精品课程的建设，拟编写一本适合非预防医学专业学生的预防医学实习和学习指导书。

本书的特色是紧扣临床专业医学生执业医师考试大纲和时代发展要求，将预防医学的几个部分有机结合，突出预防为主的观念、大卫生观念和可持续发展观念。通过案例分析和现场卫生学调查，强调临床环境下的三级预防措施、策略。既培养学生的基本实验技能，也注重培养学生综合能力和素质以及应对突发公共卫生事件的能力。

本书是针对各类医学院校的临床医学、口腔、麻醉、检验、影像、中医、中西医结合等非预防医学专业本科生的预防医学教学内容编写的，包括了该门课程的基本技能和基本知识，也包括实验技术和实验方法、创新能力和综合能力的培养，并且针对预防医学教学大纲和临床执业医师（预防医学部分）考试大纲编写了各种复习思考题，有利于提高医学生的整体素质。

本书分为实习篇（包含医学统计学实习、流行病学实习、卫生学实习、社会医学与卫生事业管理学实习、扩展性知识五部分）和复习思考题篇两篇，另附有各部分复习思考题的参考答案。

本教材的编写得到西南医科大学分管教学的领导、教务处以及公共卫生学院各位领导和全体老师大力支持，在此一并致谢！

由于编写时间较紧，编写经验不足，疏漏之处难免，敬请批评指正。

$\mathscr{C}ontents$ 目录

实 习

第1篇

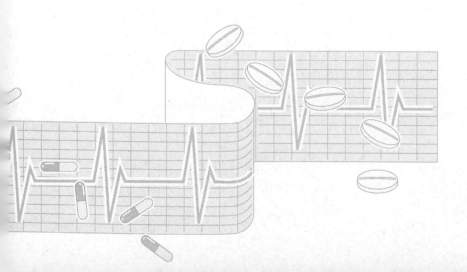

⌒ 医学统计学实习

实习 1　定量资料的统计描述

【实习目的】

（1）掌握定量资料集中趋势、离散趋势各指标的意义、计算方法和用途以及正态分布的概念、特征、应用及正态曲线下的面积分布规律；

（2）熟悉标准正态分布的概念和标准化变换；

（3）了解频数表的编制和特征、医学参考值范围的制定方法。

【知识点】

一、定量资料的频数分布

定量资料又称为计量资料，它是每个观察对象某项指标值的集合，一般有计量单位。描述定量资料分布的方法有两种：一是统计图表，主要是频数图表；二是统计指标。

1. 频数表的编制

将变量的取值范围划分为几个区间，每个区间称作一个组段。将各组段与相应的频数列表，即为频数表。组段之间的距离称为组距，一般为等距。对于离散数据，每一个观察值即对应一个频数，如某医院某年度一天内死亡 0，1，2，…，20 名患者的天数，又如描述某学校学生性别的分布情况，男、女生的人数即为各自的频数。对于散布区间很大的离散数据和连续型数据，数据散布区间由若干组段组成，每个组段对应一个频数。制作连续型数据频数表的一般步骤如下所述：

1）求全距　全距又称为极差，它是指全部观察值中最大值与最小值之差，用符号 R 表示：$R = X_{\max} - X_{\min}$。

2）根据极差划分组段数（通常 8~10 个）　确定组段数和组距。每个组段都有下限 L 和上限 U，数据 x 归组标准统一定为 $L \leqslant x < U$。

3）统计各组段频数　统计出各组段相应的观察对象个数（频数），将各组段与相应的频数列表，即得到频数表。

2. 频数分布的特征

频数分布有两个重要特征：集中趋势和离散趋势。集中趋势是指一组数据向某一个位置聚集或集中的倾向；离散趋势是指一组数据的分散程度或变异度。

3. 频数分布的类型

频数分布可分为对称分布和偏态分布两种类型。对称分布指集中位置在中间，左右两侧的频数基本对称。偏态分布是指频数分布不对称，集中位置偏向一侧：若偏向数值较小的一侧，称为正偏态；若偏向数值较大的一侧，则称为负偏态。定量资料的频数分布类型不同，描述其集中趋势和离散程度的指标也不同。

4. 频数表的用途

频数表可揭示资料的分布特征和分布类型，便于发现某些特大或特小的可疑值，也便于进一步计算相应的统计指标和做统计分析处理。

二、集中趋势的描述

统计指标可从数量上较准确地描述数据分布的集中趋势和离散程度。描述定量资料集中趋势的指标统称为平均数，常用的平均数有均数、几何均数及中位数。

1. 均数（mean）

均数是算术均数的简称，总体均数用 μ 表示，样本均数用 $\overline{X}$ 表示。均数适用于描述单峰对称分布，特别是正态分布或近似正态分布资料的集中趋势。

2. 几何均数（geometric mean）

几何均数适用于描述原始观察值呈偏态分布，但经过对数变换后呈正态分布或近似正态分布的资料，如血清抗体滴度等，一般用 G 表示。

3. 中位数（median）

中位数指将一组观察值按从小到大的顺序排列后位次居中的观察值，常用 M 表示。中位数适用于描述各种分布的资料，实际工作中常用来描述偏态分布资料、一端或两端无确切值或分布不明确资料的集中趋势。

上述三种常用平均数的关系如下：对于正态分布资料，中位数等于均数；对于对数正态分布资料，中位数等于几何均数；对于正偏态分布资料，中位数小于均数；对于负偏态分布资料，中位数大于均数。三种常用平均数的意义及用途见表 1-1。

表 1-1　常用平均数的意义及其用途

平均数	意义	用途
均数	平均数量水平	应用甚广，最适用于对称分布，特别是正态分布
几何均数	平均增（减）倍数	等比资料；对数正态分布
中位数	位次居中的观察值水平	偏态分布；分布不明；分布末端无确定值

三、离散程度的描述

描述定量资料离散程度的常用指标：极差、四分位数间距、方差、标准差和变异系数。

1. 极差（range）

用于资料的粗略分析，其计算简便但稳定性较差。样本量越大，抽到最大值和最小值的可能性较大，导致极差也较大，因此当样本量相差较大时，不宜用极差来描述其离散程度。

2. 四分位数间距（quartile range，QR）

1）百分位数　指将观察值从小到大排列后处于第 x 百分位置上的数值，用符号表示为 P_x。一个百分位数将全部数据分成两部分，有 $x\%$ 的数据小于 P_x，有（$100-x$）% 的数据大于 P_x。百分位数的一个重要用途是确定医学参考值范围。

2）四分位数间距　指第 75 百分位数与第 25 百分位数之差，即 $P_{75}-P_{25}$，反映了一组数据从小到大排列后中间一半观察值的变动范围。常与中位数一起使用，描述偏态分布资料、一端或两端无确切值或分布不明确资料的离散程度，比极差稳定。四分位数间距越大，说明资料的离散程度越大。

3. 方差（variance）

方差是描述对称分布，特别是正态分布或近似正态分布资料的离散程度的常用指标。其值越大，说明观察值变异程度越大。总体方差用 σ^2 表示，样本方差用 S^2 表示。在实际工作中，总体方差往往未知，常用样本方差来估计。

4. 标准差（standard deviation）

方差开算术平方根即得到标准差，使用的量纲与原量纲相同，是描述对称分布，特别是正态分布或近似正态分布资料离散程度的最常用指标。适用于近似正态分布的资料，大样本、小样本均可，最为常用。标准差越大，说明资料的变异程度越大。总体标准差用 σ 表示，样本标准差用 S 表示。

5. 变异系数（coefficient of variance，CV）

它是标准差与均数之比，公式为：$CV=\dfrac{S}{\overline{X}}\times100\%$。极差、四分位数间距和标准差都有单位，其单位与观察值的单位相同；而变异系数为相对数，没有单位，更便于资料间变异程度的比较。变异系数主要用于下列两种情况：

（1）比较度量衡单位不同的几组资料的变异程度；

（2）比较均数相差悬殊的几组资料的变异程度。

平均指标和变异指标分别反映资料的不同特征，作为资料的总结性统计量，两类指标要求一起使用，如常用 $\overline{X}\pm S$ 或 M（QR）。

四、正态分布

1. 正态分布的概念和特征

1）正态分布　在医学领域中，有许多变量为连续型随机变量，如身高、体重、血压等，这些变量的频数分布特点是中间频数多，两边频数少，且左右对称，其频数分布规律往往可用正态分布来描述。若某指标 X 服从正态分布，记为 $X\sim N$（μ，σ^2）。正态曲线呈钟形，两头低，中间高，左右对称，曲线与横轴间的总面积等于 1。

2）正态分布的特征

（1）正态分布曲线在横轴上方均数处最高。

（2）正态分布以均数为中心，左右对称。

（3）正态分布有两个参数，即位置参数 μ 和形态参数 σ。不同的 μ 和 σ 对应不同的正态分布。若固定 σ，改变 μ 值，曲线就会沿着 X 轴平行移动，其形态不变。若固定 μ，σ 越小，曲线越陡峭；反之，σ 越大，曲线越低平，但中心在 X 轴的位置不变。

（4）正态分布曲线的面积分布有一定规律。

2. 正态分布曲线下的面积分布规律

无论 μ、σ 取什么值，正态分布曲线与横轴间的面积恒等于 1 或 100%；且其对称轴为直线 $X=\mu$，$X>\mu$ 与 $X<\mu$ 范围内曲线下的面积相等，各占 50%；在 $(\mu-\sigma，\mu+\sigma)$ 范围内，曲线下面积为 68.27%，在 $(\mu-1.645\sigma，\mu+1.645\sigma)$ 范围内曲线下面积为 90%，在 $(\mu-1.96\sigma，\mu+1.96\sigma)$ 范围内，曲线下面积为 95%，在 $(\mu-2.58\sigma，\mu+2.58\sigma)$ 范围内，曲线下面积为 99%。

3. 标准正态分布

（1）标准正态分布是一种特殊的正态分布，标准正态分布的均数为 0，标准差为 1，通常用 Z 表示服从标准正态分布的变量，记为 $Z\sim N(0，1^2)$。

（2）标准化变换：$Z=\dfrac{X-\mu}{\sigma}$，此变换有特性：任何正态分布 $X\sim N(\mu，\sigma^2)$ 经过 Z 变换均服从标准正态分布，故 Z 变换又被称为标准化变换。

4. 正态分布的应用

（1）估计频数分布。

（2）制定参考值范围：医学参考值范围是指绝大多数"正常人"的某项解剖、生理、生化指标的波动范围。这里的"绝大多数"可以是 90%、95% 或 99% 等，最常用的是 95%。所谓"正常人"不是指完全健康的人，而是指排除了对所研究指标有影响的疾病和有关因素的特定人群。

对于一个指标，随机抽取一个样本含量足够大的样本后，可参照表 1-2 采用正态分布法或百分位数法制定其医学参考值范围。

（1）正态分布法：适用于服从正态（或近似正态）分布资料及可以通过转换服从正态分布的资料。

（2）百分位数法：适用于偏态分布的资料。

表 1-2 医学参考值范围的制定方法

参考值范围 /%	正态分布法			百分位数法		
	双侧	单侧		双侧	单侧	
		只有下限	只有上限		只有下限	只有上限
95	$\overline{X}\pm1.96S$	$\overline{X}-1.645S$	$\overline{X}+1.645S$	$P_{2.5}\sim P_{97.5}$	P_5	P_{95}
99	$\overline{X}\pm2.58S$	$\overline{X}-2.326S$	$\overline{X}+2.326S$	$P_{0.5}\sim P_{99.5}$	P_1	P_{99}

【习题】

1）某研究者测定了 176 名燃煤型砷中毒患者的尿总砷含量（μg/L），资料如下：

0.016 9	0.026 2	0.343 3	0.050 5	0.226 6	0.169 0	0.016 5	0.035 6	0.096 8	0.162 8
0.090 4	0.105 9	0.058 2	0.021 1	0.086 7	0.031 8	0.025 6	0.026 7	0.159 2	0.136 4
0.058 3	0.027 5	0.228 5	0.024 6	0.050 8	0.107 6	0.019 5	0.040 0	0.064 6	0.110 9
0.021 2	0.016 4	0.140 1	0.064 6	0.013 9	0.037 7	0.016 1	0.012 1	0.061 7	0.268 6
0.053 2	0.072 4	0.128 0	0.014 3	0.098 0	0.567 8	0.022 8	0.127 9	0.087 2	0.067 5
0.036 1	0.068 0	0.059 1	0.082 1	0.141 8	0.105 1	0.066 2	0.103 3	0.118 8	0.088 7
0.010 2	0.015 4	0.177 5	0.022 3	0.031 9	0.098 6	0.101 9	0.041 9	0.067 8	0.034 7
0.075 3	0.053 2	0.015 1	0.021 9	0.113 9	0.112 4	0.052 4	0.029 0	0.037 6	0.151 0
0.125 0	0.033 9	0.054 9	0.097 4	0.075 3	0.290 2	0.022 2	0.020 4	0.132 5	0.046 2
0.304 7	0.046 4	0.148 6	0.027 1	0.395 3	0.028 8	0.152 0	0.055 9	0.124 4	0.126 4
0.057 6	0.011 2	0.022 2	0.408 5	0.112 8	0.046 3	0.124 0	0.022 6	0.080 9	0.037 1
0.018 3	0.143 0	0.055 9	0.035 3	0.133 3	0.238 3	0.092 9	0.020 9	0.274 8	0.018 9
0.454 2	0.078 2	0.074 1	0.146 0	0.131 7	0.045 6	0.049 9	0.031 7	0.086 3	0.050 5
0.269 1	0.357 0	0.022 7	0.039 2	0.040 1	0.059 6	0.026 0	0.090 6	0.151 5	0.069 5
0.072 3	0.038 9	0.081 0	0.232 6	0.031 1	0.017 4	0.086 8	0.051 6	0.097 0	
0.037 2	0.012 6	0.067 8	0.213 3	0.526 5	0.438 5	0.035 7	0.370 6	0.062 1	
0.233 0	0.094 7	0.159 1	0.063 6	0.184 5	0.044 5	0.043 0	0.023 6	0.042 9	
0.013 4	0.580 5	0.060 0	0.038 7	0.039 2	0.074 7	0.047 0	0.042 5	0.221 8	

（1）请绘制频数分布图，并简述分布类型和分布特征；

（2）计算适当的集中趋势指标。

2）抽样调查某市 45～55 岁健康男性居民的血脂水平，184 名 45～55 岁健康男性居民的血清总胆固醇（total cholesterol，TC）的 $\bar{X}=4.84$ mmol/L，$S=0.96$ mmol/L。已知健康人的血清总胆固醇服从正态分布，请完成下列计算：

（1）估计该市 45～55 岁健康男性居民的血清总胆固醇的 95% 参考值范围；

（2）估计该市 45～55 岁健康男性居民中，血清总胆固醇在 3.25～5.25 mmol/L 范围内的比例；

（3）估计该市 45～55 岁健康男性居民中，血清总胆固醇低于 3.80 mmol/L 的人所占的比例。

3）测得某地 300 名正常人尿汞值，其频数表见表 1-3。请计算均数、中位数，并回答何者代表性更好？

表 1-3　300 例正常人尿汞值的频数表

尿汞值 /（μg/L）	例数 / 人	尿汞值 /（μg/L）	例数 / 人
0～	49	24～	16
4～	27	28～	9
8～	58	32～	9
12～	50	36～	4
16～	45	40～	5
20～	22	44～	—

尿汞值 /（µg/L）	例数 / 人	尿汞值 /（µg/L）	例数 / 人
48～	3	60～	—
52～	—	64～	—
56～	2	68～	1

4）表 1-4 为 10 例垂体催乳素微腺瘤手术前后的血催乳素浓度，请分别求术前、术后的均数、标准差及变异系数。比较手术前后数据的变异情况应该采用何指标？能否说明手术前数据的变异大？为什么？

表 1-4　手术前后患者血催乳素浓度　　　　　　　　　　　　　　　　　mg/mL

病例号	血催乳素浓度		病例号	血催乳素浓度	
	术前	术后		术前	术后
1	276	41	6	266	43
2	880	110	7	500	25
3	1 600	280	8	1 700	300
4	324	61	9	500	215
5	398	105	10	220	92

5）某地 53 例微丝蚴血症者治疗后 7 年，用间接荧光抗体试验测得的抗体滴度如表 1-5 所示。试求平均抗体滴度。

表 1-5　抗体滴度

抗体滴度的倒数	10	20	40	80	160
例数	5	18	15	9	6

（王金勇）

实习 2　定量资料的统计推断

【实习目的】

（1）掌握均数抽样误差的概念、意义和计算；掌握 t 分布的特点；掌握区间估计的意义与应用；掌握 I 型错误与 II 型错误、检验效能的概念；

（2）掌握均数的标准误与标准差的区别；

（3）掌握均数的置信区间与医学参考值范围的区别；

（4）熟悉假设检验的基本思想、步骤和注意事项，熟悉检验水准和 p 值的区别；

（5）掌握三种常用的 t 检验的目的、公式、适用条件并能正确应用：

① 样本均数与总体均数比较的 t 检验；②配对 t 检验；③成组 t 检验。

【知识点】

一、样本均数的抽样误差

1. 样本均数的抽样误差

在抽样研究中，由于同质总体中的个体间存在差异（即个体变异），即使从同一总体中随机抽取若干份样本，样本均数也常常不等于总体均数，且各个样本均数之间也存在差异。这种由于随机抽样造成的样本均数与总体均数的差别，称为样本均数的抽样误差。在抽样研究中，抽样误差是不可避免的。

2. 样本均数的标准差

样本均数围绕总体均数 μ 的离散程度，可以用样本均数的标准差来描述。在统计学中，将均数的标准差称为标准误。样本均数的标准差称为样本标准误 $S_{\bar{X}}$，其计算公式为 $S_{\bar{X}} = \dfrac{S}{\sqrt{n}}$。总体均数的标准差称为总体标准误 $\sigma_{\bar{X}}$，其计算公式为 $\sigma_{\bar{X}} = \dfrac{\sigma}{\sqrt{n}}$。

标准误是描述抽样误差大小的指标，$S_{\bar{X}}$ 越小，抽样误差越小，用样本均数估计总体均数的可靠性越大。由公式 $\sigma_{\bar{X}} = \dfrac{\sigma}{\sqrt{n}}$ 可知，$\sigma_{\bar{X}}$ 的大小与 σ 成正比，与 $\sqrt{n}$ 成反比，即通过适当增加样本含量可以减小标准误，降低抽样误差。在抽样研究中，总体标准差 σ 常常是未知的，因此常用样本标准误 $S_{\bar{X}}$ 来估计抽样误差的大小。

标准误与标准差的区别见表 2-1。

表 2-1 标准误与标准差的区别

比较项目	标准误	标准差
意义	反映均数的抽样误差的大小	反映一组数据的离散情况
符号	$\sigma_{\bar{X}}$, $S_{\bar{X}}$	σ, S
计算	$\sigma_{\bar{X}} = \dfrac{\sigma}{\sqrt{n}}$	$\sigma = \sqrt{\dfrac{\sum (X-\mu)^2}{n}}$
	$S_{\bar{X}} = \dfrac{S}{\sqrt{n}}$	$S = \sqrt{\dfrac{\sum (X-\bar{X})^2}{n-1}}$
控制方法	增大样本含量可减小标准误	个体差异或自然变异，不能通过统计方法来控制

二、t 分布的特征

t 分布与标准正态分布相比有以下特征：①都是单峰、对称分布；② t 分布峰值较低，而尾部较高；③ t 分布曲线是一簇曲线，其形态与自由度 ν 的大小有关。随自由度增大，t 分布逐渐逼近标准正态分布；当 $\nu \to \infty$ 时，t 分布的极限分布是标准正态分布。

三、总体均数的估计

总体均数的估计有点估计和区间估计两种方法。

1. 点估计

点估计是指用相应样本统计量直接作为总体参数的估计值，如用样本均数$\overline{X}$估计总体均数μ。

2. 区间估计的意义与应用

区间估计指按预先给定的概率$100（1-\alpha）\%$确定的包含未知总体参数的可能范围，该范围称为总体参数的置信区间（confidence interval，CI）。它的确切含义是：CI是随机的，总体参数是固定的，所以，CI包含总体参数的可能性是$1-\alpha$。当$\alpha=0.05$时，称为95%置信区间，记作95%CI。当$\alpha=0.01$时，称为99%置信区间，记作99%CI。如无特别说明，一般取双侧95%。95%置信区间即按95%置信度估计总体均数的可能范围，此时估计正确的概率为95%。

置信区间的计算方法有两种，可根据资料的具体情况选择：

（1）σ未知：按t分布的原理估计置信区间，则总体均数的$100（1-\alpha）\%$置信区间的公式为：$（\overline{X}-t_{\alpha/2,v}S_{\overline{X}}，\overline{X}+t_{\alpha/2,v}S_{\overline{X}}）$；

（2）σ未知但n足够大：这时t分布近似服从Z分布，估计总体均数的$100（1-\alpha）\%$置信区间的公式为：$（\overline{X}-Z_{\alpha/2}S_{\overline{X}}，\overline{X}+Z_{\alpha/2}S_{\overline{X}}）$。

置信区间估计的优劣：一定要同时从置信度（即$1-\alpha$的大小）与区间的宽度两方面来衡量。

3. 均数的置信区间与医学参考值范围的区别

均数的置信区间与医学参考值范围的意义、计算公式和用途均不同，详细区别见表2-2。

表2-2　均数的置信区间与医学参考值范围的区别

区别点	均数的置信区间	医学参考值范围
意义	按一定的概率$100（1-\alpha）\%$估计总体均数的可能范围	大多数"正常人"的某项解剖、生理、生化指标的波动范围
计算公式	正态分布：① σ未知，$n<100$，双侧$\overline{X}\pm t_{\alpha/2,v}S_{\overline{X}}$ ② σ未知，$n\geqslant100$，双侧$\overline{X}\pm t_{\alpha/2}S_{\overline{X}}$ ③ σ已知，双侧$\overline{X}\pm Z_{\alpha/2}\sigma_{\overline{X}}$	正态分布：$\overline{X}\pm Z_{\alpha/2}S$ 偏态分布：$P_X\sim P_{100-X}$
用途	估计总体均数	判断观察对象的某项指标正常与否

四、假设检验的基本思想与步骤

1. 假设检验的基本思想

把握"小概率事件在一次抽样试验中几乎不可能发生"的原理。

2. 假设检验的基本步骤

（1）建立检验假设，确定检验水准；

（2）计算检验统计量；

（3）确定p值，做出推断结论。

检验水准（或称显著性水准）：即预先规定的小概率事件的水准，也是确定假设检验的差异有无统计学意义的水准，符号为α，常取0.05。

p值指在H_0成立的条件下，获得大于及等于（或小于及等于）现有样本统计量的概率。

一般用算得的样本统计量查相应的界值表，确定 p 值。将 p 值与预先规定的检验水准 α 做比较，做出推断结论。

五、t 检验

t 检验的应用条件：①样本来自正态分布总体；②样本应具有独立性；③两样本均数比较时，还要求两样本所属总体的方差相等（即方差齐性）。

1. 样本均数与总体均数比较的 t 检验

目的是推断样本所代表的未知总体均数 μ 与已知总体均数 μ_0 有无差别。这时检验统计量 t 值的计算公式如下：

$$t = \frac{\overline{X} - \mu_0}{S_{\overline{X}}} = \frac{\overline{X} - \mu_0}{S/\sqrt{n}}$$

$$\nu = n - 1$$

2. 配对 t 检验

设计的差值的总体均数为 0 的 t 检验，适用于配对设计的定量资料。配对设计主要有以下三种情况：① 配对的两个受试对象分别接受两种处理以后的数据；② 随机分配同一受试对象或同一标本的两个部分，接受两种不同处理方法的数据；③ 自身对比：将同一受试对象处理前后的结果进行比较。检验统计量 t 的计算公式如下：

$$t = \frac{\overline{d} - 0}{S_{\overline{d}}} = \frac{\overline{d}}{S_d/\sqrt{n}}$$

$$\nu = n - 1$$

3. 成组 t 检验

又称成组设计两样本均数比较的 t 检验，成组设计又称完全随机设计，成组 t 检验目的是推断两样本均数 $\overline{X_1}$ 和 $\overline{X_2}$ 分别代表的两总体均数 μ_1 和 μ_2 有无差别。成组 t 检验要求两样本所属总体的方差相等，当两总体方差不等时可选择：①近似 t' 检验；②通过变量变换达到方差齐性后再采用 t 检验；③选用非参数统计方法（如秩和检验）。

成组 t 检验的计算公式如下：

$$t = \frac{\overline{X_1} - \overline{X_2}}{S_{\overline{X_1} - \overline{X_2}}} = \frac{\overline{X_1} - \overline{X_2}}{\sqrt{S_c^2\left(\frac{1}{n_1} + \frac{1}{n_2}\right)}} = \frac{\overline{X_1} - \overline{X_2}}{\sqrt{\frac{S_1^2(n_1-1) + S_2^2(n_2-1)}{n_1 + n_2 - 2}\left(\frac{1}{n_1} + \frac{1}{n_2}\right)}}$$

$$\nu = n_1 + n_2 - 2$$

六、Ⅰ型错误与Ⅱ型错误

1. Ⅰ型错误与Ⅱ型错误的概念

假设检验时，根据样本统计量所做的推断结论（拒绝 H_0 或不拒绝 H_0）不一定是正确的，可能发生两类错误：

（1）Ⅰ型错误：拒绝了实际上成立的 H_0，这类"弃真"的错误称为Ⅰ型错误，其概率常用 α 表示。

（2）Ⅱ型错误：不拒绝实际上不成立的 H_0，这类"存伪"的错误称为Ⅱ型错误，其概率用 β 表示。β 值的大小很难确切估计，只有在已知样本量 n、两总体参数差值 δ 及所规定的检验水准 α 的条件下，才能估算出 β 的大小。通常，当 n 固定时，α 越小，β 越大；反之，α 越大，β 越小。

在实际工作中，可根据研究目的适当控制 α 和 β。样本量 n 固定时，若重点在于减少 α，一般取 $\alpha=0.05$；若重点在于减小 β，一般取 $\alpha=0.10$（或 0.20）。只有增加样本含量才能同时减小 α 和 β。

2. 检验效能的意义

$1-\beta$ 称为检验效能或把握度，其统计学意义是若两总体确有差别，按 α 水准能检出该差别的能力。例如 $1-\beta=0.9$ 的含义是若两总体确有差别，按 α 水准，理论上平均每 100 次抽样中有 90 次能得出有差别的结论。检验效能越大，按 α 水准拒绝 H_0，推断两总体均数确实有差别的把握就越大。

七、假设检验的注意事项

（1）应注意比较组间是否具有可比性；

（2）根据研究目的、资料类型和设计类型选用恰当的检验方法；

（3）正确理解 p 值大小与 α 水准；

（4）注意单侧检验和双侧检验；

（5）结论不能绝对化。

【习题】

（1）从某疾病患者中随机抽取 25 例，其红细胞沉降率（mm/h）的均数为 9.15，标准差为 2.13。假定该类患者的红细胞沉降率服从正态分布，试估计其总体均数的 95% 置信区间和 99% 置信区间。

（2）经研究显示，汉族正常成年男性环指长度的均数为 10.1 cm。某医师记录的某地区 12 名汉族正常成年男性环指长度（cm）资料如下：

10.05　10.33　10.49　10.00　9.89　10.15　9.52　10.33　10.16　10.37　10.11　10.27

问该地区正常成年男性环指长度是否大于一般汉族成年男性？

（3）某医院用新药与常规药物治疗婴幼儿贫血，将 20 名贫血患儿随机等分两组，分别接受两种药物治疗，测得的血红蛋白增加量（g/L）见表 2-3。问新药与常规药的疗效有无差别？

表 2-3　两种药物治疗婴幼儿贫血结果

治疗药物	血红蛋白增加量 / (g/L)								
新药组	24	36	25	14	26	34	23	20	15	19
常规药组	14	18	20	15	22	24	21	25	27	23

（4）将 20 例某病患者随机分为两组，分别用 A、B 两药治疗，测得的治疗前后的红细胞

沉降率（mm/h）见表 2-4。问：① A、B 两药是否均有效？② A、B 两药疗效有无差别？

表 2-4　A、B 两药治疗某病情况　　　　　　　　　　　　　　　　　mm/h

	序号	1	2	3	4	5	6	7	8	9	10
A 药	治疗前	30	33	26	31	30	27	28	28	25	29
	治疗后	26	29	23	30	30	24	22	25	23	23
	序号	11	12	13	14	15	16	17	18	19	20
B 药	治疗前	29	30	29	33	28	26	30	31	30	30
	治疗后	26	23	25	23	23	25	28	22	27	24

（王金勇　王宇婵）

实习 3　方　差　分　析

【实习目的】

1）掌握方差分析的基本思想。

2）掌握两种常见设计方案的方差分析方法：

（1）完全随机设计的单因素方差分析：变异的分解、自由度的分解、p 值判断方法以及方差分析表的完成。

（2）随机区组设计的方差分析：变异的分解、自由度的分解、p 值判断方法以及方差分析表的完成。

（3）掌握方差分析的应用条件。

（4）了解多样本均数间的多重比较方法：LSD-t 检验、SNK-q 检验。

【知识点】

1）多个随机样本均数间的比较不应该采用 t 检验来分析，否则会增大 I 类错误（α），如 3 个随机样本均数间的比较，采用 t 检验需做 3 次比较，其 $\alpha = 1 - 0.95^3 = 0.142\,6$，远远大于 0.05。对于该类问题，应改为本节介绍的方差分析。

2）方差分析的基本思想是把全部观察值间的变异（总变异）按设计和需要分解成两个或多个组成部分，将分解出的组成部分构建统计量（F），再以 F 值判断假设检验 p 值的一种分析方法。

3）完全随机设计的单因素方差分析

（1）变异的分解：离均差平方和（sum of square，SS）

$$SS_{总} = SS_{组间} + SS_{组内}，\quad \nu_{总} = \nu_{组间} + \nu_{组内}；$$

$SS_{总} = \sum (x_{ij} - \bar{x})^2$：为全部观测值（$x_{ij}$）间的变异（或全部观测值 x_{ij} 与总均数 $\bar{x}$ 间的变异），$\nu_{总} = N - 1$；

$SS_{组间} = \sum n_i (\bar{x_i} - \bar{x})^2$：为各组样本均数（$\bar{x_i}$）间的变异（或各组样本均数 $\bar{x_i}$ 与总均数 $\bar{x}$ 间的变异），$\nu_{组间} = k - 1$；

$SS_{组内} = \sum (x_{ij} - \bar{x_i})^2$：为各组观测值（$x_{ij}$）与各组样本均数（$\bar{x_i}$）间的变异，$\nu_{组内} = N - k$。

（2）均方的计算：由于离均差平方和（SS）受数值个数（自由度）的影响，需除去自由度（v）计算均方（mean of square，MS）。

$MS_{组间}＝SS_{组间}/v_{组间}$：它反映处理因素的作用（T）和随机误差（E）的影响。

$MS_{组内}＝SS_{组内}/v_{组内}$：它仅反映随机误差（E）的影响。

（3）构建统计量（F），做统计推断：$F＝MS_{组间}/MS_{组内}$，故又称为 F 检验。

或 $F＝(T+E)/E$，若 T 为"0"，即各组均数间无差异，此时，$F＝1$，但由于抽样误差的影响，$F≈1$。

因此欲推断各组均数间有无差异，需判断 F 值是否大于"1"且与"1"的差异是否为抽样误差造成，即 F 值要达到多大才有统计学意义。可以查 F 界值表确定 p 值，根据检验水准（α）做出统计推断。

（4）方差分析表见表 3-1。

表 3-1　完全随机设计的单因素方差分析表

变异来源	SS	v	MS	F
组间	$\sum n_i(\bar{x}_i-\bar{x})^2$	$k-1$	$SS_{组间}/(k-1)$	$MS_{组间}/MS_{组内}$
组内	$\sum(x_{ij}-\bar{x}_i)^2$	$N-k$	$SS_{组内}/(N-k)$	
总变异	$\sum(x_{ij}-\bar{x})^2$	$N-1$		

4）随机区组设计的方差分析

医学中欲研究某一因素的作用，为了避免其他混杂因素的影响，可以采用配伍设计的方法，如按动物的体重、窝别进行配对，这样各比较组间就有了可比性，这种设计方法称为随机区组（配伍组）设计（表 3-2）。

该类方差分析的总变异可分解为 3 部分：组间变异、区组间变异、组内变异，即 $SS_{总}＝SS_{组间}+SS_{区组间}+SS_{组内}$，$v_{总}＝v_{组间}+v_{区组间}+v_{组内}$。

表 3-2　随机区组设计的方差分析表

变异来源	SS	v	MS	F
组间	$\sum n_i(\bar{x}_i-\bar{x})^2$	$k-1$	$SS_{组间}/(k-1)$	$MS_{组间}/MS_{组内}$
区组间	$\sum n_j(\bar{x}_j-\bar{x})^2$	$b-1$	$SS_{区组间}/(b-1)$	$MS_{区组间}/MS_{组内}$
组内	$SS_{总}-SS_{组间}-SS_{区组间}$	$N-k-b+1$	$SS_{组内}/(N-k-b+1)$	
总	$\sum(x_{ij}-\bar{x})^2$	$N-1$		

分别再以处理组间 F 值和区组间的 F 值查 F 界值表，确定 p 值，推断各处理组间以及各区组间有无统计学意义。

5）值得注意的是，对于完全随机设计的两样本均数的比较，采用 t 检验与采用完全随机设计的方差分析的结果等价，即 $t^2＝F$；配对设计资料，采用配对 t 检验与采用随机区组设计的方差分析的结果等价，即 $t^2＝F$。

6）多个样本均数间两两比较的方法很多，常用的方法有 LSD-t 检验、SNK-q 检验，目的是为了防止假阳性的增大。

7）方差分析的应用条件与 t 检验、Z 检验相同：资料服从独立性、正态性、方差齐性。当正态性、方差齐性不能满足时，可通过变量变换的方法使之满足要求，否则应改用其他方法，如秩和检验等。

【习题】

（1）某医师为研究一种降糖新药的疗效，以统一的纳入标准和排除标准选择了 60 名 2 型糖尿病患者，按完全随机设计方案将患者分为三组进行双盲临床试验。其中，降糖新药高剂量组 21 人，低剂量组 19 人，对照组 20 人。对照组服用公认的降糖药物，治疗 4 周后测得其餐后 2 h 血糖的下降值（mmol/L），结果如表 3-3 所示。问：治疗 4 周后，餐后 2 h 血糖下降值的三组总体平均水平是否不同？

表 3-3 2 型糖尿病患者治疗 4 周后餐后 2 h 血糖的下降值 mmol/L

高剂量组	5.6	9.5	6.0	8.7	9.2	5.0	3.5	5.8	8.0	15.5	11.8
	16.3	11.8	14.6	4.9	8.1	3.8	6.1	13.2	16.5	9.2	
低剂量组	−0.6	5.7	12.8	4.1	−1.8	−0.1	6.3	12.7	9.8	12.6	2.0
	5.6	7.0	7.9	4.3	6.4	7.0	5.4	3.1			
对照组	12.4	0.9	7.0	3.9	1.6	6.4	3.0	3.9	2.2	1.1	2.7
	7.8	6.9	1.5	9.4	3.8	7.5	8.4	12.2	6.0		

（2）将 18 名原发性血小板减少患者按年龄相近的原则分为 6 个单位组，每个单位组中的 3 名患者随机分配到 A、B、C 三个治疗组中，治疗后的血小板升高数值见表 3-4，问 3 种治疗方法的疗效有无差异？

表 3-4 原发性血小板减少患者经 3 种方案治疗后血小板的升高值 $10^4/mm^3$

年龄组	A	B	C
1	3.8	6.3	8.0
2	4.6	6.3	11.9
3	7.6	10.2	14.1
4	8.6	9.2	14.7
5	6.4	8.1	13.0
6	6.2	6.9	13.4

（王金勇 梁海荣）

实习 4 分类资料的统计分析

【实习目的】

（1）掌握几种常用相对数指标及应用相对数的注意事项；

（2）掌握动态数列及其指标；

（3）掌握率的标准化法的基本思想及注意事项；

（4）熟悉率的 Z 检验；

（5）掌握四格表 χ^2 检验、$R \times C$ 列联表 χ^2 检验以及配对四格表资料的 χ^2 检验；

（6）熟悉四格表资料的费希尔（Fisher）确切概率法。

【知识点】

（1）常用的相对数主要有率、构成比、相对比三种。其中，率主要侧重于事件发生的频次，单位时间内发生的频次则为强度，因此率分为频率和速率两种；构成比强调事物内部各部分所占的比例，构成比常用百分数表示，各个构成比之和必为 1；相对比，则是除了率和构成比以外任意两个有联系的指标的比值。

（2）应用相对数时应注意：计算相对数要有足够的样本量；分析时不能以构成比代替率；对样本量不等的几个率，不能直接相加，求其平均率或合计率；相对数的比较应注意可比性；样本率或样本构成比的比较应做假设检验。

（3）动态数列（dynamic series）是一系列按时间顺序排列起来的统计指标，用以反映事物或现象在时间上的变化和发展趋势。动态数列分析建立在相对比基础上，采用定基比和环比两种方式来计算。它不仅可以分析过去某事物的发生规律，而且可以预测将来的发生情况，以提供参考数据。

（4）两组率进行比较时，由于某因素在两组内部构成不同而可能影响率，则需要采用率的标准化法。它的基本思想是：采用统一的标准构成以消除某因素在两组内部构成不同对率的影响，使通过标准化后产生的标化率具有可比性。

（5）应用率的标准化法应注意：标化率仅适用于相互间的比较，并不代表真实水平，实际水平应采用未标化率来表示；样本的标化率存在抽样误差，若要比较其代表的总体标化率有无差异，需做假设检验；根据获得的信息选用适当的标准化法；率的标准化法不是万能的，某些情况下不能使用。

（6）χ^2 检验（chi-square test）是英国统计学家皮尔森（K.Pearson）于 1900 年提出的一种应用范围很广的统计方法，主要用于两个及两个以上样本率或构成比的比较。它的基本思想是：将实际发生的甲、乙两组有效人数和无效人数称为实际频数（actual frequency），用符号 A 表示，在 H_0 假设成立的前提下，可由实际频数推算出甲、乙两组理论上应该有效和无效的人数，我们称之为理论频数（theoretical frequency），用 T 表示。用 χ^2 统计量代表实际频数与理论频数的吻合情况。若 H_0 成立，各个格子的 A 与 T 相差应该很小；A 与 T 相差越大，χ^2 越大，p 值会越小，则越有理由认为 H_0 假设不成立，即拒绝 H_0。

$$\chi^2 = \sum \frac{(A-T)^2}{T}$$

（7）两独立样本率或构成比的比较可采用 χ^2 检验基本公式，也可采用四格表专用公式或校正式。其条件如下：n 不小于 40，T 不小于 5 时，不需校正；$n \geq 40$ 时，如果有某个格子出现 $1 \leq T < 5$，需用校正公式；当 $n < 40$ 或 $T < 1$ 时，用费希尔确切概率法检验。

四格表专用公式：

$$\chi^2 = \frac{(ad-bc)^2 n}{(a+b)(c+d)(a+c)(b+d)}$$

校正公式：

$$\chi^2 = \frac{(|ad-bc|-n/2)^2 n}{(a+b)(c+d)(a+c)(b+d)}$$

（8）对于多个率比较的 χ^2 检验，结论为拒绝 H_0 时，仅表示多组之间有差别，并非任意两组间都有差别。若要明确哪两组间有差别，还需进一步做多组间的两两比较；$R \times C$ 列联表 χ^2 检验要求理论频数不宜太小，一般不宜有 1/5 格子理论频数小于 5，或有 1 个理论频数小于 1；χ^2 检验不适用于单向有序分类资料的比较分析。

（9）配对四格表资料的 χ^2 检验，其基本思想与两独立样本 χ^2 检验相同，主要用于推断两种方法或仪器阳性率（有效率）有无差异。其计算公式为：

当 $b+c \geq 40$ 时，$\chi^2 = \dfrac{(b-c)^2}{b+c}$

当 $b+c < 40$ 时，$\chi^2 = \dfrac{(|b-c|-1)^2}{b+c}$

（10）费希尔确切概率法的应用条件：样本含量 $n < 40$；理论频数 $T < 1$；χ^2 检验后所得的概率 p 接近检验水准 α（满足任一条件）。

（11）χ^2 检验不能用于单样本率与总体率的比较，解决此类问题可用率的 Z 检验，Z 检验也可用于两样本率的比较。

【习题】

（1）对某综合大学各年级男生吸烟情况进行了普查，请根据表 4-1 中信息把表格补充完整，并回答：①哪个年级吸烟人数最多？②哪个年级吸烟率最高？

表 4-1 某大学各年级男生吸烟情况

年级	男生数	吸烟人数	构成比 /%	吸烟率 /%
大一	2 700	1 080		
大二	2 400	1 008		
大三	2 000	900		
大四	1 600	800		
研究生	300	180		
合计	9 000	3 968		

（2）某医院肿瘤科医师对 2016 年上半年收治的 100 例胃癌患者的病历进行整理，发现其中有大量饮酒史的患者仅 20 人，而无饮酒史或偶尔饮酒者 80 人。该医师据此得出大量饮酒的人发生胃癌的风险更低。请问该医师的推论是否正确，请说明原因。

（3）根据表 4-2 资料，请回答以下问题：①如采用标准化法，应选用直接法还是间接法？②哪个医院的治愈率更高？

（4）某地 50 岁以上人群颈椎病的发病率为 20%，在当地 50 岁以上大学教师中抽取了 120 人调查，40 人患有颈椎病。问：大学教师颈椎病患病率是否高于当地一般水平？

（5）对某地方性氟中毒病区小学四年级学生的氟斑牙患病率进行抽样调查，情况见表 4-3。问：男生的氟斑牙患病率与女生是否有差异？请分别用两种方法解答。

表 4-2　甲乙两医院某病治愈率比较

病情	甲医院			乙医院		
	病例数	治愈数	治愈率 /%	病例数	治愈数	治愈率 /%
轻	60	54	90.0	100	86	86.0
中	40	32	80.0	60	45	75.0
重	100	64	64.0	40	24	60.0
合计	200	150	75.0	200	155	77.5

表 4-3　某地小学四年级男、女生氟斑牙患病情况比较

性别	调查数	氟斑牙数	患病率 /%
男	200	160	80.0
女	180	135	75.0

（6）为了解国产厄贝沙坦（吉加）与进口厄贝沙坦（安博维）对于原发性高血压的疗效，将 60 名高血压患者随机分为两组，A 组用国产药，B 组用进口药，观察结果见表 4-4，问：两药治疗原发性高血压疗效是否有差异？

表 4-4　两种降压药治疗原发性高血压疗效比较

分组	有效	无效	合计
A 组	25	3	28
B 组	29	3	32
合计	54	6	60

（7）用 A、B 两种试剂对已确诊为血吸虫病的 80 名患者进行检测。结果，A 试剂检测为阳性者 70 人，B 试剂检测为阳性者 72 人，A、B 两试剂均检测为阴性者 2 人。问 A、B 两试剂阳性检出率是否不同？请列出表格进行分析。

（8）对某大学 3 个专业学生近视情况进行了抽样调查，调查结果见表 4-5。问：该校不同专业学生近视率是否有差异？

表 4-5　3 个专业学生近视率比较

专业	调查数 / 人	近视数 / 人	近视率 /%
工商管理	80	40	50.0
会计	75	50	66.7
数学	60	48	80.0
合计	215	138	64.2

（季守莲　杨　慧　王金勇）

实习 5　秩 和 检 验

【实习目的】

（1）掌握参数统计方法与非参数统计方法的区别及应用条件；

（2）熟悉 3 种常见资料秩和检验的编秩方法及秩和的计算方法；

（3）熟悉 3 种常见资料秩和检验统计量计算方法及其 p 值判断方法；

（4）了解多样本之间两两比较的秩和检验方法。

【知识点】

（1）统计方法可分为两大类：参数统计和非参数统计。前面介绍的 t 检验、Z 检验、方差分析属于参数统计方法，它们均要求随机样本来自的总体分布为已知的正态分布，并对其未知的总体参数进行估计或检验，故称为参数统计方法。但实际工作中并非所有的数据均满足正态分布的要求（或参数统计的要求），而且数据分布不明的情况也很常见，这就要求一种不依赖数据分布的统计方法，非参数统计方法应运而生，它对数据总体的分布不做严格的限定，称为任意分布检验（distribution-free test），由于不是对其总体参数做统计推断，又称为非参数统计，χ^2 检验、秩和检验属于该类统计方法。

（2）对于符合参数统计的资料，若改用非参数统计方法，由于舍弃了资料的具体数值，造成信息的丢失，将导致检验效能（power of test）降低（尤其当 n 较小时更明显）。故符合参数统计的资料应首选参数统计方法，只有当参数统计条件不满足的情况下才应该选择非参数统计方法。非参数统计主要适用于以下情况：①数据分布不明；②偏态分布；③等级资料；④有不确定数据（如 ">20"）的资料。

（3）秩和检验的基本思想是舍去原始数据并将其转化为秩次（rank），然后分组求出秩次之和即秩和（rank sum），用秩和来反映数据的分布或分布位置（M）并对其进行检验的方法，故称为秩和检验。

（4）配对设计资料的秩和检验的目的是检验差值的总体中位数（M_d）是否为 0，先按差值的绝对值大小进行编秩（注意取平均秩次），分别求出正秩和与负秩和，再以秩和查表或按近似正态分布的方法确定 p 值。

（5）完全随机设计两样本资料的秩和检验的目的是检验两组的总体中位数是否相同（分布是否相同），先将两组数据混合在一起，按数值大小进行编秩（注意取平均秩次），分别求出各组秩和，再以秩和查表或按近似正态分布的方法确定 p 值。

（6）完全随机设计多样本资料的秩和检验的目的是检验多组的总体中位数是否相同（分布是否相同），先将各组数据混合在一起，按数值大小进行编秩（注意取平均秩次），分别求出各组秩和，以各组秩和计算出统计量 H 值，再以 H 值查表或按近似卡方分布的方法确定 p 值。

（7）多样本之间两两比较时，应避免多次比较导致假阳性增大的问题，多采用调整检验水准（α）的方法。

【习题】

（1）某环保局对 10 个监测点分别用甲、乙两种方法检测大气中的 SO_2 日平均浓度（$\mu g/m^3$），结果见表 5-1，问：两种方法的检测结果有无差异？

（2）为评价甲、乙两种麻药的麻醉效果，将患有同类型疾病的 135 名患者随机分成两组，分别给予甲、乙两种麻醉药，观察两组患者接受同种手术治疗的麻醉效果，结果见表 5-2，问：两种麻醉药的麻醉效果有无差异？

表 5-1　10 个监测点用甲、乙两种方法的检测结果　　　　　　　　　　　　　$\mu g/m^3$

监测点	甲法检测浓度	乙法检测浓度
1	210	225
2	40	45
3	320	335
4	30	37
5	232	250
6	35	30
7	35	34
8	300	327
9	45	53
10	45	45

表 5-2　甲、乙两种麻醉药的麻醉结果

处理组	疼痛程度			合计
	++	+	−	
甲药组病例数	40	30	15	85
乙药组病例数	14	18	18	50
合计	54	48	33	135

（3）用中草药、西药和混合核苷酸片 3 种药物分别治疗急性黄疸性肝炎，结果见表 5-3，问：这 3 种药物治疗急性黄疸性肝炎的疗效有无差异？

表 5-3　3 种药物治疗急性黄疸性肝炎的疗效的比较

处理组	疼痛程度				合计
	无效	好转	有效	治愈	
中草药组病例数	61	130	42	12	245
西药组病例数	76	187	67	3	333
混合核组苷酸片病例数	9	51	21	13	94

（王金勇）

实习 6　直线相关与回归分析

【实习目的】

（1）掌握直线相关、回归分析的用途；掌握直线相关系数与回归系数的意义、计算、检验方法；掌握等级相关系数的意义、计算、检验方法；掌握相关与回归的区别和联系；

（2）熟悉相关与回归分析应用中的注意事项。

【知识点】

(1) 直线相关分析用于分析两变量 (X, Y) 间有无线性关系，即是正向变化还是负向变化；直线回归进一步分析两变量 (X, Y) 在数量上的依存关系，即是否可用自变量 (X) 对因变量 (Y) 进行线性估计。

(2) 相关系数 (r) 表示两变量 (X, Y) 相关的紧密程度和方向：$|r|$ 越接近 1，两变量的关联强度越强，$|r|$ 越接近 0，两变量的关联强度越弱，因此欲判断两变量间有无相关关系，需检验其总体相关系数 (ρ) 是否为 0；r 的正负号表明了两变量间的相关方向，即是正相关还是负相关。

(3) 当资料不适于做直线相关分析时，即不服从双变量正态分布、变量分布不清楚、等级变量，应改做秩相关分析，即把原变量编秩，再利用秩次进行相关分析。秩相关系数 (r_s) 的意义与 r 相同。

(4) 回归方程基本模式：$\hat{Y}=a+bX$。其中 $\hat{Y}$ 表示给定自变量 (X) 时因变量 (Y) 的估计值，以区别于因变量 (Y) 的实测值。a 为方程的常数项，即回归线在纵轴上的截距。回归系数 (b) 表示自变量 (X) 对因变量 (Y) 在数量上的影响程度，$|b|$ 越大，X 对 Y 的影响越大，$|b|$ 越接近 0，X 对 Y 的影响越弱，因此欲判断两变量间有无回归关系，需检验其总体回归系数 (β) 是否为 0；b 的正负号表明了两变量的变化方向。

(5) 相关系数 (r)、回归系数 (b)、秩相关系数 (r_s) 的计算可用计算器或统计软件计算，其中 b 的计算是利用最小二乘法原理即残差平方和最小。r 的假设检验目的是检验其 ρ 是否为 0，即 r 与 0 的差异是否由抽样误差造成，可采用查表法或 t 检验；r_s 的假设检验目的是检验其 ρ_s 是否为 0，可采用查表法或 t 检验；b 的假设检验目的是检验其 β 是否为 0，即 b 与 0 的差异是否为抽样误差造成，可采用方差分析或 t 检验。还应注意，同一资料 r 与 b 的假设检验是等价的，即有 $t_r=t_b$。

(6) 线性相关与回归分析要求两变量有线性关系，一般在分析之前应绘制两变量的散点图，以观察有无线性趋势。若无线性趋势，则不应采用线性相关和回归分析。另外还应注意变量的正态性。

【习题】

1) 某单位研究某代乳粉营养价值时，测得大白鼠进食量及其体重增加的结果见表 6-1，请回答下列问题。

表 6-1　大白鼠进食量和体重增加的关系　　　　　　　　　　　　　　　　　　g

编号	1	2	3	4	5	6	7	8
进食量	820	780	720	867	690	787	934	750
体重增加	165	158	130	180	134	167	193	150

(1) 绘制大白鼠进食量与体重增加的散点图，观察有无线性趋势。

(2) 拟合大白鼠进食量对体重增加的直线回归方程。

(3) 检验拟合的回归方程有无统计学意义。

(4) 在大白鼠进食量与体重增加的散点图中绘制回归直线，并观察回归直线必然通过哪两个点。

2）某人测量了 10 名 20 岁男子的身高与臂长资料（表 6-2），请回答以下问题。

表 6-2　20 岁男子身高与臂长的关系　　　　　　　　　　　　　　cm

身高	170	173	160	155	173	188	178	183	180	165
臂长	45	42	44	41	47	50	47	46	49	43

（1）绘制身高与臂长的散点图，观察有无线性趋势。

（2）计算相关系数 r，并检验其有无统计学意义。

（3）若相关系数有统计学意义，进一步做线性回归分析，请拟合身高对臂长的回归方程并对其回归系数 b 作假设检验。

（4）观察该资料 r 与 b 的假设检验有何关系。

3）某疾病预防控制中心对 8 个城市进行肺癌死亡回顾性调查，并监测了各个城市大气中苯并（a）芘的浓度，结果见表 6-3，问肺癌死亡率与大气中苯并（a）芘浓度有无关系？

表 6-3　苯并（a）芘浓度与肺癌死亡率的关系

城市编号	1	2	3	4	5	6	7	8
肺癌标化死亡率 /（1/10 万）	5.60	18.50	16.20	11.40	13.80	8.13	18.00	12.10
苯并（a）芘浓度 /（μg/100 mL）	0.05	1.17	1.05	0.10	0.75	0.50	0.65	1.20

（唐焕文　张青碧　王金勇）

实习 7　统 计 图 表

【实习目的】

（1）掌握统计图的基本概念；

（2）熟悉制表和制图的基本原则及其注意事项。

【知识点】

1. 统计表与统计图的基本概念

列出统计资料及其指标的表格称为统计表（statistical table）。

统计图（statistical graph）是将统计指标以点的位置、线段的升降、直条的长短或面积的大小等几何图形直观表示的方法。

2. 绘制统计表应注意的问题

1）列表原则

（1）重点突出，简单明了；

（2）主次分明，层次清楚，符合逻辑。

2）统计表的结构与编制要求

统计表通常由标题、标目、线条、数字、备注 5 部分组成（表 7-1）。

表 7-1 统计表构成（表号 标题）

横标目名称	纵标目名称	合计
横标目	数字 *	
合计		

* 备注

（1）标题：概括表的主要内容，一般包括研究的时间、地点和研究内容，左侧加表号，位于表的上方。

（2）标目：有横标目和纵标目，分别说明表格横行和纵行数字的含义，应做到文字简明，层次清楚。注意标明指标的单位。

（3）线条：多采用三条线，即顶线、底线、纵标目下横线。部分表格可再用短横线进行分隔，忌竖线和斜线。

（4）数字：用阿拉伯数字表示。同一指标小数位数要一致，位次要对齐。表内不留空项，无数字用"—"表示，缺失数字或未记录用"…"表示，数值为 0 者记为"0"。

（5）备注：在表内用"*"标记，然后在表的下方加以说明。

3）制表注意事项

（1）统计表结构完整，标题高度概括，标目设置恰当，计算指标能反映所研究的事物的实质。

（2）表中数字准确，列合计之和应等于行合计之和；数字区内不能插入文字，也不列备注项，必须说明者标"*"号等，在表下方说明。

3. 绘制统计图应注意的问题

1）统计图的结构

统计图由图题、标目、图形和图例四部分组成，如图 7-1 所示。

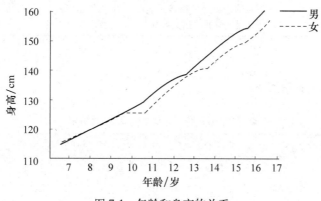

图 7-1 年龄和身高的关系

（1）图题：高度概括资料的时间、地点和主要内容，一般放在图的下方，左侧加图号。

（2）标目：分为横标目和纵标目，分别表示横轴和纵轴数字刻度的意义，一般有度量衡单位。横轴尺度由左向右，纵轴尺度由下向上，数值按从小到大的顺序排列，一般从 0 点起始，纵横轴的比例一般为 5∶7。

（3）图形：图的信息主要由点、线、条、面组成的图形反映，一般除图形线外应避免书写文字。

（4）图例：说明统计图中各种图形所代表的事物。当统计图用不同线条和颜色表示不同事物的统计量时，通常需要附图例加以说明。图例可放在图的右上角空隙处或下方中间位置。

2）绘制原则

（1）根据资料性质和分析目的正确选用统计图；

（2）除圆图外，一般用直角坐标系的第一象限作为图域；

（3）绘制图形应注意准确、美观和清晰。

4. 常用统计图的定义和制图要求

常用统计图的相关信息如表 7-2 所示。

表 7-2　常用统计图的类型、分析目的和制图要点

图形	资料类型	分析目的	制图要点
条图	相互独立	用直条长短表达数值大小	起点为 0 的等宽直条，条间距相等
圆图	构成比	用圆的扇形面积表达事物的内部构成	以圆面积为 100%，将各构成比分别乘以 3.6° 得圆心角度数后再绘制扇形面积。通常以 12 点为始边依次绘图
普通线图	连续型变量	用线段的升降表达事物变化的趋势	纵、横两轴均为算术尺度，相邻两点应以折线相连
半对数线图	连续型变量	用线段的升降表达事物的变化速度	横轴为算术尺度，纵轴为对数尺度。其他同普通线图
直方图	定量变量的频数表	用直方面积表达各组段的频数或频率	常以横轴表示连续型变量的组段（要求等距），纵轴表示频数或频率，其尺度从"0"开始，各直条间不留空隙
散点图	双定量变量	用点的密集度和趋势表达两定量变量间的相关关系	绘制方法同线图，只是点与点之间不连接

【习题】

（1）指出表 7-3 的缺陷并做改进。

表 7-3　119 例宫颈糜烂冷冻治疗结果

	轻度糜烂		中度糜烂		重度糜烂		总计	
	例数	%	例数	%	例数	%	例数	%
治愈	37	31.09%	12	10.08%	3	2.52%	52	43.70%
好转	3	2.52%	18	15.13%	12	10.08%	35	29.41%
无效	9	7.56%	7	5.88%	19	15.97%	32	26.89%
合计	49		37		34		119	

（2）将表 7-4 资料绘成合适的图形。

表 7-4　某些国家成人 HIV 感染情况

国家	成人感染率 /%
A	5.40
B	4.23
C	3.79
D	1.82
E	0.56

（3）根据表 7-5 的资料，制图并做简要分析。

表 7-5　某年某市男女学生不同年龄的身高均数

年龄组 / 岁	男 /cm	女 /cm
7～	115.41	115.51
8～	118.33	117.53
9～	122.16	121.66
10～	129.48	125.94
11～	129.64	131.76
12～	135.50	138.26
13～	138.36	141.17
14～	145.14	147.21
15～	150.84	150.03
16～	154.70	153.06
17～18	161.90	156.63

（4）根据表 7-6 的资料，绘制合适的图形。

表 7-6　我国 2000 年性病传播途径分布情况

传播途径	病例数	构成比 /%
非婚姻性接触	513 204	75.64
配偶传播	105 063	15.49
其他传播	60 175	8.87

（5）将表 7-7 资料中两种疾病病死率的历年变动情况绘制成普通线图和半对数线图，并说明两种图形的不同意义。

表 7-7　1949—1957 年某地结核病和白喉的病死率

年份	结核病病死率 /‰	白喉病死率 /‰
1949	150.2	20.1
1950	148.0	16.6

年份	结核病病死率 /‰	白喉病死率 /‰
1951	141.0	14.0
1952	130.0	11.8
1953	110.4	10.7
1954	98.2	6.5
1955	72.6	3.9
1956	68.0	2.4
1957	54.8	1.3

（杨　慧　陈大杰　王金勇）

第2部分

实习 8　疾病的分布

【实习目的】　掌握流行病学常用疾病频率测量指标的应用条件和计算方法；掌握疾病按时间、地区及人群分布的流行病学描述方法，掌握疾病在人群中的分布形式及其特点。

【实习内容】

课题 1　某地 2000 年年初人口为 3 200 人，2000—2003 年 3 年间该地区结核病发病情况如图 8-1 所示，期间无死亡、迁走或拒绝检查者。

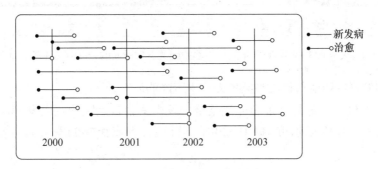

图 8-1　2000—2003 年某地结核病发生情况

问题 1：请计算 2000 年 1 月 1 日、2001 年 1 月 1 日、2002 年 1 月 1 日的时点患病率，2000 年、2001 年、2002 年的发病率，2000—2003 年的期间患病率。

课题 2　2009 年在某乡镇新诊断 300 名高血压患者，该镇年初人口数为 9 500 人，年末人口数为 10 500 人，年初该镇有 900 名高血压患者，在这一年中，有 60 人死于高血压。

问题 2：请计算 2009 年该镇高血压的发病率、死亡率、病死率；

问题 3：请计算该镇高血压 2009 年 1 月 1 日的时点患病率和 2009 年期间患病率。

课题 3　2008 年 1 月 1 日至 2008 年 12 月 31 日，某疾病预防控制中心采用抽样调查方法调查某城市及郊区人口脑卒中发病和死亡情况，共调查 2 018 724 人，其中城市调查人数为 1 050 292 人，郊区调查人数为 968 432 人，资料见表 8-1。

表 8-1　某市抽样调查 2008 年脑卒中发病率、死亡率、病死率

某城市	调查人口数	病例数	发病率 / (1/10 万)	死亡数	死亡率 / (1/10 万)	病死率 /%
市区	1 050 292	1 588		1 033		
郊区	968 432	828		739		
合计						

问题 4：请计算城市和郊区人群以及总人群脑卒中发病率、死亡率、病死率，将结果填入表中相应栏内，并进行比较。

课题 4　大连市 1949—2003 年流行性乙型脑炎发病时间的分布如图 8-2 所示。

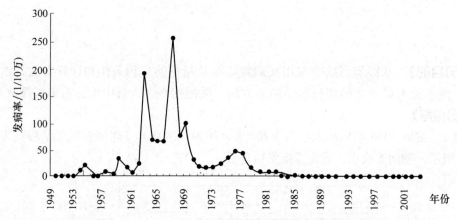

图 8-2　大连市 1949—2003 年流行性乙型脑炎发病时间的分布（孟军等，2005）

问题 5：请解释图中流行性乙型脑炎发病率下降的原因。

课题 5　呼伦贝尔市肾综合征出血热是全国及内蒙古自治区的主要发病地区，发病数占全区的 90% 以上。呼伦贝尔市 1984—2001 年肾综合征出血热的季节分布及构成如图 8-3 所示。

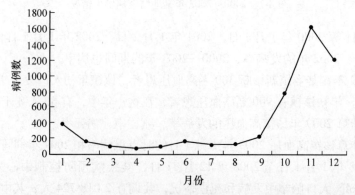

图 8-3　呼伦贝尔市 1984—2001 年肾综合征出血热季节分布图（孙丽萍等，2005）

问题 6：呼伦贝尔市肾综合征出血热是以姬鼠型为主的出血热，请问该出血热季节分布特点及原因是什么？

课题6 1964—1965 年，上海市进行了一次婴儿麻疹血凝抑制抗体调查。调查结果见图 8-4。

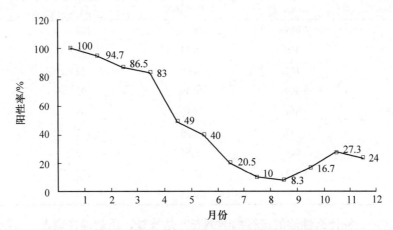

图 8-4 1964—1965 年上海市婴儿麻疹抗体阳性率的时间分布

问题7：从图 8-4 可见，麻疹血凝抑制抗体阳性率在 8 个月龄时出现低谷，这一分布特点是由哪两个因素决定的？

课题7 某社区卫生服务中心开展社区诊断，不同人群脂肪肝患病率情况如表 8-2 所示。

表 8-2 不同人群脂肪肝患病率

职业	男性 /%	女性 /%
工人	13.42	2.53
知识分子	13.28	3.23
职员	13.31	5.11
大学生	0.86	0.51
离退休干部	17.83	3.53
公安干警	26.52	2.48
行政管理人员	53.72	20.62

问题8：该资料说明什么问题？可能的原因是什么？

（王金勇　张青碧）

实习9 现 况 调 查

【实习目的】 学习现况研究设计的基本内容，学会资料的整理和分析。

【实习内容】

课题1 为了解老年人中多发病的患病情况，某市于 2009 年组织医务人员在该市的八个区随机抽取 60 岁及以上老年人 6 393 名（其中市区 5 866 名，郊区 527 名）进行调查，其中部分结果见表 9-1。

表 9-1　2009 年某市老年人多发病患病情况

疾病	市区		郊区	
	患病人数	患病率 /%	患病人数	患病率 /%
高血压	1 687	28.76	120	22.77
冠心病	316	5.39	11	2.09
脑血管病	152	2.59	12	2.28
动脉硬化	2 369	40.39	203	38.52
慢性支气管炎	1 062	18.10	188	35.67
肺气肿	737	12.56	163	30.93
糖尿病	149	2.54	2	0.38
高脂血症	1 913	32.61	135	25.62
恶性肿瘤	19	0.32	0	0.00

问题 1：这是一种什么性质的流行病学调查？是普查，还是抽样调查？是描述性的调查，还是分析性的调查？本次调查的目的是什么？

问题 2：为什么在现况研究中通常只能进行患病率的计算，而不能进行发病率的计算？

课题 2　某学者于 2001 年对某高校≥45 岁的 971 名男性知识分子进行了一次现况调查，了解其肥胖、高血压、冠心病及糖尿病的患病率以及体重与这些疾病的关系（表 9-2、表 9-3）。

表 9-2　某高校 45 岁及以上男性知识分子肥胖、高血压、冠心病和糖尿病的患病率

疾病	患病人数	患病率 /%	疾病	患病人数	患病率 /%
肥胖 *	262	26.98	冠心病	94	9.68
高血压	187	19.26	糖尿病	64	6.59

注：* 体重指数 [体重（kg）/ 身高 ^{2}（m^2）]≥26 者为肥胖

表 9-3　体重指数与高血压、冠心病、糖尿病的关系

体重指数	调查人数	高血压		冠心病		糖尿病	
		患病数	患病率 /%	患病数	患病率 /%	患病数	患病率 /%
<20	106	8	7.55	5	4.27	2	1.89
20～	371	55	14.82	30	8.09	19	5.12
24～	232	47	20.26	23	9.91	14	6.03
26～	159	39	24.53	19	11.95	22	13.84
28～	103	38	36.89	17	16.50	7	6.80
合计	971	187	19.26	94	9.68	64	6.59

问题 3：与前一个研究相比，本研究有什么特点？研究目的是什么？能找到病因线索吗？

问题 4：为什么现况研究一般不能检验病因假设？请归纳现况研究的主要用途和特点。

课题 3　某市区疾病预防控制中心为摸清本地区人群中乙型肝炎表面抗原（HBsAg）携带情况及其家庭内分布特点，拟进行一次现况研究。该市区约 16 万余人，分为 6 个街道居委会，每个街道居委会下设 13～15 个居民委员会，每个居民委员会有 1 900～2 100 人，约 500

个家庭（平均每个家庭 4 口人）。调查对象为一般居民，由各种职业人员组成。已知邻区调查结果（HBsAg 阳性率为 9.5%）。

作业：请根据下面现况调查的设计内容，制定一份现况研究设计方案。

现况调查设计包括的主要内容：

1. 确定研究目的

研究目的包括描述疾病的"三间"（时间、空间、人群）分布，寻找病因线索，建立正常参考值，评价疾病防治效果等。

2. 确定研究对象

根据研究目的确定研究对象，对象必须具有代表性，是研究总体的一个无偏倚样本。如果进行抽样调查，应确定抽样方法和样本量。

3. 确定研究的主要内容

研究的主要变量包括疾病指标、人口学指标和相关因素指标。

4. 确定收集资料方法和实验检测方法

收集资料的方法包括询问、信访、电话调查、实验室检测等。

5. 拟定资料分析提纲

（1）常用分析指标：患病率；

（2）分析方法：①描述分布；②假设检验和关联分析。

6. 调查研究的组织管理

包括调查步骤、人员安排、经费预算、预调查等。

（熊　伟　陈大杰）

实习 10　病例对照研究

【**实习目的**】　掌握病例对照研究设计的基本原理和内容，病例对照研究资料的整理和分析的方法，病例对照研究常用指标的计算方法和意义。

【**实习内容**】

课题 1　某研究人员进行一项喂养方式与婴儿腹泻关系的病例对照研究，得到如下资料（表 10-1）。

表 10-1　婴儿腹泻与喂养方式的关系

喂养方式	有腹泻	无腹泻	合计
人工	59	8	67
母乳	28	33	61
合计	87	41	128

问题 1：请根据表 10-1 资料进行 χ^2 检验、计算 OR、OR 的 95% 置信区间，并解释结果说明了什么问题？

课题 2　吸烟与肺癌关系的病例对照研究，将已收集的 80 对资料列于表 10-2。

表 10-2　吸烟与肺癌关系病例对照调查表

编号	年龄	职业	吸烟否	吸烟年限/年	吸烟量/(支/日)	编号	年龄	职业	吸烟否	吸烟年限/年	吸烟量/(支/日)
1	67 (65)	工人（工人）	+（+）	36 (38)	20 (20)	41	52 (56)	干部（干部）	+（--）	14 (0)	20 (0)
2	62 (66)	工人（工人）	+（+）	49 (6)	36 (5)	42	55 (58)	工人（工人）	+（--）	37 (0)	30 (0)
3	59 (64)	职工（职工）	+（+）	39 (40)	21 (20)	43	67 (70)	工人（工人）	+（--）	47 (0)	38 (0)
4	69 (67)	干部（干部）	+（+）	40 (33)	40 (10)	44	58 (61)	干部（干部）	+（--）	40 (0)	40 (0)
5	64 (68)	干部（干部）	+（--）	34 (0)	14 (0)	45	60 (65)	干部（干部）	+（--）	40 (0)	38 (0)
6	66 (68)	干部（干部）	+（--）	50 (0)	20 (0)	46	65 (69)	工人（工人）	+（--）	30 (0)	10 (0)
7	47 (49)	工人（工人）	--（+）	0 (29)	0 (25)	47	58 (58)	工人（工人）	+（--）	27 (0)	20 (0)
8	64 (66)	干部（干部）	+（+）	25 (46)	20 (10)	48	62 (66)	职员（职员）	+（--）	45 (0)	20 (0)
9	62 (57)	会计（后勤）	+（+）	12 (25)	20 (20)	49	74 (77)	职员（职员）	--（+）	0 (30)	0 (6)
10	47 (50)	工人（工人）	+（+）	29 (37)	20 (20)	50	59 (59)	职员（职员）	--（--）	0 (0)	0 (0)
11	60 (63)	工人（工人）	+（+）	32 (37)	20 (20)	51	63 (66)	工人（工人）	--（--）	0 (0)	0 (0)
12	60 (62)	工人（工人）	+（+）	35 (38)	10 (4)	52	61 (62)	工人（工人）	--（--）	0 (0)	0 (0)
13	51 (50)	干部（干部）	+（+）	35 (35)	15 (15)	53	62 (63)	工人（工人）	--（--）	0 (0)	0 (0)
14	67 (66)	职员（职员）	+（--）	45 (0)	15 (0)	54	59 (58)	干部（干部）	--（--）	0 (0)	0 (0)
15	68 (68)	工人（工人）	+（--）	49 (0)	40 (0)	55	61 (65)	工人（工人）	--（+）	0 (40)	0 (15)
16	62 (66)	工人（工人）	+（--）	42 (0)	20 (0)	56	64 (67)	工人（工人）	--（+）	0 (50)	0 (10)
17	67 (67)	工人（工人）	+（--）	50 (0)	22 (0)	57	62 (67)	工人（工人）	--（+）	0 (38)	0 (20)
18	64 (60)	干部（干部）	+（--）	35 (0)	25 (0)	58	58 (62)	工人（工人）	+（--）	12 (0)	20 (0)
19	57 (60)	干部（干部）	--（+）	0 (20)	0 (20)	59	60 (63)	工人（工人）	+（--）	35 (0)	15 (0)
20	52 (55)	工人（工人）	--（+）	0 (42)	0 (23)	60	76 (73)	干部（干部）	+（--）	52 (0)	25 (0)
21	55 (56)	工人（工人）	--（--）	0 (0)	0 (0)	61	66 (67)	工人（工人）	+（+）	36 (38)	20 (20)
22	50 (50)	职员（职员）	--（+）	0 (42)	0 (20)	62	64 (66)	工人（工人）	+（+）	49 (6)	36 (5)
23	65 (65)	工人（工人）	--（+）	0 (40)	0 (20)	63	59 (60)	职工（职工）	+（+）	39 (40)	21 (20)
24	72 (73)	工人（工人）	--（+）	0 (52)	0 (20)	64	69 (68)	干部（干部）	+（+）	40 (33)	40 (10)
25	50 (53)	工人（工人）	--（+）	0 (20)	0 (20)	65	66 (68)	干部（干部）	+（--）	34 (0)	14 (0)
26	44 (44)	工人（工人）	+（--）	26 (0)	40 (0)	66	66 (64)	干部（干部）	+（--）	50 (0)	20 (0)
27	52 (56)	工人（工人）	+（--）	31 (0)	25 (0)	67	47 (48)	工人（工人）	--（+）	0 (29)	0 (25)
28	70 (70)	工人（工人）	+（--）	50 (0)	20 (0)	68	65 (66)	干部（干部）	+（+）	25 (46)	20 (10)
29	62 (62)	工人（工人）	+（--）	40 (0)	14 (0)	69	62 (57)	会计（后勤）	+（+）	12 (25)	20 (20)
30	70 (73)	工人（工人）	+（--）	43 (0)	20 (0)	70	47 (50)	工人（工人）	+（+）	29 (37)	20 (20)
31	31 (28)	工人（工人）	+（--）	15 (0)	20 (0)	71	60 (64)	工人（工人）	+（+）	32 (37)	20 (20)
32	62 (65)	职员（职员）	+（--）	40 (0)	40 (0)	72	63 (62)	工人（工人）	+（+）	35 (38)	10 (4)
33	47 (52)	工人（工人）	+（--）	30 (0)	36 (0)	73	51 (50)	干部（干部）	+（+）	35 (35)	15 (15)
34	60 (63)	工人（工人）	+（--）	29 (0)	15 (0)	74	67 (66)	职员（职员）	+（--）	45 (0)	15 (0)
35	63 (62)	工人（工人）	+（--）	43 (0)	10 (0)	75	68 (66)	工人（工人）	+（--）	49 (0)	40 (0)
36	70 (69)	工人（工人）	+（--）	45 (0)	15 (0)	76	63 (66)	工人（工人）	+（--）	42 (0)	20 (0)
37	51 (51)	工人（工人）	+（--）	30 (0)	20 (0)	77	67 (67)	工人（工人）	+（--）	50 (0)	22 (0)
38	78 (74)	工人（工人）	+（--）	58 (0)	30 (0)	78	64 (62)	干部（干部）	+（--）	35 (0)	25 (0)
39	57 (60)	干部（干部）	+（--）	25 (0)	16 (0)	79	58 (60)	干部（干部）	--（+）	0 (20)	0 (20)
40	50 (50)	工人（工人）	+（--）	35 (0)	20 (0)	80	52 (54)	工人（工人）	--（+）	0 (42)	0 (23)

注：1. 括号内为对照；2. 病例和对照职业每组均相同；3. 吸烟量为每日吸烟支数；4. 吸烟年限单位为年

问题 2：计算整理好的资料数据的 χ^2、OR 及 OR 的 95% 置信区间，并解释结果。

课题 3 某医师选了 400 例食管癌患者及 450 例对照做病例对照研究，病例对照饮酒情况如表 10-3 所示。

表 10-3　食管癌与饮酒的关系

分组	饮酒	不饮酒	合计
病例	300	100	400
对照	250	200	450
合计	550	300	850

问题 4：饮酒与食管癌的关联有无统计学意义？

问题 5：饮酒者患食管癌的相对危险度是多少？其 95% 置信区间为多少？

问题 6：你认为饮酒与食管癌有因果关联吗？

如果上述研究对象中病例和对照的吸烟情况如表 10-4 所示。

表 10-4　食管癌与吸烟的关系

分组	吸烟	不吸烟	合计
病例	320	80	400
对照	200	250	450
合计	520	330	850

问题 7：吸烟与食管癌有无统计学关联？

问题 8：吸烟者患食管癌的相对危险度为多少？其 95% 置信区间为多少？

问题 9：你认为吸烟与食管癌是否有因果关系？

如果吸烟者中 260 名病例及 100 例对照为饮酒者，不吸烟者中 60 名病例与 100 例对照为饮酒者。

问题 10：在饮酒与食管癌的关联上，吸烟是不是一项混杂因子？为什么？

问题 11：请问该如何列表比较？

问题 12：排除吸烟影响后，饮酒的相对危险度是多少？其 95% 置信区间为多少？

问题 13：这种分析是否排除了吸烟的混杂作用？

附：混杂和交互作用的分层分析

本部分要求同学们判断吸烟是否为饮酒与食管癌关系的混杂因子。如果是，它起混杂作用还是交互作用？混杂作用是正混杂还是负混杂？混杂偏倚的大小如何？其基本步骤如下：

1. 判断是否为混杂因子

（1）可疑混杂因子 f 是否为疾病 D 的独立危险因子。当研究因素 E 取最低水平时，计算可疑混杂因子 f 与疾病 D 之间是否存在显著关联，以判断在没有研究因素 E 干扰的条件下可疑混杂因子 f 与疾病之间的关系。

（2）可疑混杂因子 f 是否与研究因素 E 存在关联。当疾病取最低水平（选取对照组）时，

计算研究因素 E 与可疑混杂因素 f 之间是否存在显著关联，以判断在没有疾病干扰的条件下 E 与 f 之间的关系。

（3）判断同时符合上述两个条件的可疑混杂因子 f 是否为研究因素 E 与疾病 D 因果链上的中间变量。

根据以上三条，请判断上例中吸烟是否为混杂因子。

2. 判断混杂因子是否存在混杂作用

按混杂因素进行分层，计算各层的 OR 值。利用曼特尔-亨塞尔（Mantel-Haenszel）分层分析方法分别计算调整的 $aOR_{(f)}$ 值（此过程即为分层资料的分析，可以利用 SPSS 软件进行分析），与前面计算的粗 OR 值进行比较，看是否存在较大的差异，并利用以下公式对混杂因子造成的偏倚程度进行测量。

$$混杂偏倚 = (cOR - aOR_{(f)}) / aOR_{(f)}$$

3. 判断混杂因子与研究因素是否存在交互作用（各层 OR 进行均匀性检验）

具体公式省略，利用 SPSS 软件能非常方便地得到一致性卡方检验的结果（tests for homogeneity of the odds ratio-homogeneity）。如果一致性卡方检验 $p > 0.05$，则有一致性，混杂因子与研究因素不存在交互作用。

（张青碧　王宇婵　王金勇）

实习 11　队　列　研　究

【实习目的】 深入理解队列研究的基本原理，掌握队列研究资料的基本整理分析方法。

【实习内容】

课题 1　弗明汉心脏病研究中心对血清胆固醇含量与冠心病发病的关系进行研究。研究者首先检测了 1 045 名 33～49 岁男子的血清胆固醇含量，然后按其水平高低分为 5 组，随访观察 10 年后各组冠心病的发病人数如表 11-1 所示。

表 11-1　按血清胆固醇水平分组的 33～49 岁男子冠心病发病情况

血清胆固醇 / (mg/dL)	观察人数 n_i	病例数 a_i
114～	209	2
194～	209	11
214～	209	14
231～	209	26
256～	209	32
合计	1 045	85

问题 1：上述研究属于何种类型的流行病学研究？该类研究有何优缺点？

问题 2：用什么指标描述各组人群的发病危险？

课题 2　19 世纪以来，有很多对铀矿工人的调查报告指出了铀矿作业的远期健康效应，特别是肺部疾患危险性。最近的研究提示暴露于氡气（铀的放射性产物）及其放射衰变产物可以导致肺癌发病率的升高。

本次研究利用了 20 世纪 50 年代美国公共卫生署的医学调查资料。该资料显示科罗拉多地区的矿工自 1950 年开始进行医学检查，1950 年及以后的检查结果均登记在案。美国公共卫生署的调查人员系统地走访了许多矿区的工人，并对他们进行询问和调查。根据这些资料，研究人员在 1990 年确定了研究对象。把接受过医学调查，并在 1964 年 1 月 1 日前在科罗拉多高原地下铀矿工作至少 1 年的白人男性工人列为研究对象。因为 1950 年以前未进行过医学检查，列入调查的对象都随访到 1989 年。本次研究选用当地同期非铀矿工人（该批工人的资料也来自于美国公共卫生署）作为对照，而以同期美国人群资料作为背景资料。从美国公共卫生署得到的资料包括姓名、社会保险号、种族、性别、出生日期、与研究有关的铀暴露剂量、工种、入厂时期和出厂日期等信息。通过这些资料，研究人员可以得到有关研究对象观察期间铀暴露情况。同时，研究人员也调查观察期间该批对象的生存状况（存活或死亡原因）。

问题 3：上述研究属于何种类型的流行病学研究，与"课题 1"比较，两者的相同点与区别是什么？这类研究与病例对照研究有何区别和联系？

问题 4：该研究选取的对照为何种类型，有何优缺点？

问题 5：该研究的终止日期是什么时候？若有观察对象在 1990 年死于所研究的疾病，该种对象是否应列为观察到终点的对象？

问题 6：结合"课题 1"和"课题 2"深刻体会队列研究的基本原理及流行病学中的暴露的含义。

课题 3 在一项关于吸烟与肺癌的队列研究中，获得如下资料：吸烟组肺癌的发病率为 51.0/10 万人年，非吸烟组的肺癌发病率为 5.0/10 万人年，而一般人群（全人群）的肺癌发病率为 21.0/10 万人年。

问题 7：请据此计算吸烟暴露对肺癌发病的各项效应测量指标（RR、AR、AR%、PAR、PAR%），并对其结果做出解释与评价。

课题 4 课题 1 中得到的分组数据如表 11-2 所示。

表 11-2 根据"课题 1"的资料计算统计量值

血清胆固醇/(mg/dL)	暴露水平 x_i	病例数 a_i	非病例数 b_i	观察人数 n_i	CI/%	χ^2	RR	RR（95%CI）	AR	AR%
114～	0	2	207	209	0.96	—	1	—	—	—
194～	1	11	198	209	5.26					
214～	2	14	195	209	6.70					
231～	3	26	183	209	12.44					
256～	4	32	177	209	15.31					
合计	—	85	960	1 045	8.13	—		—	—	—

问题 8：请以血清胆固醇水平 114～193 mg/dL 组作为对照组，先进行累积发病率差异的假设检验，然后计算各暴露水平组的 RR、RR95% 的置信区间、AR 以及 AR%。结果填

在表 11-2 中。

问题 9：请对计算结果做出解释与评价。

问题 10：请思考该资料还可进行哪些统计分析？

（唐兰兰　郭利军　王金勇）

实习 12　筛　检

【实习目的】　掌握评价筛检试验的指标及计算方法；熟悉各项指标间的相互关系；熟悉筛检试验和阳性结果截断值的选定原则。

【实习内容】

课题 1　70 例糖尿病患者及 510 例正常人在口服葡萄糖 2 h 后进行血糖试验，若以血糖浓度≥7.0 mmol/L 为阳性标准，其检测结果见表 12-1。

表 12-1　以某种筛查试验作为"金标准"诊断糖尿病的统计结果

筛查试验（血糖浓度测定）	"金标准"		合计
	糖尿病患者	正常人	
阳性（≥7.0 mmol/L）	62	162	224
阴性（<7.0 mmol/L）	8	348	356
合计	70	510	580

问题 1：计算血糖试验诊断糖尿病的灵敏度与特异度、正确指数、一致率？

问题 2：计算试验的假阳性率与假阴性率？

问题 3：筛检阳性率是多少？阴性预测值和阳性预测值是多少？

问题 4：血糖诊断阳性标准改为 6.1 mmol/L 时，若筛检出阳性人数为 350 人，其中有 65 名与"金标准"结果一致，试计算该试验的灵敏度和特异度。

问题 5：降低筛检的阳性标准对假阳性和假阴性有何影响？

课题 2　用尿糖和血糖筛检某社区居民糖尿病患病情况，结果见表 12-2。

表 12-2　尿糖、血糖筛检糖尿病结果

试验结果		"金标准"	
尿糖	血糖	糖尿病患者（＋）	非糖尿病患者（－）
＋	－	14	10
－	＋	33	11
＋	＋	117	21
－		35	7 599
合计		199	7 641

问题 6：计算尿糖、血糖试验、串联和并联试验的灵敏度、特异度，填入表 12-3。

表 12-3 尿糖、血糖筛检糖尿病计算结果

试验方法	灵敏度 /%	特异度 /%
尿糖试验		
血糖试验		
串联试验		
并联试验		

问题 7：同单纯某一项筛检结果相比，联合试验的灵敏度与特异度有何改变？

问题 8：若要进行一次大规模的糖尿病普查工作，该采用上述何种筛查试验？为什么？

（朱俊洁）

实习 13 暴 发 调 查

【实习目的】 了解暴发调查的基本方法和步骤，熟悉暴发调查资料分析方法。

【实习内容】

一、暴发调查方法与步骤

（一）暴发调查的目的

疾病暴发（disease outbreak）指在局限的区域范围和短时间内突然发生许多同类病例的现象，它可以看成是疾病流行的特殊形式。暴发有传染病的暴发，如呼吸道传染病暴发、消化道传染病（痢疾、伤寒、甲型病毒性肝炎）暴发，也有非传染病暴发，如出血性疾病暴发、急性皮炎暴发等，表现形式多种多样。疾病暴发通常起因不明且发展迅速，欲对其进行有效的控制需要获得及时、真实和足够的资料。全面、深入的暴发调查是整个工作的关键，暴发调查就是对疾病暴发时间、地点、人群和发病因素进行全面调查了解，并制定有效防治措施，以控制暴发、消除疫情。因此暴发调查的主要目的：

（1）确定疫情性质，即确定本次暴发的性质；

（2）查清暴发危害程度，即疾病"三间分布"；

（3）查明病因和暴发影响因素，如传染源和传播途径等；

（4）确定高危人群，并且予以有效的保护；

（5）制定切实措施，控制疾病暴发和流行，并总结经验教训，避免此类事件再次发生。

在多数情况下，首先根据经验采取常规初步措施，然后在暴发调查过程中不断修正。暴发调查中的干预主要是实用性的干预措施，因为情况紧急，以及由于伦理的原因，也不太可能设对照，所以研究性往往不强。

（二）暴发调查的步骤和内容

暴发调查的特点：①调查开始时没有关于致病因素或传播方式的明确假设；②调查开始

时首先要保护人群的健康；③一旦掌握了足够的资料就应采取防治措施，而不必等待问题完全阐明。

在暴发调查中，遵循的原则是：边调查边采取控制措施。暴发调查的基本思路是：①核实诊断或问题并确立流行存在；②描述流行的分布特征；③形成并检验有关流行因素的假设；④获得结论并采取进一步的控制措施。下面阐述暴发调查的工作步骤：

1. 全面听取疫情汇报

主要是为了迅速了解基本情况，初步确认暴发发生，汇报人员可包括行政主管人员、专业技术人员以及知情者等。

2. 核实诊断，证实暴发

准确的诊断是采取正确的控制措施的根据。因此，对病例的诊断要进一步核对，尤其是首例和首批病例。一般根据以下几个方面情况予以核实：①患者的主要临床症状和体征；②实验室检查结果；③流行病学资料，如当地类似本病的既往流行史、流行季节、发病年龄、职业特点、接触及预防接种史等。要特别注意疾病的流行病学特征是否与初步诊断相符合。目前尚不能确诊的疾病，也要用典型患者的临床表现作为临床诊断标准，统计暴发病例，估计疫情趋势，提出研究计划。

根据疾病发生概况，可以证实是否发生了某种疾病的暴发。在判断疾病暴发时，要根据暴发的定义来确定。在证实是否为暴发时，不仅要考虑发生患者的数量，而且要注意该病的历史背景。如果一个地区历史上未曾有过的疾病或虽然有过但已经消灭的疾病，即使发生少数病例也可视为暴发。

3. 初步调查

一般使用根据疫情与流行特点设计的简单调查表，对首例和首批病例尤其要仔细查清。

（1）首例患者调查：主要是发病时间、发病前后的活动情况等。

（2）发病情况调查：登记每名患者的发病情况。

（3）标本收集、送检和保存：患者标本、接触者标本、可疑环境因素标本等要及时采集、迅速送检，并妥善保存。

（4）人口和环境情况调查：①人口特征：包括总人数，不同年龄、性别、职业的人口数和构成，发病单位的工作性质、劳动和生产组织方式等；②环境特征：包括居住特征，如人群密度、分布等，生活特征，如水源、食品供应、粪便管理等，生产特征，如产品、种植情况等，生态特征，如蚊蝇密度等，地理特征，如地形、地貌、风向，以及医疗保健情况等。

4. 初步分析，提出假设

（1）资料整理：调查卡片内容是否完整；诊断是否正确；其他资料是否齐全。

（2）描述分布：①地区分布：绘制标点地图或地区分布图；注意河流、公路、铁路、食品供应区等。②人群分布：按年龄、性别、职业、劳动情况等进行分析。注意早期病例（初发病例）的人群分布情况。③时间分布：一般以 1/8～1/4 潜伏期为时间单元。绘制发病直方图或发病曲线。

（3）提出假设：根据初步分析结果，一般可以提出初步假设，如疾病暴发的可能原因，及不明原因疾病的病因线索等。由于初步调查掌握的信息还不够充分，初步假设可不止一个（可以有几个）。

调查者应特别注意，暴发调查主要是寻找与该病最高发病率有关的因素，为什么某些人有暴露却没发病，而某些人无暴露却发病了，这些情况常常可提供关于暴发方式及暴发来源的线索。当暴露于一个共同的来源（如空气、水、牛奶、某种食品、受感染的人、动物、寄生虫等）的某些人比其他人罹患率高得多时，或能找到有关的致病源时，传播方式则可能查明。

同时要根据初步假设采取必要措施，以控制暴发疫情的再发展。

5. 深入调查分析，验证假设

根据初步调查分析所形成的假设，进一步收集资料进行分析，结合实验室检查以及现场流行病学观察等，以验证假设的正确与否。

1）确定流行类型。

（1）同源性暴发。指某易感人群同时暴露于某共同的致病因素而引起的暴发。①同源一次暴露引起的暴发，其流行曲线为单峰型。因易感者同时受感染，病例数骤然升高，迅速达到高峰，随后缓慢下降。持续时间常与该病的潜伏期波动范围相一致，即在疾病的一个最短、最长潜伏期内。如一次晚餐引起的食物中毒暴发。②同源多次暴露引起的暴发。指暴发引起的病例不是同时受感染，而是分次受感染的结果。每出现一批病例在流行曲线上有一个高峰。根据暴露次数的多少，其流行曲线可能表现为双峰型或多峰型（锯齿状）。特点是整个暴发持续时间超过一个潜伏期的全距。如一个水井被附近厕所不断污染引起持续同源性暴发流行。

（2）连续传播性暴发。致病性病原体从一个感染者到另一个易感者，可通过直接接触或经中介的人、动物或媒介物而实现。发病曲线通常具有两个以上高峰或持续高峰。如 SARS 暴发、疟疾暴发、钩端螺旋体病暴发等。

2）暴露日期推算　确定暴发疫情的暴露日期非常重要，因为它关系到调查范围和可疑暴发来源的追查。一般可以由潜伏期推算暴露时间，其方法大体分为两种：

（1）如果病原已知（即可确定传染病的种类），对同源一次暴露引起的暴发，可应用潜伏期推断可能的暴露日期：①从暴发第一例倒推一个最短潜伏期所在点，再从最后一例倒推一个最长潜伏期所在点，这两个时点之间就是可能的暴露时间。②从流行曲线的高峰倒推一个平均潜伏期，其所在点可能就是暴露时间。

（2）如果病原未知，就无法直接利用潜伏期去推断暴露日期。由于一些潜伏期较短的疾病，同源一次暴露引起的暴发，其流行曲线（潜伏期分布）呈对数正态分布。根据这一特点，可应用几何均数或者中位数法计算平均潜伏期，然后再去推算暴露日期。表 13-1 为某病暴发病例分布情况，平均潜伏期计算和暴露日期推算可用下列方法。

表 13-1　某病暴发病例分布情况

日期	新发病例数	累积病例数	占总病例数的百分比 /%
5 月 11 日	0	0	0.0
5 月 12 日	30	30	13.7
5 月 13 日	78	108	49.3
5 月 14 日	41	149	68.0
5 月 15 日	20	169	77.2

日期	新发病例数	累积病例数	占总病例数的百分比 /%
5 月 16 日	18	187	85.4
5 月 17 日	10	197	90.0
5 月 18 日	8	205	93.6
5 月 19 日	6	211	96.3
5 月 20 日	5	216	98.6
5 月 21 日	3	219	100.0
5 月 22 日	0	219	100.0

$$平均潜伏期 X = \frac{(M_2 - M_0)(M_0 - M_1)}{(M_2 - M_0) - (M_0 - M_1)} \qquad 暴露日期 = M_0 - X$$

式中：M_1 为病例数占总数比例 16% 的时点；M_0 为病例数占总数比例 50% 的时点；M_2 为病例数占总数比例 84% 的时点。

利用表 13-1 所列资料，应用百分位数法进行计算：

$M_1 = 13 + (16.0 - 13.7) / (49.3 - 13.7) = 13.06$（天）（即 5 月 13.06 日）

$M_0 = 14 + (50.0 - 49.3) / (68.0 - 49.3) = 14.03$（天）

$M_2 = 16 + (84.0 - 77.2) / (85.4 - 77.2) = 16.83$（天）

$X = [(16.83 - 14.03)(14.03 - 13.06)] / [(16.83 - 14.03) - (14.03 - 13.06)] = 1.49$（天）

暴露日期 = 14.03（天） - 1.49（天） = 12.54（天） = 12.96 小时，即 5 月 12 日 12 点多，即 12 日午餐）根据上述分析可以推测某病暴露时间可能为 5 月 12 日，且可能是午餐食物所导致的暴发。

（3）暴发因素的判断：疾病暴发是指病例短期内的分布变化，疾病暴发不仅受自然因素的影响，也受社会因素的制约。因此对暴发因素的分析，必须采用对比法。如，食用过某食物的人发病率高，没有食用过该食物的人几乎无发病，那么这种食物可能就是引起中毒的食物。同时，如果暴露于某因子的量与发病频率呈剂量反应关系，则为判断该因子与某病暴发的因果关系提供了又一个证据。暴发因素的判断一般采用病例对照研究、队列研究或结合实验性方法进行。

（4）现场观察：是指对暴发地区进行环境流行病学调查。也就是对可疑传播方式、传播因素进行现场观察，例如，对餐厅卫生、食品加工、上下水处理的情况等做详细的调查，借以了解暴发可能是在何种条件下或哪个环节发生的。

（5）实验室检验：实验室检验是确定疾病诊断、确定暴发的来源和传播途径的重要手段。对现场调查采集的标本应及时进行检测。

6. 采取措施和进行评价效果

在疾病暴发的调查过程中，调查与实施防治措施要紧密结合，要做到边调查、边分析、边采取措施，并不断对措施进行补充或修订，以及时控制疫情，防止疾病蔓延。同时应对防治措施的效果进行考核。对传染性疾病来说，在实施防疫措施后，经过一个最长潜伏期，若不再发生新病例可认为防疫措施正确。如果采取防治措施后，疫情仍不能在一个潜伏期后得到控制，说明措施无效，真正原因还未找到。防治措施的效果也是对疾病暴发原因的检验。

7. 总结报告

应及时总结暴发调查结果，写出书面调查报告，包括暴发的基本情况、暴发地区卫生及有关状况、调查过程情况、暴发原因分析、采取的措施与效果、经验教训与结论等。尽量用数字、表格、统计图来说明。报告既可供行政当局决策时参考，还可能有医疗和法律上的用途。

（三）暴发终止

具有下列条件之一项或多项时，暴发或流行通常终止。

（1）污染源或致病源消除或改变。

（2）传递环节中断或消除。

（3）暴露者或易感者明显减少或已经没有。

综上所述，暴发调查中大量的工作属于描述性研究。但是在进一步调查分析中，常对可疑的暴发原因进行假设检验，这必须通过病例对照研究和队列研究来完成。将患病的与未患病的两组暴露于某可疑致病因子的比例进行比较，看是否有显著差异；或比较有暴露史与无暴露史的两组罹患率有无统计学意义，从而使判断暴发的原因更可靠更有说服力。近些年来，暴发调查时，病例对照研究的应用方法越来越普遍。因此，暴发调查中既有描述性研究，又常包含分析性研究（图13-1）。

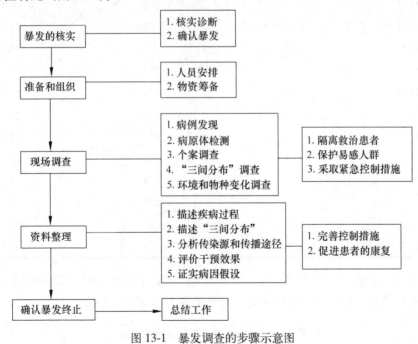

图 13-1 暴发调查的步骤示意图

（王金勇 张青碧）

二、案例讨论及资料分析

课题 1 图 13-2 为一次伤寒暴发的流行曲线，已知伤寒的最短潜伏期为 7 天，最长为 21 天，平均为 14 天。

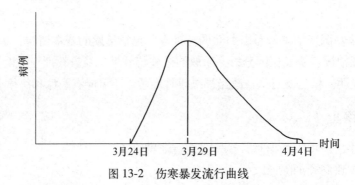

图 13-2 伤寒暴发流行曲线

问题1：请分别用平均潜伏期、最短潜伏期和最长潜伏期推算暴露日期。

课题2 背景资料：某县自某年1月14日起，出现大批症状相似的患者，主要表现为腹痛、腹泻、恶心、呕吐、发热及粪便性状改变等症状。到1月25日共收到报告病例274例，这些病例大多为住在城乡接合部的外来人口，病例分布见表13-2。

表 13-2 某县该病暴发病例分布情况

日期	新发病例数	累积病例数	占总病例数百分比 /%
1月14日	2	0	0.0
1月15日	45	45	16.4
1月16日	87	132	48.2
1月17日	58	190	69.3
1月18日	36	226	82.5
1月19日	19	245	89.4
1月20日	11	256	93.4
1月21日	9	265	96.7
1月22日	5	270	98.5
1月23日	3	273	99.6
1月24日	1	274	100.0
1月25日	0	274	100.0

为了找出此次疾病流行的原因，进行如下调查：调查176例病例，127例对照，了解患者病前一周是否有聚餐史和在外购买凉菜史，结果见表13-3和表13-4。

表 13-3 在外购买凉菜与发病的关系

暴露	病例	对照	合计
是	94	46	140
否	82	81	163
合计	176	127	303

请根据上述资料回答以下问题。

问题2：请根据表13-2推测该病可能的暴发时间。

表 13-4 聚餐史与发病的关系

暴露	病例	对照	合计
是	119	13	70
否	57	114	233
合计	176	127	303

问题 3：完成表 13-3 和表 13-4 的 χ^2 和 OR 的计算。

问题 4：根据上述计算，可以得出怎样的推测，下一步还需要做什么？

课题 3 背景资料：2010 年 7 月 7 日上午 8 点 28 分，某市疾病预防控制中心接到 A 县疾病预防控制中心疫情报告电话：A 县某乡中心小学先后有 35 名学生突然出现发热、头痛、乏力、单侧或双侧腮腺肿胀疼痛等症状。现已将患者送往该乡卫生院隔离治疗。当地卫生部门请求疾病预防控制中心给予帮助，以研究其发生的原因。疾病预防控制中心派遣了两名流行病学专家前往该校调查。

问题 5：你作为疾病预防控制中心值班人员接到电话报告后需要了解哪些内容？

问题 6：如果领导派你去现场调查处理该起疫情，你要做哪些准备工作？

问题 7：现场调查包括哪些主要工作步骤？

该校有 2 幢 3 层教学楼和 1 家食堂。在校学生 526 人，来自该乡所辖各村，年龄 4～13 岁。其中男生 272 人，女生 254 人。住校生 38 人。教职员工 32 人，兼职卫生老师 1 人。

从 6 月 29 日出现首例病例，到 7 月 7 日共发病 35 例。其中 7 月 3 日发病 19 例。进一步调查发现，首例病例为住校生，该生于 6 月 29 日自感有头痛、腮腺肿痛等症状，未报告老师，未到医疗单位就诊，也未自行服药，于半月前曾与同村就读于县民族中学的 1 例患腮腺炎学生一起玩耍。在此后发生的 34 例病例中，除一例无明确接触史外，其余 33 例与前述的病例均有明确的接触史。对乡卫生院和有学生病例的 6 个村回溯 30 天，开展腮腺炎病例搜索，未发现有散居儿童患病。

腮腺炎疫苗接种情况：35 例病例既往均无腮腺炎疫苗（包括含腮腺炎成分联合疫苗）接种史。

实验室检测：采集 10 例患者咽拭子，该市疾病预防控制中心实验室采用荧光 RT-PCR 法检测腮腺炎病毒核酸，8 例患者检测结果为阳性。

问题 8：从上述流行病学特征中能否找出某些可疑因素，并提出初步的暴发原因？

问题 9：目前需要采取哪些控制措施？

问题 10：从这次暴发流行中应该总结哪些教训？今后如何防止类似事件的发生？

（朱俊洁 王金勇）

实习 14　大气的采样方法

采集大气中污染物样品或受污染空气样品的过程称为大气采样。大气采集方式一般分两大类：直接采样法和浓缩采样法。直接采样法适用于大气中被测物质浓度较高或者所用的检测手段非常灵敏的情况，此时直接采集少量气体就可以满足分析测试的要求。用直接法采样测得的样品结果能够反映大气污染物瞬时浓度或者短时间内的平均浓度。而浓缩采样法多用于大气中污染物的浓度较低，直接取样不能满足分析测试要求，需要将大气中的污染物进行浓缩，才能满足监测方法的要求。因为浓缩采样所需时间较长，所得分析结果一般能反映大气污染物在浓缩采样时间内的平均浓度。根据检测污染物的种类和性质、浓度高低以及检测方法的要求，正确选择符合要求的、科学的、可靠的、高效率的采样方法，进行大气样品的采集。

【实习目的】

(1) 掌握常见的大气污染物的采样方法，正确操作使用采样设备；

(2) 熟悉大气采样时的注意事项，能根据所测项目正确选择采样方法；

(3) 了解空气采样质量保证的重要性，了解不同采样方法的原理、优缺点和适宜范围。

【实习内容】

一、大气中有害物质的存在状态

1. 气态和蒸汽态

以分子形式分散在大气中的有害物质称为气态或蒸汽态物质。常温下呈气态的有 CO、SO_2、SO_3、NO_x、Cl_2、H_2S、HF、HCl、NH_3、PAN、醛、酮等，常温下汞、苯呈液态，碘是固体，易挥发、蒸发到大气中。这类物质的特点如下所述：

(1) 以单分子存在，与空气分子随意混合，随大气的流动而流动。

(2) 在大气中的扩散状况取决于相对密度。相对密度小的向上漂浮，反之则向下沉降。

2. 气溶胶

有害物质以固体微粒或液体微滴分散于空气中的分散系称为气溶胶。气溶胶粒径多在 $0.01 \sim 100$ μm，是一个复杂的非均匀体系。根据所含成分不同可分为：雾（液态）、烟（固态）、尘（固态）。尘是固态物质机械粉碎或爆破时产生的微粒，能长期悬浮于空气中。

根据颗粒物在重力作用下的沉降特性，可将尘分为两大类：

（1）降尘，是指自然降落于地面的空气颗粒物，粒径多在 10 μm 以上，如水泥粉尘、金属粉尘、飞尘等，一般颗粒大，相对密度也大，在重力作用下，易沉降，危害性相对较小。

（2）飘尘，是指悬浮在空气中的空气动力学当量直径≤10 μm 的颗粒物，可长期漂浮在大气中，具有胶体性质。易随呼吸进入人体，危害健康，因此也称为可吸入颗粒物（IP 或 PM_{10}），通常所说的烟、雾、尘均是用来描述飘尘存在形式的。

二、大气中有害物质浓度的表示方法

1. 质量体积浓度法

这是最常用的方法，适用于各种状态的物质，通常表示为 mg/m^3 或 $\mu g/m^3$。

2. 体积分数法

用 mL/m^3（或 ppm）表示，该法只适用于气态和蒸汽态的物质。

当有害物质为气态或蒸汽态时，质量体积浓度和体积分数可以互相换算。体积分数（10^{-6}，1 ppm）与质量体积浓度单位（1 mg/m^3）的换算公式为：

$$体积分数（10^{-6}，1\ ppm）＝[22.4 \times 质量体积浓度（1\ mg/m^3）]/分子质量$$

$$质量体积浓度（1 mg/m^3）＝M_r/22.4 \cdot 体积分数（10^{-6}，1\ ppm）\cdot[273/(273+T)] \times (1\ p/101\ 325)$$

式中：M_r——被测物质的分子质量（g）；T——气温；p——气压；22.4——摩尔体积。

3. 颗粒物

一般用 mg/m^3、$t/(km^2 \cdot 月)$、颗粒数 $/cm^3$ 表示颗粒物浓度。

三、空气样品的采集

空气中的有害物质，大多数来源于燃料燃烧以及交通工具所排放的废气及烟尘。空气中有害物质存在状态由它本身的理化性质、生产过程和环境状况决定。有的以气态或蒸气存在，有的以气溶胶（雾、烟、尘）存在，有的以多种状态存在。存在状态不同，采样方法各不相同。另外还要根据浓度、现场气象条件、采样目的、测定方法及其灵敏度选定采样点、采样方法、采样时间、采样频度和采样数量等。空气样品的采集方法主要有集气法和富集法两大类。

1. 集气法

此法适用于空气中被测物质浓度较高或测定方法灵敏度较高，只需采集少量气体（<1 L）就足够做分析用时。方法是用玻璃容器或大注射器、橡皮球胆、塑料铝箔复合膜袋以真空吸取或置换、充气的原理收集，但必须注意待测物质的渗透、吸附等化学特性。该采样方法所得测定结果为待测物质的瞬间浓度，本法亦不适用气溶胶样品的采集。

2. 富集法

由于空气中待测物质浓度一般都较低，为了使所采集样品中的待测物质能达到分析所需的适宜浓度，需将大量空气通过收集器吸收或吸附、阻留待测物质，从而达到分离和富集的效果。此法所得测定结果是采样时间内待测物质的平均浓度。根据收集器的不同，富集法又可分为液体吸收法、固体吸附法、冷冻浓缩法、静电沉降法和个体计量器法等，最常用的是前两种。

1）液体吸收法　是用吸收液采集气态、蒸汽态和某些气溶胶等待测物质。方法是：让空气通过吸收液，将待测物质迅速溶解或经化学反应溶于其中。吸收液主要通过有害物质和所用分析方法选定。常用的吸收液有水、水溶液和有机溶剂。液体吸收法的缺点是：携带不便；吸收效率不够高；用有机溶剂吸收时，容易挥发而造成损失和污染环境。

2）固体吸附法　固体吸附剂主要有颗粒状吸附剂、纤维状滤料和筛孔状滤料三种。其中以颗粒状吸附剂最为常用，常用活性炭、硅胶和高分子多孔微球等。此法具有携带方便、吸收效率高、采样量大、易保存等优点。

3）其他

（1）自然积集法：利用物质的自然重力、空气动力和浓度差扩散作用采集大气中的被测物质，如测定自然降尘量、硫酸盐化速率、氟化物等大气样品的采集。

（2）低温冷凝法：原理是借制冷剂的制冷作用使空气中某些低沸点气态物质被冷凝成液态物质，以达到浓缩的目的。适用于大气中某些沸点较低的气态污染物质，如烯烃类、醛类等。

四、采样仪器

工艺流程：空气→收集器→流量计→抽气动力→排气。

1. 收集器

气泡吸收管、多孔玻板吸收管、可吸入颗粒采样器。

2. 流量计

转子流量计（可用皂膜流量计校准）。

3. 抽气动力

大气采样器、粉尘采样器、注射器等。

五、采气量及采气时间

根据测定方法的最低检出限值和空气中有害物质的含量而定。一般一次采样时间为15 min，现场浓度高时，最短不小于 5 min，浓度低时，要增加采样时间，最长不超过 60 min。

【示教内容】　现场空气采样及注意事项。

1. 注意事项

（1）室外设点应避开树木和建筑物的遮挡，以及局部污染源的影响；

（2）室内采样距墙壁应大于 1 m，一般也应离门窗一定距离；

（3）采样高度为呼吸带水平（1.5 m）。

2. 采样记录

风向、风速、气压、气湿、气温和采样起止时间、采样流速、采样地点、高度、现场情况以及有无尘土、可见烟雾、特殊气味等。

3. 结果分析

将样品带回实验室进行检验，一定要注意分析检验方法应该是国家统一的污染物监测方法，结果出来以后，要对结果进行核查、整理、分析并做出评价。

（崔　琰）

实习 15　大气中二氧化硫的测定

二氧化硫（SO_2）是大气中最常见的污染物之一。SO_2 对人的呼吸器官和眼具有刺激作用，吸入高浓度 SO_2 可发生喉头水肿和支气管炎。长期吸入 SO_2 会发生慢性中毒，不仅使呼吸道疾病加重，而且对肝、肾、心脏都有危害。另外，大气中 SO_2 对植物、动物和建筑物都有危害，特别是在大气中经阳光照射以及某些金属粉尘的催化作用，很容易氧化成三氧化硫（SO_3），与空气中水蒸气结合即成硫酸雾，严重腐蚀金属制品及建筑物，并使土壤和江河湖泊日趋酸化。

国家环境质量标准规定，居住区 SO_2 日平均浓度低于 $0.15\ mg/m^3$，年平均浓度低于 $0.06\ mg/m^3$。空气中 SO_2 的测定常用盐酸副玫瑰苯胺比色法，吸收液通常用四氯汞钠或甲醛溶液。

甲醛溶液吸收-盐酸副玫瑰苯胺比色法

【实验目的】

熟悉大气采样方法和气体污染物检测方法，并根据检测结果对大气污染物进行评价。

【实验原理】

大气中的二氧化硫被甲醛溶液吸收后，生成稳定的羟基甲基磺酸加合物，在样品溶液中加入氢氧化钠使加合物分解，释放出的二氧化硫与盐酸副玫瑰苯胺（pararosaniline，PRA）作用，生成玫瑰紫红色化合物，根据颜色深浅来比色定量。

【实验仪器】

(1) 小流量气体采样器，流量范围 $0.1 \sim 1\ L/min$。

(2) 普通型多孔玻板吸收管。

(3) 10 mL 具塞比色管。

(4) 分光光度计。

【实验试剂】

本法所用试剂纯度除特别注明外均为分析纯，所有试剂均需用不含氧化剂的重蒸馏水或去离子水配制。

1. 吸收液（甲醛-邻苯二甲酸氢钾缓冲液）

称取乙二胺四乙酸二钠（Na_2EDTA）0.364 g 和邻苯二甲酸氢钾 2.04 g 溶于水中，移入 1 L 容量瓶，再加入 37% 甲醛溶液 5.30 mL，用水稀释至刻度为贮备液，置 4℃ 冰箱储存，可存放 1 年。临用时，稀释 10 倍为工作液。

2. 2 mol/L 氢氧化钠溶液

称取氢氧化钠 8.0 g 溶于 100 mL 重蒸馏水中。

3. 0.3% 氨基磺酸钠溶液

称取氨基磺酸 0.3 g，加入 2 mol/L 氢氧化钠溶液 3.0 mL，用重蒸馏水稀释至 100 mL。

4. 1 mol/L 盐酸溶液

量取浓盐酸（优级纯，$\rho_{20}=1.19$ g/mL）86 mL，用重蒸馏水稀释至 1 000 mL。

5. 0.25% 盐酸副玫瑰苯胺（PRA）储备液

称取 PRA（$C_{19}H_{18}N_3Cl \cdot 3HCl$）0.125 g，用 1 mol/L 盐酸溶液稀释至 50 mL。

6. 4.5 mol/L 的磷酸溶液

量取浓磷酸 307 mL，用水稀释至 1 L。

7. 0.025%PRA 应用液

吸取 0.25% 的储备液 25 mL，移入 250 mL 容量瓶中，用 4.5 mol/L 的磷酸溶液稀释至刻度，放置过夜后使用。此溶液避光密封保存，可使用 9 个月。

8. 0.100 0 mol/L 硫代硫酸钠标准溶液

称取硫代硫酸钠（$Na_2S_2O_3 \cdot 5H_2O$）25 g，溶于新煮沸冷却后的水中，加入无水碳酸钠 0.2 g，并稀释至 1 000 mL，储于棕色瓶中，如混浊应过滤，放置一周后用下述方法标定浓度。

标定方法：精确量取 0.1 mol/L 碘酸钾标准溶液 25 mL 于 250 mL 碘量瓶中，加入 75 mL 新煮沸后冷却的水，加碘化钾 3 g，冰乙酸 10 mL，摇匀后，暗处放置 3 min。用硫代硫酸钠标准溶液滴定至淡黄色，加 0.5% 淀粉溶液 1 mL，呈蓝色，再继续滴定至蓝色刚刚褪去即为终点。记录所用硫代硫酸钠溶液用量的体积 V（mL）。硫代硫酸钠溶液浓度可用下式计算：

$$硫代硫酸钠标准溶液浓度(mol/L) = \frac{0.1000 \times 25.00}{V}$$

9. 二氧化硫标准溶液

称取亚硫酸钠（Na_2SO_3）0.2 g 及乙二胺四乙酸二钠（Na_2EDTA）0.01 g，溶于 200 mL 新煮沸并冷却的重蒸水中。放置 2～3 h 后标定其准确浓度。

标定方法：吸取 10.00 mL SO_2 标准溶液，置于 250 mL 碘量瓶中，加入 90 mL 新煮沸但已冷却的重蒸水，再加入 0.10 mol/L 碘溶液 20.00 mL、冰乙酸 5.00 mL，盖上塞子，摇匀，于暗处放置 5 min 后，用 0.100 0 mol/L 硫代硫酸钠标准溶液滴定至浅黄色，加入 5 g/L 淀粉溶液 2 mL，继续滴定至蓝色刚好褪去为终点。记录滴定所用硫代硫酸钠的体积 V_1，平行 3 次，消耗硫代硫酸钠体积之差不应大于 0.04 mL，取其平均值；并用含 Na_2EDTA 的重蒸馏水 20.00 mL 代替二氧化硫标准溶液进行空白对照，平行 3 次，记录消耗的硫代硫酸钠体积平均值 V_2。计算 SO_2 标准溶液浓度：

$$c_{SO_2} = \frac{(V_1-V_2)c_1 \times 32.03}{20.00} \times 1000$$

式中：c——SO_2 标准溶液浓度（μg/mL）；V_1——空白滴定所消耗硫代硫酸钠标准溶液的体积（mL）；V_2——二氧化硫滴定所消耗硫代硫酸钠标准溶液的体积（mL）；c_1——硫代硫酸钠标准溶液的浓度（mol/L）；32.03——二氧化硫摩尔质量的 1/2。

根据标定计算的结果，立即用吸收液稀释成浓度为 25 μg/mL 的二氧化硫标准溶液储备液，4℃冰箱储存，可达 3 个月。用吸收液将标准储备液稀释 5 倍可得 SO_2 标准溶液工作液，25℃以下室温可保存 3 d，4℃冰箱可保存 1 个月。

【实验方法】

1. 采样

将一支内装 8 mL 吸收液的普通型多孔玻板吸收管安装在小流量气体采样器上，以 0.5 L/min 流量采气 30～60 min，并记录采样现场的气压和气温。采样时吸收液温度最佳范围在 23～29℃。

2. 分析

1) 绘制标准曲线 按下列步骤制备和绘制标准曲线 (表 15-1)。

表 15-1 SO$_2$ 标准系列制备

管号	0	1	2	3	4	5
标准工作液 /mL	0.00	0.20	1.00	2.00	3.00	4.00
甲醛吸收液 /mL	10.0	9.80	9.00	8.00	7.00	6.00
SO$_2$ 含量 /μg	0	1	5	10	15	20

向各管中分别加入 0.3% 氨基磺酸钠溶液 1.00 mL、2.0 mol/L 氢氧化钠溶液 0.5 mL、重蒸水 1 mL，充分震摇混匀，向混合液中快速加入 0.025% 的 PRA 溶液 2.5 mL，立即盖上塞子，颠倒混匀，室温下放置 5～20 min 显色，于 570 nm 波长下测定各管吸光度。以二氧化硫含量 (μg) 为横坐标，以吸光度值为纵坐标，绘制标准曲线，并计算回归直线的斜率 b，以 b 的倒数作为样品测定的计算因子 B_s (μg/ 吸光度)。

2) 样品测定 采样后，将吸收液全部移入比色管中，用少量吸收液冲洗吸收管合并于比色管中，使总体积为 10 mL。然后，将该样品管与上述各标准系列管同步操作，测得吸光度为 A。

3) 计算

$$\rho = \frac{(A-A_0) \times B_s}{V_0}$$

式中：ρ——空气中二氧化硫浓度 (mg/m^3)；A——样品的吸光度；A_0——试剂空白吸光度；V_0——换算成标准状态下的采样体积 (L)；B_s——计算因子 B_s (μg/ 吸光度)。

【注意事项】

(1) 本方法以采气 20 L 计，可测定的 SO$_2$ 浓度范围为 0.015～1 mg/m^3。

(2) SO$_2$ 见光易分解，故采样时应避免阳光照射。

(3) 温度对显色有影响：温度高，显色快，但稳定时间较短，褪色也快；温度低，显色慢，但稳定时间长。因此，标准系列管和样品管操作要同步，否则影响测定结果的准确性 (表 15-2)。

表 15-2 温度对显色时间的影响

显色温度 /℃	10	15	20	25	30
显色时间 /min	40	25	20	15	5
稳定时间 /min	35	25	20	15	10

（张春莲　蒋学君）

实习 16　漂白粉中有效氯含量的测定

漂白粉是成分复杂的化合物，常用于分散式给水的消毒。其化学成分是：$3Ca(OCl)Cl \cdot Ca(OH)_2 \cdot nH_2O$，其中的有效成分为 $Ca(OCl)Cl$，具有杀菌及氧化作用。商品漂白粉有效氯含量为 25%～35%，漂白粉精中有效氯含量为 60%～70%。

有效氯最初的意义是用来表示漂白粉的有效成分，指漂白粉与盐酸作用后所生成的氯量，用百分数表示。实际上有效氯是用含氯化合物在水中所起氧化反应的强度来表示。

漂白粉中有效氯的测定，一般用碘量法，在精度要求不高时可采用蓝墨水快速测定法。

【实验内容】

一、碘量法

【实验原理】

在酸性溶液中，漂白粉中有效氯与碘化钾反应，释放出相当量的碘，再以硫代硫酸钠标准溶液滴定，根据硫代硫酸钠标准溶液的用量计算漂白粉中有效氯的含量。

$$2\,KI + 2\,CH_3COOH \longrightarrow 2\,CH_3COOK + 2\,HI$$

$$2\,HI + Ca(OCl)Cl \longrightarrow CaCl_2 + H_2O + I_2$$

$$I_2 + 2\,Na_2S_2O_3 \longrightarrow 2\,NaI + Na_2S_4O_6$$

【实验仪器】

(1) 50 mL 滴定管；

(2) 250 mL 碘量瓶。

【实验试剂】

(1) 碘化钾晶体；

(2) 冰乙酸（$\rho = 1.06\ \text{g/mL}$）；

(3) 硫酸溶液（1:8）；

(4) 硫代硫酸钠标准溶液（$c_{Na_2S_2O_3} = 0.1\ \text{mol/L}$）；

称取 26 g 硫代硫酸钠及 0.2 g 无水碳酸钠，溶于新煮沸放冷的纯水中，稀释到 1 L，摇匀。放置 1 周后过滤并进行标定。

标定：准确称取 3 份 0.11～0.14 g 在 120℃ 干燥至恒温的重铬酸钾（$K_2Cr_2O_7$）（基准级）于 250 mL 碘量瓶中。向每瓶加入 25 mL 纯水，溶解后加 2 g 碘化钾及 20 mL 硫酸溶液，混匀，放置于暗处 10 min。加 150 mL 纯水，用硫代硫酸钠标准溶液滴定，到溶液呈暗黄色时加 3 mL 淀粉溶液，继续滴定，当溶液由蓝色变为亮绿色，记录用量 V_1。同时做空白试验，记录用量为 V_0。按以下的公式计算硫代硫酸钠标准溶液的浓度：

$$c_{Na_2S_2O_3} = \frac{m}{(V_1 - V_0) \times 0.04903}$$

式中：c——硫代硫酸钠标准溶液浓度（mol/L）；m——重铬酸钾质量（g）；V_1——滴定重铬酸钾的硫代硫酸钠标准溶液的体积（mL）；V_0——滴定空白的硫代硫酸钠标准溶液的体积

（mL）；0.049 03——与 1.00 mL 硫代硫酸钠标准溶液 $[c_{Na_2S_2O_3}=1.000\ mol/L]$ 相当的以 g 表示的重铬酸钾的质量。

（5）淀粉溶液（5 g/L）。

称取 0.5 g 可溶性淀粉，用少许纯水调成糊状，边搅拌边加入 100 mL 沸水，继续煮沸 2 min，冷却后取上清液备用。

【实验步骤】

（1）将具有代表性的固体样品于研钵中研匀，用减量法称取 1～2 g，置于 100 mL 烧杯中，加入少量纯水，将样品调成糊状。再将样品转移到 250 mL 容量瓶中，加纯水至容量瓶刻度，混合均匀。

（2）液体样品及可溶性样品可按照产品标示的有效氯含量吸取或称取适量，置于 250 mL 容量瓶中，稀释到刻度，混合均匀。

（3）在 250 mL 碘量瓶中加入 1 g 碘化钾晶体，用 75 mL 纯水溶解碘化钾，加入 2 mL 冰乙酸。从容量瓶中吸取 25.0 mL 样品溶液，注入碘量瓶中，加水密封封口，并放于暗处 5 min。

（4）用硫代硫酸钠标准溶液滴定到溶液呈淡黄色时，加入 1 mL 淀粉溶液，继续滴定到溶液的蓝色刚好消失，记录用量为 V_0。

（5）计算

$$有效氯含量(\%)=\frac{V\times c\times 0.3545\times 250\times 100}{m\times 25}$$

式中：V——硫代硫酸钠标准溶液的用量（mL）；c——硫代硫酸钠标准溶液的浓度；0.354 5——与 1.00 mL 硫代硫酸钠标准溶液 $[c_{Na_2S_2O_3}=1.000\ mol/L]$ 相当的有效氯的质量（g）。

【注意事项】

（1）应用范围：适用于固体或液体氯化消毒剂中的有效氯含量的测定。

（2）配置漂白粉混悬液的烧杯应用蒸馏水充分洗涤，以保证漂白粉的完全转移。

（3）硫代硫酸钠滴定到颜色变为浅黄色时需要减慢滴定速度，防止滴过终点。淀粉溶液不要加入过多，以免导致结果偏低。

（4）一般常用漂白粉（有效氯含量为 25%～35%），漂白粉精（有效氯含量为 60%～70%），取样量为 1～2 g，其余含氯消毒剂的取样量据此可以估算。

二、快速测定法

【实验原理】

蓝墨水能被有效氯漂白，所以根据消耗的蓝墨水体积可计算漂白粉中有效氯的含量。

【实验试剂】

各种品牌的蓝墨水均可。

【实验方法】

取 0.5 g 漂白粉样品于玻璃瓶中，加 10 mL 清洁水，连续摇动 1 min（约 200 次），放置 5 min，倾出上清液，摇匀，吸出 38 滴于白瓷皿中，洗净吸漂白粉溶液的吸管。再用另一只吸管吸蓝墨水滴于白瓷皿中，搅拌，直至出现稳定的蓝绿色为止，消耗蓝墨水的滴数即为该漂白粉中有效氯的百分数。

（何仁江）

实习 17　饮用水的消毒及卫生学评价

水源水在经过净化处理后，尚不能直接供人群饮用，为了使水质符合饮用水的各项细菌学指标的要求，能安全饮用，必须进行水的消毒（disinfection），以杀灭病原体。目前对生活饮用水应用最广、最有效的消毒方法是氯化消毒（chlorination）。

应用氯化消毒法应该明确加氯量、需氯量和余氯的概念。用氯和含氯化合物消毒饮用水时，氯不仅要和水中的细菌作用，也要氧化水中的有机物和还原性无机物，这些过程需要的总氯量称为需氯量。加氯量即实际加入水样中的氯量，除了满足需氯量外，还要在管网中维持少量剩余氯以保证消毒效果。余氯是指加入水中的氯在与水接触一定时间（加氯接触时间不少于 30 min）后，氧化杀菌后剩余的氯量。总余氯包括游离性余氯（HOCl 及 OCl⁻ 等）和化合性余氯（NH_2Cl、$NHCl_2$、$NHCl_3$ 及其他氯胺类化合物）。

加氯量、需氯量和余氯这 3 个概念之间存在以下关系：

加氯量＝需氯量＋余氯。

一、余氯的测定（3，3′，5，5′- 四甲基联苯胺比色法）

本法适用于经氯化消毒后的生活饮用水和水源水中总余氯和游离性余氯的测定。

【实验目的】

掌握余氯的测定方法和结果评价。

【实验原理】

在 pH 值小于 2 的酸性溶液里，余氯与 3，3′，5，5′- 四甲基联苯胺（以下简称四甲基联苯胺）反应，生成黄色的醌式化合物，用目视比色法定量。本方法可以用重铬酸钾溶液配制永久性余氯比色标准系列。

【实验仪器】

（1）恒温水浴箱。

（2）50 mL 具塞比色管。

【实验试剂】

（1）氯化钾 - 盐酸缓冲液（pH 2.2）：称取 3.7 g 经 100～110℃ 干燥至恒重的氯化钾，用纯水溶解，再加 0.56 mL 盐酸（ρ_{20}＝1.19 g/mL），并用纯水稀释至 1 000 mL。

（2）盐酸溶液（1∶4）。

（3）3，3′，5，5′- 四甲基联苯胺溶液（0.3 g/L）：称取 0.03 g 3，3′，5，5′- 四甲基联苯胺（$C_{16}H_{20}N_2$），分批加入 100 mL 盐酸溶液 [c_{HCl}＝0.1 mol/L]，并搅拌使试剂溶解（必要时可加温助溶），混匀。此溶液应无色透明，储存于棕色瓶中，在常温下可保存 6 个月。

（4）重铬酸钾 - 铬酸钾溶液：称取 0.155 0 g 经 120℃ 干燥至恒重的重铬酸钾（$K_2Cr_2O_7$）及

0.465 0 g 经 120℃ 干燥至恒重的铬酸钾（K_2CrO_4），溶解于氯化钾 – 盐酸缓冲溶液中，并稀释至 1 000 mL。此溶液生成的颜色相当于 1 mg/L 余氯与四甲基联苯胺反应生成的颜色。

（5）Na_2EDTA 溶液（20 g/L）。

【实验方法】

（1）永久性余氯标准比色管（0.005～1.000 mg/L）的配制：按表 17-1 所列用量分别吸取重铬酸钾 – 铬酸钾溶液注入 50 mL 具塞比色管中，用氯化钾 – 盐酸缓冲液稀释至 50 mL 刻度，在冷暗处保存可使用 6 个月（表 17-1）。

表 17-1　0.005～1.0 mg/L 永久性余氯标准比色溶液的配制

余氯 /（mg/L）	重铬酸钾 - 铬酸钾溶液 /mL	余氯 /（mg/L）	重铬酸钾 - 铬酸钾溶液 /mL
0.005	0.25	0.40	20.0
0.01	0.50	0.50	25.0
0.03	1.50	0.60	30.0
0.05	2.50	0.70	35.0
0.10	5.00	0.80	40.0
0.20	10.0	0.90	45.0
0.30	15.0	1.00	50.0

若水样余氯大于 1 mg/L 时，可将重铬酸钾 – 铬酸钾溶液的浓度提高 10 倍，配成相当于 10 mg/L 余氯的标准色，配制成 1.0～10 mg/L 的永久性余氯标准色列。

（2）于 50 mL 具塞比色管中，先加入 2.5 mL 四甲基联苯胺溶液，加入澄清水样至 50 mL 刻度，混合后立即比色，所得结果为游离余氯；放置 10 min，比色所得结果为总余氯，总余氯减去游离余氯即为化合余氯。

【实验结果】

我国《生活饮用水卫生标准》（GB5749—2006）规定用氯气和游离氯制剂消毒时，在接触至少 30 min 情况下，出厂水游离氯量不超过 4 mg/L，不低于 0.3 mg/L。管网内若有二次污染会进一步消耗游离氯，故管网末梢水中的游离氯余量可提示水有无再次污染，标准规定管网末梢水中游离性余氯不低于 0.05 mg/L。

【注意事项】

（1）本法最低检测余氯的质量体积浓度是 0.003 mg/L。

（2）pH 大于 7 的水样可先用盐酸溶液调节 pH 为 4，再行测定。

（3）水样中铁离子浓度大于 0.12 mg/L 时，可在每 50 mL 水样中加 1～2 滴 Na_2EDTA 溶液，以消除干扰。

（4）水温低于 20℃时，可先温热水样至 25～30℃，以加快反应速度。

（5）测试时，如显浅蓝色，表明显色液酸度偏低，可多加 1 mL 试剂，就出现正常颜色。如加试剂后出现橘色，表示余氯含量过高，可改用余氯 1～10 mg/L 的标准系列，并多加 1 mL 试剂。

二、水中需氯量的测定（3，3′，5，5′- 四甲基联苯胺比色法）

在实际工作中，需氯量通过直接法不易获得，由于加氯量＝需氯量＋余氯，故可通过加入一定量的氯，然后测定余氯的方法间接获得。

【实验目的】

掌握需氯量的计算方法。

【实验原理】

在水中加入不同量的氯，经一定接触时间后，用 3，3′，5，5′- 四甲基联苯胺比色法测定剩余氯，根据需氯量曲线求出最低需氯量。

【实验仪器】

（1）250 mL 具塞锥形瓶。

（2）50 mL 具塞比色管。

（3）恒温水浴箱。

【实验试剂】

（1）1% 左右有效氯标准溶液：称取适量已知有效氯的漂白粉，加少量蒸馏水调成糊状，加蒸馏水稀释至 200 mL，迅速过滤一次，然后测定其有效氯含量。

（2）0.10% 有效氯标准溶液：根据计算结果吸取适量 1% 左右有效氯溶液，用纯水稀释至 100 mL，配成标准的 0.10% 有效氯标准溶液，此溶液易分解，必须临用时配制。

（3）3，3′，5，5′- 四甲基联苯胺溶液及永久性余氯标准比色溶液：参见"一、余氯测定"。

【实验方法】

（1）取 10 个 250 mL 具塞锥形瓶，编好号数，分别加入 200 mL 水样，然后用滴定管分别加入 0.00、0.25、0.50、0.75、1.00、1.50、2.00、3.00、4.00、5.00 mL 0.10% 有效氯标准液，盖好瓶塞，摇匀，置于暗处。记录水温和时间（加 0.10% 有效氯标准液，每瓶相隔 2～3 min，以便有充分的时间测定余氯）。

（2）经过预定的接触时间（如 30 min 或 60 min）后，从每瓶中取出 50 mL 水样，放于预先加有 2.5 mL 3，3′，5，5′- 四甲基联苯胺溶液的 50 mL 比色管中混匀，立即比色测定游离性余氯，若置于暗处 10 min 后比色，则测定总余氯。

（3）以余氯值为纵坐标，以加氯量为横坐标绘制需氯量曲线。

【实验结果】

（1）根据我国《生活饮用水卫生标准》的规定，选取预期的氯化消毒结果所需的余氯量为 0.3～0.5 mg/L，从需氯量曲线中查得加氯量。

（2）计算

需氯量（Cl_2，mg/L）＝加氯量（Cl_2，mg/L）－ 余氯（Cl_2，mg/L）

【注意事项】

（1）结果报告中应注明水温和接触时间。因为饮水消毒效果受接触时间与温度的影响较大，不同的接触时间和水温会使加氯量产生较大差别。

（2）水样中还原性无机物、氨、氰化物以及许多能与氯反应的有机物对测定都有干扰。

（3）此法必须配合细菌检验才能得到可靠结果。

（4）其余的注意事项参见"一、余氯的测定"。

（何仁江 韩知峡）

实习 18 环境砷污染案例分析

【实验目的】

根据提供的实际调查资料，熟悉环境流行病学基本研究方法，掌握暴露-效应关系的调查与分析，并能根据提供的资料线索步步深入，能根据调查结果来评价环境因素对人群健康的影响。

【实验原理】

环境流行病学的剂量-反应关系，主要是指人群暴露剂量的大小与群体中特定效应的出现频率间的关系；剂量-反应关系的存在是剂量与效应依存性的重要依据，是对暴露剂量和所产生的效应之间的一种定量描述，可为制定环境卫生标准、法规及进行危险度评价提供重要依据。

【实验资料】

某市为一南北走向盲肠状峡谷小盆地，人口 12 万，市区西北侧有一锡冶炼厂。常年风向频率以南风为主，下风侧有二个居民区，约 13 个居民点，该厂以生产精锡为主，主要污染物有铅、砷和氟等。该厂每年排入环境中的砷大约 9.5 t，砷排出量占投入量 19%，如以污染面积 3 km^2 计算，环境中砷负荷约 3.18 t/（km^2·年）。据当地卫生部门资料记载，该市曾数次发生急性、亚急性人畜砷中毒事件，严重影响该市居民的生活和生产。试问：

（1）为了解该市环境砷污染对居民健康的影响，应该从哪些方面着手？

（2）如何选择调查点？

（3）如果经过调查得到下文资料，你应该如何评价该地环境砷污染对居民健康的影响？

【实验内容】

（一）环境砷暴露状况的调查

1. 环境中砷污染现状的调查结果

采集污染区和对照区大气、室内空气、水源水、地下水及土壤样品，分别测定其中砷的含量，其测定结果见表 18-1 和表 18-2，试问该市是否存在明显的环境砷污染？若有，其污染的途径可能是什么？

2. 居民砷摄入量的调查结果

在距污染源不同距离的 5 个居民点和对照区，随机抽取 10 户作为砷摄入量调查对象，以户为单位逐日连续调查 5 天，调查其空气、水及各种食物的平均摄入量，同时采集各种食物、水及空气等样品，分别测定其砷的含量，计算不同途径每个标准人每天平均砷摄入量（见表 18-3）。请计算居民不同途径砷摄入量对总砷摄入量的贡献率，说明该市环境污染的类型及特点。

3. 人群生物学砷暴露水平的调查

研究者调查了污染区及对照区居民的发砷、尿砷平均水平，测定结果见表 18-4，结果说明了什么问题，为何采用中位数？请对表 18-5 结果做出相应的解释。

表 18-1 某市污染区和对照区大气、室内空气中砷的含量

调查区	大气			室内空气 / (μg/m³)		
	日均浓度范围 / (μg/m³)	日均超标率 /%	年均浓度 / (μg/m³)	厨房（秋）	卧室（秋）	卧室（冬）
污染区 A	0.1~6.8	30.0	2.3	3.0	2.7	1.2
污染区 B	0.0~8.0	20.0	1.2	2.0	1.0	0.9
对照区	0.0~1.0	0.0	0.2	0.0	0.0	0.0

表 18-2 某市污染区和对照区水源水、地下水及土壤中砷的含量

调查区	水源水 / (mg/L)		地下水 / (mg/L)		土壤 / (μg/g)	
	最大值	平均值	最大值	平均值	耕作层	深层
污染区 A	50.53	21.33	0.003	0.002	221.4	80.70
污染区 B	52.37	25.40	0.003	0.002	238.0	95.19
对照区	0.07	0.03	0.005	0.002	226.4	85.43

表 18-3 居民砷不同途径摄入量 / [μg/ (d·标准人)]

调查点	总摄入量	食物		饮水		空气	
		摄入量	贡献率 /%	摄入量	贡献率 /%	摄入量	贡献率 /%
污染区 A							
a	526.9**	492.8**		10.0		24.1**	
b	672.3**	612.3**		45.7		14.3**	
c	359.5*	346.0		6.3		7.2**	
污染区 B							
a	285.3	259.8		13.9**		11.6**	
b	392.6	371.9		11.5*		9.2**	
对照区	262.7	258.4		4.3		0.0	

注：* 与对照比较，$p<0.05$；** 与对照比较，$p<0.01$

表 18-4 调查区居民发砷、尿砷测定值

调查区	发砷 / (μg/g)			尿砷 / (μg/g)		
	调查人数	范围	中位数	调查人数	范围	中位数
污染区 A	850	0.00~160.35	13.40**	804	0.07~1.65	0.12**
污染区 B	346	1.18~113.59	7.76**	586	0.01~0.60	0.13**
对照区	351	0.00~18.00	0.98	348	0.00~0.27	0.05

注：** 与对照比较，$p<0.01$

表 18-5 污染区居民吸烟对发砷含量影响

暴露指标	调查人数	发砷超标人数	发砷超标率 /%	p
吸烟	174	120	68.97	$u=1.78$
不吸烟	563	346	61.46	$p>0.05$
合计	737	466	63.23	

注：该市发砷正常值为 0.69 ± 0.12 μg/g

（二）居民健康效应的调查

（1）1982—1986 年居民死亡原因的回顾性调查结果见表 18-6，请计算两个污染区及对照区肿瘤年龄调整死亡率，相应结果为进一步研究提供了什么线索？

表 18-6　调查区居民死亡率、年龄调整死亡率、肿瘤死亡率、肿瘤年龄调整死亡率（1982—1986）

调查区	人口数	死亡率 /‰				肿瘤死亡率 /（1/10 万）			
		死亡数	粗死亡率	期望死亡数	年龄调整死亡率	死亡数	粗死亡率	期望死亡数	年龄调整死亡率
污染区 A	9 120	37	4.06	40	4.39	11	120.61	7	
污染区 B	97 379	558	5.73	559	5.74	52	53.40	110	
对照区	15 841	91	5.74	85	5.37	5	31.56	5	

（2）1983—1987 年新生儿畸形调查结果见表 18-7 和表 18-8，请对其结果做出解释，下一步工作应怎样进行？

表 18-7　调查区居民新生儿畸形率（1983—1987）

调查区	新生儿数	畸形数	畸形率 /‰	p 值
污染区 A	1 461	21	14.37	$p > 0.05$
污染区 B	151	2	13.25	$p > 0.05$
对照区	208	1	4.81	

表 18-8　产母砷接触史与畸形儿发生率的关系

砷接触史	调查人数	畸形数	畸形率 /‰
有	92	2	21.74
无	1 520	21	13.83

（3）产妇及新生儿外周血淋巴细胞姊妹染色单体交换（sister chromatid exchange，SCE）微核测定结果见表 18-9，根据该结果，说明 SCE、微核在判断环境污染对人群的健康效应方面的意义。

表 18-9　调查区产妇及新生儿 SCE 及微核率

调查区	产妇		新生儿	
	SCE	微核率 /‰	SCE	微核率 /‰
污染区 A	9.47[*]	1.57	9.01[**]	1.46
污染区 B	8.93	1.77[**]	9.45[**]	1.49
对照区	7.23	1.45	5.27	1.32

注：* 与对照区比较，$p < 0.05$；** 与对照区比较 $p < 0.01$

（4）污染区慢性砷中毒患病情况的调查结果：研究者共调查了污染区无职业砷接触史居民 4 848 人，发现慢性砷中毒患者 440 例。临床特点多为起病缓、症状轻，患者主要症状为头晕（52.27%）、关节痛（17.68%）、腹胀（17.05%）和腹痛（15.91%）等。主要体征为皮肤病变，有皮肤角化过度（85.99%）、色素沉着斑（37.50%）、脱色斑（32.95%）和鼻黏膜充血（16.36%）等。污染区 A 和污染区 B 慢性砷中毒年龄调整患病率分别为 8.73% 和 10.74%。患者最小年龄 12 岁，污染区居住年限最短 10 年。

（三）暴露-效应关系（见表18-10）

计算两个污染区及对照区肿瘤年龄调整死亡率，相应结果为进一步研究提供了什么线索？

表 18-10　暴露-效应关系分析资料

污染区调查点	距污染源距离 /km	土壤中砷 / (μg/g)	砷摄入量 / [μg/ (d·标准人)]	发砷平均水平 / (μg/g)	慢性砷中毒年龄调整患病率 /%
a	1.75	503.8	526.9	7.76	17.35
b	1.25	960.2	672.3	9.09	13.81
c	1.75	822.7		12.80	13.67
d	1.25	72.1		5.00	3.68
e	2.50	591.6	359.5	5.74	4.62
f	4.40	104.4		4.08	5.01
g	2.50	146.4		3.56	9.56
h	3.50	115.7	285.3	3.00	2.55
i	3.25	79.7		2.17	4.02
j	5.50	32.9		2.75	10.20
k	4.75	123.0		4.00	6.17
l	8.00	178.6	392.6	4.50	4.40
m	0.75	221.4		13.40	12.00

【实验结果】

（1）根据表 18-10 资料，求出慢性砷中毒年龄调整患病率和距污染源距离之间关系的回归方程并进行分析，并找出污染源下风侧污染区边缘的参考值。

（2）求出土壤砷含量与居民慢性砷中毒年龄调整患病率关系的回归方程，并计算土壤总砷含量的参考值范围。

（3）分别求出砷摄入量、发砷平均水平与慢性砷中毒年龄调整患病率之间关系的回归方程，并分析结果。

（4）拟订一个关于环境砷污染对人群健康影响的流行病学调查研究提纲，同时指出本实习中所提供的材料还存在什么缺陷？

（5）通过本次实习，你对于环境污染对人群健康影响的流行病学调查有什么体会？

【注意事项】

（1）注意表中资料的正确分析方法；

（2）正确应用统计学、流行病学的原理和方法来分析环境暴露因素与人群健康效应之间的关系。

（柏　珺　韩知峡）

实习 19 全血胆碱酯酶活性的分光光度测定方法
——羟胺三氯化铁法（WS/T66—1996）

【实验目的】

掌握全血胆碱酯酶活性的测定方法——羟胺三氯化铁法。

【实验原理】

血液胆碱酯酶使乙酰胆碱分解为胆碱和乙酸。未被胆碱酯酶水解而剩余的乙酰胆碱与碱性羟胺反应，生成乙酰羟胺，然后乙酰羟胺与三氯化铁在酸性溶液中反应，形成红色羟肟酸铁络合物。颜色深度与剩余乙酰胆碱的量成正比。在波长 520 nm 比色定量，由水解的乙酰胆碱的量计算胆碱酯酶活性。

【实验器材】

(1) 分光光度计，10 mL 比色杯；

(2) 比色管，10 mL；

(3) 普通漏斗，40 mm；

(4) 恒温水浴箱，控温 ±0.5℃；

(5) 采血针头；

(6) 血色素吸管，有 20 μL 刻度。

【实验试剂】

本标准所用试剂均为分析纯试剂。

(1) 实验用水为蒸馏水或具同等纯度的去离子水；

(2) 盐酸密度为 1.19 g/mL；

(3) 盐酸溶液：浓盐酸 1 份加水 2 份混合，即 $V_{盐酸}:V_{水}=1:2$；

(4) 碱性羟胺溶液：临用前将 139 g/L 盐酸羟胺溶液和 140 g/L 氢氧化钠溶液等体积混合；

(5) 磷酸盐缓冲液（pH=7.20）：准确称取磷酸氢二钠（$Na_2HPO_4 \cdot 12H_2O$）8.36 g 和磷酸二氢钾（KH_2PO_4）1.36 g，用水溶解并稀释到 500 mL，保存在 4℃冰箱内；

(6) 三氯化铁溶液：称取 10 g 三氯化铁（$FeCl_3 \cdot 6H_2O$），加 0.84 mL 盐酸，然后加水 100 mL，储存在棕色瓶中；

(7) 乙酰胆碱应用液：精确地称取乙酰胆碱 1.0234 g，用磷酸盐缓冲液溶解并稀释到 100 mL，配制成浓度为 70 μmol/mL 的乙酰胆碱标准储备液；临用前，取乙酰胆碱标准储备液并用磷酸盐缓冲液稀释 10 倍，配制成浓度为 7 μmol/mL 乙酰胆碱标准应用液。

【采样、运输和保存】

(1) 用血色素吸管，取耳垂血 20 μL，注入比色管中（事先加入 0.98 mL 磷酸盐缓冲液），立即进行测定。

(2) 如不能立即测定，可取静脉血 0.5 mL，注入玻璃管中（含肝素或草酸钾抗凝剂），混匀。于保温瓶中加冰运送，置于 4℃冰箱中，可保存一周。

【实验步骤】

样本测定按表 19-1 进行。

表 19-1　全血胆碱酯酶测定操作步骤

试剂	样品管	对照管	标准管	空白管
磷酸盐缓冲液 /mL	0.98	0.98	1.0	1.0
血液标本 /mL	0.02	0.02	—	—
置 37℃ 水浴中预热 5 min				
乙酰胆碱应用液 /mL	1.0	—	1.0	—
水 /mL	—	1.0	—	1.0

　　各管均置于 37℃ 水浴反应 30 min，准时取出，各管加入 4.0 mL 碱性羟胺溶液，充分振摇，继续加入 2.0 mL 盐酸（3）溶液，充分振摇 2 min，再加入 2.0 mL 三氯化铁溶液，充分振摇，用滤纸过滤后，以空白管为参比，在波长 520 nm 处测吸光度。

【实验结果】

1. 公式计算法

（1）按式（19-1）计算酶活性的绝对值：

$$X_S = \frac{C+B-A}{C} \times 7 \tag{19-1}$$

式中：

　　X_s——被测血样中酶活性的绝对值（μmol）（0.02 mL 血样在 37℃ 下反应 30 min）；

　　A——以空白管为参比的在波长 520 nm 处样品管的吸光度值；

　　B——以空白管为参比的在波长 520 nm 处对照管的吸光度值；

　　C——以空白管为参比的在波长 520 nm 处标准管的吸光度值。

（2）按式（19-2）计算酶活性的相对值：

$$Y = \frac{X_S}{X_C} \times 100, \quad X_C = 1.60 \mu mol \tag{19-2}$$

式中：

　　Y——酶活性的相对值（%）；

　　X_s——被测血样中酶活性的绝对值（μmol）（0.02 mL 血样在 37℃ 下反应 30 min）；

　　X_c——正常人血样中酶活性的绝对值（μmol）（0.02 mL 血样在 37℃ 下反应 30 min）。

2. 标准曲线法

（1）被水解乙酰胆碱的吸光度 $= C - (A-B)$。

（2）由被水解乙酰胆碱的吸光度查乙酰胆碱标准曲线，得到相应的被水解乙酰胆碱值（μmol）。此值是 0.02 mL 血液在 37℃ 条件下反应 30 min 后胆碱酯酶的活性绝对值。

（3）乙酰胆碱标准曲线的绘制　取 6 支试管，按表 19-2 配制乙酰胆碱标准色列。

表 19-2　乙酰胆碱标准曲线色列配制

试剂	管号					
	0	1	2	3	4	5
乙酰胆碱标准应用液 /mL	0	0.2	0.4	0.6	0.8	1.0
磷酸盐缓冲液 /mL	2	1.8	1.6	1.4	1.2	1.0
乙酰胆碱含量 /μmol	0	1.4	2.8	4.2	5.6	7.0

摇匀，各管加碱性羟胺 4 mL，立即振摇 3 min，加盐酸（3）溶液 2 mL。振摇 2 min。加 100 g/L 三氯化铁溶液 2 mL，摇匀过滤。以零管为空白管调零，在波长 520 nm 处分别测 1～5 管的吸光度值，按乙酰胆碱含量与吸光度的相对关系绘制标准曲线。

【注意事项】

（1）本法检测限为 2.4 μmol/L，线性范围为 2.4～1 000.0 μmol/L。

（2）使用的玻璃器皿洗净后，在硝酸（$V_{硝酸}:V_水=1:3$）中浸泡 24 h，用水冲洗干净后，再用蒸馏水洗 3 次，干燥后备用。

（3）取血时不应过度挤压耳垂，如果采血时过度挤压耳垂，采得的血液中血清和组织液所占比例过多，会使结果偏低。

（4）加碱性羟胺和盐酸（$V_{碱性羟胺}:V_{盐酸}=1:2$）时，必须严格掌握振摇时间，使其充分反应，否则会影响结果。

（5）加三氯化铁显色后，棕红色铁络合物易褪色，必须在 20 min 内比色完毕。若大批样品分析时，可分批加入三氯化铁溶液，否则会有较大误差。

（6）滤液一定要澄清，如果出现混浊，会使吸光度升高，而胆碱酯酶活性偏低。

（7）氯化乙酰胆碱基质不太稳定，每次测定需做标准管。标准管读数在同一比色计上应保持恒定或仅有较小的变动。

（8）计算胆碱酯酶活性百分数时，应以本地区正常人全血胆碱酯酶活性为基准。

（汤 艳 汪春梅）

实习 20 尘肺案例分析

【案例】

患者陈某，男，28 岁，河北沧州人，长期在某煤矿打工。2010 年 2 月 8 日下井干活时，偶尔觉得自己干活有点力不从心，有点憋气，以为是劳累所致。第二天，突然感觉憋气严重，如被人捂住鼻子一样，同时胸痛如割，随即咳痰，只见痰成黑色。被同事送到医院急诊室抢救，X 片出现大小不等的类圆形和不规则形阴影，最后经职业卫生专家确诊为尘肺。

经调查发现，患者陈某在该煤矿主要从事采煤工作，每天接触大量的煤块，而防护用品仅为一个单层棉布口罩。该煤矿开展作业时未进行湿式作业，也从未组织工人进行职业体检。

相关部门检测发现，陈某所在作业场所空气粉尘浓度超标，粉尘中游离 SiO_2 含量为 30%。

【讨论题】

（1）职业卫生专家确诊陈某患尘肺的依据是什么？

（2）尘肺的诊断程序是什么？

（3）陈某患的是哪种尘肺，为什么？

（4）尘肺的病理基础是什么？

（5）像陈某这样的患者应该如何治疗？进行临床治疗后还应怎样处理？

（6）尘肺的并发症有哪些？应如何预防？

（7）预防此类疾病的发生应该采取什么措施？

（汤　艳）

实习 21　金属类中毒案例分析

在金属及其矿物的开采、冶炼、加工、锻造等过程中，金属及其化合物均可以以气溶胶的形式存在于空气中，主要通过呼吸道途径进入机体，引起中毒反应。作为医学生，应掌握此类中毒的接触途径、中毒作用机制、临床表现、诊断、治疗及预防措施。

【实验目的】

（1）掌握职业性金属类物质中毒的机制、诊断、治疗及处理原则；

（2）熟悉职业性金属类中毒案例的分析方法。

资料 1　患者熊某某，因近来感觉"腹痛，疲劳，记性不好"，于 2010 年 5 月到江西省职业病医院检查，检查结果显示：血铅浓度为 825.18 μg/L。

问题讨论 1

（1）如果您作为该院医师，接到此类患者，首先考虑哪些问题？

（2）为证实您的判断，还需要哪些资料？需要做哪些检查？

（3）根据目前的检查结果，可以做出什么诊断？为什么？

资料 2　该患者系江西省抚州市某能源公司员工，该公司现有员工 298 名，该公司主要生产电动车蓄电池，该公司 2009 年 3 月试运行。2010 年 3 月 28 日，该公司组织全体员工体检，结果显示 27 人血铅超标。该信息得到抚州市安全生产监督局证实。

问题讨论 2

（4）根据现有资料，能否诊断该患者为"职业性铅中毒"？为什么？

（5）现场职业卫生学调查的目的是什么？需要收集哪些资料？

资料 3　2010 年 5 月底，该厂部分员工被告知"铅超标""要去排铅"。这些员工分批次每天早上 8 时准时赶到抚州市中医院进行排铅治疗，9 时 30 分返回工厂继续工作。在接受排铅治疗过程中，部分患者明显感到身体吃不消，一位职工称："每次排完铅后，四肢乏力，想吃吃不下，腹部硬硬的"。

问题讨论 3

（6）铅中毒的机制是什么？特效解毒药是什么？具体如何治疗？

（7）为什么部分患者明显感到身体吃不消？为避免这种情况出现，治疗过程中应注意哪些问题？

（8）铅中毒患者在治疗时和治疗后如何处理？该公司对患者的处理是否恰当？为什么？

资料 4　目前被查出铅中毒的 27 名职工有一个共同点，他们都会直接接触铅尘。该公司电动车蓄电池组装和生产过程主要包括称片、包片、入槽、封盖、加酸、充电、包装等几大工序，其中包片、称片直接接触铅尘，入槽环节包含了焊接工序，不但接触铅尘，而且同时产生铅烟。这两大工序涉及员工 70 余人。公司每月为他们发 4～5 个口罩（301 防尘口罩），2 个防尘面具和 8 双手套。

该公司员工主要为周边乡镇的农民，由于实行全计件计酬，所以职工们每天早上6时30分就开工，除了用半小时吃饭，一直要干到下午16时30分下班，有时为了控制一些"拼命干活的职工"，厂里一般会强行关闭车间大门。

该公司3月28日组织员工体检，到7月，该公司职工仍没有看到自己的体检报告，排铅的患者当时接到的通知是："铅超标""要去排铅"。

6月11日，抚州市安全生产监督局牵头，与抚州市卫生局共同组织了一个调查小组，对此事进行了调查，发现华夏电源公司的安全设施主体建设与卫生设施建设并没有做到同时进行，也未能提供职业病危害评估数据。"该公司还有两点做得非常不好：一是不应该隐瞒职工的体检信息；二是没有按照规范进行培训（日常培训、岗前培训、车间培训）。"

问题讨论4

（9）该公司在此次事件上存在的主要问题有哪些？

（10）什么是建设项目"三同时"？该公司有没有做到？

（11）如何保障职业卫生与安全？做好职业卫生安全监管的关键在哪里？请谈谈您的看法（可结合新修订的《中华人民共和国职业病防治法》谈）。

（高晓燕　熊　伟）

实习22　窒息性气体中毒案例分析

窒息性气体系指吸入后能直接引起窒息的气体，按其作用机制可分为单纯窒息性气体和化学窒息性气体两种。窒息性气体种类繁多，在生产环境中广泛存在，有的无色无味，有的毒作用迅速，再加上缺乏有效管理以及劳动者缺乏防范意识，窒息性气体中毒事件时有发生，且后果往往很严重，应当引起高度重视。

【实验目的】

（1）掌握窒息性气体中毒的机制、诊断、急救及治疗；

（2）熟悉窒息性气体中毒事件的分析处理方法。

资料1　2010年3月26日上午，范某和卢某两人被指派到排污管道井下进行封堵墙的拆除工作。11时20分左右，范某、卢某从门卫处取了锤子和扁凿后准备下井作业。11时30分，门卫邵某见未佩戴防毒面具和安全带的范某先行爬入井内，接着卢某把工具放在井口也跟着下井。后邵某在井口呼喊范某，无人回应，遂朝周围搞绿化的员工喊"出事情了"。正在搞绿化的工人纷纷围过来，其中一人向有关部门报警。11时49分，救援车到达现场，经过一个小时左右的救援，两名作业工人先后从井下被抬出送往医院。后经医院确认死亡。

讨论1

（1）如果您是该医院医师，根据以上资料，您认为导致患者死亡的原因可能是什么？

（2）为证实您的想法，还需要进一步获取哪些资料？收集这些资料要如何开展工作？

资料2　事故现场调查资料及医院诊断结果显示：范某和卢某在未佩戴防毒面具和未采取其他有效的防护措施的情况下，进入排污管道井下进行施工作业，由于短时间内吸入大量的硫化氢导致中毒并溺水后死亡。

讨论 2

（3）职业条件下常见的可引起窒息的气体有哪些？其引起窒息的机制主要是什么？

（4）井下为何会有硫化氢？硫化氢中毒有哪些临床表现？

（5）硫化氢中毒如何治疗？如果您在救援第一线，如何才能为两人赢得更多生存机会？

资料 3 事件经过：2010 年 3 月，浙江某公司承建的舟山市某区南线污水总管工程已近尾声，但该项目 4 号泵站 30 号井底部封堵墙未拆除，整个项目尚未竣工验收。此时工程项目部已撤离，总监理工程师谢某（浙江某工程管理有限公司）离开舟山，实际监理员为晏某。发包单位（舟山市某区某局）派驻的工程师黄某由于工作原因调离原岗位，由副科长李某负责，李某派该工程科办事员徐某进行现场管理。

2010 年 3 月 26 日上午，徐某接到设备安装方电话通知，4 号泵站的井水已经抽干，具备条件进行封堵墙的拆除工作。随即徐某向李某汇报，并告知施工方劳务作业负责人张某已将井下污水抽干，可以进行封堵墙拆除工作。

当日中午，张某指派劳务作业人员范某和卢某两人到井下进行封堵墙的拆除工作。两人未佩戴防毒面具和安全带下井，随后发生此次事故。

讨论 3

（6）此次事故发生的直接原因和根本原因是什么？

（7）在此次事件中，各方各应承担什么样的责任？如果您是此次事故调查人员，您有什么样的处理意见？

（8）如何防范此类事故的再次发生？

资料 4 事故性质和原因：经事故调查组调查核实，认定某公司 3 月 26 日发生的职工伤亡事故是一起安全生产责任事故。造成事故的直接原因是张某在未制定井下封堵墙拆除专项施工方案，同时缺少必要的安全监护人的情况下，指派未受过合格有效安全教育培训并且未佩戴防毒面具和未采取其他有效的防护措施的员工范某和卢某两人进入污水井内施工作业，导致范某和卢某因吸入大量的硫化氢中毒并溺水后死亡。

事故责任认定和责任者处理建议：

1）张某在未制定井下封堵墙拆除专项施工方案，同时缺少必要的安全监护人情况下，指派未受过合格有效安全教育培训并且未佩戴防毒面具和未采取其他有效的防护措施的员工范某和卢某两人进入污水井内施工作业，导致范某和卢某因吸入大量的硫化氢中毒并溺水死亡。张某的行为违反了《安全生产违法行为行政处罚办法》的有关规定，对事故的发生负有直接责任，同时涉嫌违反《刑法》第一百三十四条及《刑法修正案（六）》第一条规定，构成重大事故责任罪，建议司法部门追究其刑事责任。

2）浙江某公司未对从业人员进行有效的安全生产教育培训，保证从业人员具备必要的安全生产知识；对井下封堵墙拆除施工未制定专项施工方案，未提出安全防护措施，未进行有效的技术交底，在拆除封堵墙作业过程中，未采取有效的安全措施进行防护，确保作业人员的安全。其行为违反了《中华人民共和国建筑法》和《建设工程安全生产管理条例》的有关规定，对事故的发生负有主要责任，建议建设行政主管部门对其违法行为予以行政处罚。

3）浙江某公司主要负责人任某未建立健全本单位安全生产责任制；未制定完整有效的安全生产规章制度和操作规程，对从业人员未正确佩戴劳动防护用品缺少有力的制度约束。其行为违反了《浙江省安全生产条例》的有关规定，对事故的发生负有领导责任，安全生产监管部门对其违法行为予以行政处罚。

4）浙江某公司某区南线污水总管工程（西段）项目经理叶某未能有效督促、检查本单位的安全生产工作，未按照有关规定对从业人员进行安全教育培训，对安全事故隐患未及时采取有效整改措施。其行为违反了《安全生产违法行为行政处罚办法》和《浙江省安全生产条例》的有关规定，对事故的发生负有主要责任，安全生产监管部门对其违法行为予以行政处罚。

5）浙江某工程管理有限公司晏某未有效督促恒昌公司认真做好井下封堵墙拆除施工的技术交底，同时对恒昌公司在项目未竣工验收合格情况下撤销项目部这一安全隐患未进行有效的监理。其行为违反了《安全生产违法行为行政处罚办法》的有关规定，对事故发生负有监理责任，安全生产监管部门对其违法行为予以行政处罚。

6）某区某局副科长李某等未有效履行建设工程施工合同所约定的职责，未有效实施工程安全的全面管理，对某公司未开展有效的安全教育培训，未制定井下封堵墙拆除施工专项方案，未提出安全防护措施，未有效进行技术交底，对安全隐患监督管理不到位，建议当地监察机关做出相应的处理。

讨论4

（9）请模拟一份简要的事故调查处理报告，内容包括事件简要的起因、经过、结果和事故责任认定、处理意见以及整改措施和建议等。

（高晓燕　熊　伟）

实习23　尿汞的冷原子吸收光谱测定方法
——碱性氯化亚锡还原法

尿汞含量可反映人体接触汞的情况，并可作为汞中毒诊断的一项指标。临床应用驱汞试验，可观察药物疗效和体内汞负荷量。用冷原子吸收法检测汞时，根据对样品前处理方法的不同，分为碱性氯化亚锡还原法和酸性氯化亚锡还原法。本实习侧重介绍碱性氯化亚锡还原法。

【实验目的】

掌握尿汞测定的方法和卫生学意义。

【实验原理】

尿中无机汞和有机汞在镉离子存在时，于强碱性（pH＝14）条件下，氯化亚锡可将尿汞还原成元素汞，用空气将汞蒸气送入测汞仪的检测管内，通过测量吸光度进行定量。

【实验仪器】

测汞仪；汞蒸气发生装置；具塞试管；聚乙烯尿样瓶；吸管；尿密度计。试验所用玻璃和塑料器皿均用硝酸（$V_{硝酸} : V_{水} = 1 : 1$）浸泡过夜，冲洗干净，晾干后备用。

【实验试剂】

（1）水为超纯水，试剂均为分析纯；

（2）盐酸，密度为 1.19 g/mL；

（3）硝酸，密度为 1.42 g/mL；

（4）500 g/L 的氢氧化钠溶液；

（5）磷酸三丁脂或辛醇（抗泡剂）；

（6）D, L- 半胱氨酸溶液，10 g/L：称取 D, L- 半胱氨酸 1 g，加水 5 mL，加盐酸 1 mL，溶解后加水至 100 mL；

（7）氯化亚锡-硫酸镉试剂

甲液：溶解 50 g 氯化亚锡（$SnCl_2 \cdot 2H_2O$）于 15 mL 浓盐酸中（加热助溶），加水至 50 mL，加入数粒锡粒，在 4℃ 冰箱中保存。

乙液：将 5 g 硫酸镉溶于 50 mL 水中。

临用前，将甲、乙两液等体积混合。

（8）0.5 g/L 重铬酸钾溶液的配制：溶解 0.5 g 重铬酸钾于 50 mL 硝酸中，用水稀释至 1 000 mL（汞保存液）；

（9）氯化汞标准溶液：称取 0.135 4 g 氯化汞，溶入重铬酸钾溶液，在容量瓶中稀释至 1 000 mL，1 mL 此溶液含有 100 μg Hg^{2+}。临用前，用重铬酸钾稀释成 1 mL 含 0.5 μg Hg^{2+} 的标准应用液；

（10）基体尿液：用非接触汞的两个正常人尿样（浓、稀）各一份混合，调相对密度至 1.015 左右；

（11）质控尿样：用标准尿样、加标的模拟尿、接触者混合尿或加标的正常人混合尿作为质控样。

【采集、运输和保存】

用聚乙烯塑料瓶收集一次尿样，尽快测定密度后，加入氢氧化钠，使尿样浓度达到 40 g/L。在 4℃ 下可保存两周。尿样在分析前要彻底摇匀。

【实验步骤】

1. 仪器操作条件

检查测汞仪与汞蒸气发生瓶衔接部位是否漏气，按说明书要求调好测汞仪。

2. 样品处理

吸取 5.0 mL 尿样，加入 10 mL 具塞试管中，加入 5 mL 水、2 mL 氢氧化钠溶液（4）、0.5 mL D, L- 半胱氨酸溶液，混匀。

3. 标准曲线的制作

取 10 mL 具塞试管 7 支，按表 23-1 配制标准管系列。

表 23-1　标准管的配制

试剂	管号						
	0	1	2	3	4	5	6
标准应用液 /mL	0.00	0.00	0.10	0.20	0.30	0.40	0.50
基体尿液 /mL	0.00	10.00	9.90	9.80	9.70	9.60	9.50
水 /mL	10.00	0.00	0.00	0.00	0.00	0.00	0.00
氢氧化钠溶液 /mL	2.00	2.00	2.00	2.00	2.00	2.00	2.00
D, L- 半胱氨酸溶液 /mL	0.50	0.50	0.50	0.50	0.50	0.50	0.50
汞含量 /μg	0.00	0.00	0.05	0.10	0.15	0.20	0.25

（1）将各标准管溶液按顺序分别倒入汞蒸气发生瓶中，加辛醇一滴，加氯化亚锡 - 硫酸镉试剂 1 mL，立即盖紧瓶盖，接通气路，读取最大读数值。取下蒸发瓶管芯，以空气清洗气路，待读数回零后再测定下一个样品。

（2）用 2～6 号标准管读数值减去 1 号空白管读数值，再与各管对应汞含量绘制标准曲线。

4．样品测定

（1）用聚乙烯塑料瓶采集尿样，加入氢氧化钠，每升尿样加入量为 40 g，4℃下可保存两周。

（2）取尿样 5 mL，加入氢氧化钠溶液 2 mL、D, L- 半胱氨酸溶液 0.5 mL，然后按标准管配制（1）操作，所得读数值减去零号管读数值，在标准曲线上查得汞含量。在测定前后和每测定 10 个尿样后测 1 个质控尿样。

【实验计算】

$$\rho_{Hg} = \frac{m \times 1000}{V} \times 0.005 \times K$$

式中：ρ_{Hg}——尿样中汞浓度（μg/L）；m——从标准曲线上查得尿样中汞含量（μg）；V——分析时所取尿样体积（mL）；0.005——换算系数，1 g 汞相当微摩尔数。K——尿相对密度校正系数

$$K = \frac{1.020 - 1.000}{尿相对密度实测值 - 1.000}$$

【注意事项】

（1）本方法测得为尿中总汞含量，不能区分无机汞和有机汞。

（2）尿中常含大量有机物，在强碱条件下与反应时形成的氢氧化物产生沉淀，影响汞元素的蒸发。为了减少这种影响，必须使用基体尿液。

（3）接触汞的作业者采尿样时须脱离工作现场，换下工作服，洗净手，以防污染样品。

（4）本法的最低检测浓度为 0.5 μg/L，检测范围为 0～0.25 μg，精密度：CV 为 3.37%～6.12%。准确度：尿样加标的回收率为 80.0%～111.3%。

（高晓燕）

实习 24　营养缺乏所致疾病的案例讨论

【实验目的】

掌握营养素缺乏所致疾病的人群特点；熟悉营养有关疾病的流行病学调查方法。

【实验内容】

案例 1

1980 年入夏以来，某省某农场陆续出现阴囊皮炎患者，7、8 月发病者骤增，保健室医师采用维生素 B$_2$ 治疗效果不明显，要求上级医院采取针对性措施以控制病情。

讨论 1：阴囊皮炎的最常见的原因有哪些？为什么采用维生素 B$_2$ 治疗效果不明显？

讨论 2：维生素 B$_2$ 缺乏可出现哪些临床症状？如何确诊是维生素 B$_2$ 缺乏？不同人群对维生素 B$_2$ 的需要量为多少？

农场预防医学专业人员深入现场进行流行病学实地调查，发现该队共有农民 423 名，其中患有阴囊皮炎者 243 例，发病率为 57.45%，分布于两个生产中队 18 个小组中，一队和二队的发病率分别为 53.49% 及 60.07%。

讨论 3：在一群体中，阴囊皮炎罹患率高达 57.45%，这意味着什么？两个生产队的发病率在统计学上有无显著差别，说明什么问题？

该队 1979 年就有阴囊皮炎患者 17 例，但未引起注意，至 1980 年仍未好转。从 1980 年 3 月开始发现新病例后，发病人数逐渐上升，8 月达高峰，然后明显下降，9 月仅 4 例，共新发 226 例，前后累计发病人数为 243 例。不同年龄、职业发病率无显著差别。

讨论 4：阴囊皮炎的发生有无季节差别？为什么 8 月是发病高峰？

243 例阴囊皮炎患者中，同时患有口角炎和（或）舌炎并发症者 125 例，占 51.44%；调查 121 例阴囊皮炎皮损程度，损伤面积在 1/3 以下者（25 例）占 21%；损伤面积在 1/3～2/3 以内者（66 例）占 54%；损伤面积在 2/3 以上者（30 例）占 25%，一般病程为 10～160 天。

讨论 5：如何确诊阴囊皮炎是维生素 B_2 缺乏引起的？

从以上临床资料可知，患者除患有阴囊皮炎外，同时还患有口角炎、舌炎等并发症。为此，深入现场开展病因学调查与实验研究。

（1）真菌检查：随机抽查 18 例典型症状患者的阴囊鳞屑，做了真菌镜检，结果 1 例检出真菌菌丝，因限于条件未能做细菌学培养鉴定。

（2）4 h 尿中维生素 B_2 负荷试验比较：30 例服用维生素 B_2 试治一周后，与年龄相同的 30 例健康者，分别做了 4 h 尿中维生素 B_2 负荷试验比较，结果见表 24-1。

表 24-1　4 h 尿中维生素 B_2 负荷试验结果

组别	受试例数	维生素 B_2/µg
实验组	30	20.58 ± 1.49
对照组	30	16.32 ± 1.07

（3）为进一步证实患者因服用维生素 B_2 一周而致维生素 B_2 负荷试验排出量比健康者为高。又抽取 10 例患过阴囊皮炎者与 10 例未患过阴囊皮炎的健康者，每天分别给服维生素 B_2 1.5 mg，连续 5 周，均在医务人员观察下口服，并做了维生素 B_2 治疗前后的自身比较，结果见表 24-2。

表 24-2　给药前后的 4 h 尿中维生素 B_2 排出量

组别	给药前尿维生素 B_2/µg	给药后尿维生素 B_2/µg
患病组	22.46 ± 2.82	320.50 ± 147.50
健康组	40.06 ± 4.72	181.50 ± 26.50

（4）药物试验：一队 89 例现症患者，服用维生素 B_2 10 mg 加复合维生素 B 片 10 mg，每日 2 次，试治 1 周后复查，治愈率为 95.5%（85/89）。又将一队 13 例经治疗的患者（其中 9 例已愈、4 例未愈），与二队未经治疗的 9 例患者，分别做了 4 h 尿中维生素 B_2 负荷试验，结果见表 24-3。

表 24-3 患者经药物试治 1 周后尿中维生素 B₂ 负荷试验结果

组别	受检例数	维生素 B₂/μg
试治已愈	9	227.12±18.65
试治未愈	4	120.06±7.02
未治未愈	9	19.50±2.91

（5）膳食营养调查：423 例农民 6～11 月从膳食中摄入的各种水溶性维生素与阴囊皮炎发病的关系见表 24-4。

表 24-4 膳食中供给的各种维生素与各月份阴囊皮炎发病的关系

月份	维生素 /mg				发病例数
	B₁	B₂	C	PP	
6	1.72	0.76	111.87	17.35	17
7	1.53	0.64	114.85	15.85	34
8	1.50	0.55	72.97	16.90	79
9	1.70	0.60	167.37	20.77	58
10	1.30	0.68	210.61	16.96	4
11	1.88	1.00	517.93	22.20	0

讨论 6：实验研究证实，阴囊皮炎主要系维生素 B₂ 缺乏所致，引起维生素 B₂ 缺乏的主要原因是什么？应采取哪些措施才能防止类似事件的发生？

案例 2

2002 年 6 月 5 日上午，某市疾病预防控制中心接到辖区内某县疾病预防控制中心的报告：该县爆竹厂一名 21 岁男民工 5 月 19 日因心悸、气促、乏力、下肢浮肿、疼痛、行走困难等症状由厂方送到某县人民医院，县人民医院当时的诊断为毒物中毒（怀疑砷中毒）、中毒性心肌炎、心力衰竭、中毒性休克、呼吸衰竭，因治疗无效于 6 月 3 日死亡。6 月 5 日，该厂又有 3 名女民工因上述症状由厂方送到县医院就诊，医师询问得知该厂 120 名民工中还有类似患者 20 多名，附近有一私营锡砂选矿厂。医院怀疑该厂暴发"急性中毒（砷中毒）"，将 3 名女工患者送至该市医院救治，并将相关情况报告市疾病预防控制中心。市医院以"急性中毒原因待查"收治，考虑为一起急性中毒暴发事件，市疾病预防控制中心立即组织有关人员赶赴现场。

市疾病预防控制中心的人员赶赴现场后，对该厂周围环境、工厂生产流程及可能接触的有害物质进行调查，详细询问全厂民工，筛查出所有类似病例。该厂距县城 1.5 公里，建厂已两年。全厂有民工 120 人，均是 2002 年 2 月从贵州与广西招来的年龄为 17～24 岁的瑶族与土家族民工。其中男 32 名，女 88 名，从事烟花爆竹生产，生产原料为氯酸钾、铝粉。民工集体居住在两排平房内，每间寝室住 8～10 人，住房通风采光较好。距宿舍 100 米处有一个私营锡砂选矿厂。所有民工与当地人均饮用同一井水，当地居民无类似病例发生。

对膳食情况进行调查，结果如下：全体民工在同一食堂用餐，伙食标准较低，每人每天伙食费用仅 2 元钱，主食为市售精制大米，蛋白质供给量严重不足，叶类蔬菜供应极少，以腌菜、干菜及冬瓜等为主。在调查中还发现餐饮人员在做饭过程中反复用手将大米淘洗三次，然后用水煮熟去米汤后再蒸，即捞米饭。

对 26 名类似病例进行分析：首发病例发病时间是 5 月 19 日，距进厂 3 个半月，发病平均年龄为 20.5 岁，不同性别、民族的发病率均无统计学差异。

讨论 7：根据以上初步调查结果，能否提出一些符合疾病暴发原因的假设？

讨论 8：为明确诊断还应进行哪些调查或实验？如何验证所提出的病因假设？

市疾病预防与控制中心的人员采集民工所饮井水进行卫生学检测，井水各项指标均符合国家饮用水卫生标准。取所有民工及部分当地居民发样、血液及尿样进行砷、铝等项目测定，所有出现症状民工的检测标本均无砷、铅中毒指标。当地居民的样本测定结果均正常。

讨论 9：根据以上初步调查结果，如何确诊是由维生素 B_1 缺乏引起的疾病？

根据维生素 B_1 缺乏病诊断标准，120 名民工中，维生素 B_1 缺乏症 26 例，其中干型 4 例，湿型 11 例，暴发型 3 例，混合型 8 例。26 例的临床表现见表 24-5。

表 24-5   26 例患者的临床表现分析

表现	疲倦乏力	下肢酸痛	下肢水肿	腓肠肌压痛	行走困难	蹲踞试验阳性	腱反射减弱	心电图改变
例数 / 人	20	14	22	14	6	6	8	7
所占比例 /%	76.9	53.8	84.6	53.8	23.1	23.1	30.8	26.9

采集患者清晨空腹尿标本 6 份，测定其维生素 B_1 和肌酐含量，计算维生素 B_1（μg）与肌酐（g）的比值，3 份标本属于维生素 B_1 缺乏（维生素 B_1（μg）与肌酐（g）的比值<27），另 3 份标本属于维生素 B_1 不足（维生素 B_1（μg）与肌酐（g）的比值为 42.4～59.6）。

对患者立即给予大剂量维生素 B_1 治疗，每天口服 3 次，每次 13 mg，最初 7 天每人每日另加肌内注射 100 mg，其余民工每人每日 3 次，每次口服 5 mg，同时每人每日给予多种维生素片口服，嘱咐老板改善伙食，每人每天瘦肉 100 g，鸡蛋 1 个，蔬菜 400 g，改吃蒸饭，大米不再用手反复搓洗。一周后，患者全部治愈。

讨论 10：此次事件是否可明确为一起典型的维生素 B_1 缺乏病的暴发流行？有何依据？你认为处理是否恰当？如何从中汲取教训，防止类似事件发生？

（杨　艳　且亚玲　马　玲）

实习 25　膳食调查及营养素计算与评价

【实验目的】

掌握膳食调查的实际应用、营养素计算、结果分析评价及饮食指导。

【实验材料】

（1）计算器；

（2）食物成分表。

【实验方法】

常用膳食调查有四种方法，即询问法、称重法、查账法和化学分析法。每一种方法有其各自的优缺点：①询问法：通过询问，了解被调查者在一段时间内各种主副食品的摄入情况，最常用的方法是"24 h膳食回顾法"。优点：方法简便、易行；缺点：资料比较粗糙。②称重法：在调查期间称量每日每餐所吃的各种主副食的生重、熟重，得到各种食物的生熟重比，并由此计算出每人每天摄入的各种食物的进食量，调查结果记录在食物消耗记录表内。优点：方法细致准确；缺点：耗费时间和人力较多。③记账法：对建有伙食账目的集体食堂，可查阅过去一段时间内食物的消耗总量，并根据这一时间内进餐的人数粗略计算每人每日各种食品的摄取量。优点：简便，经济快速；缺点：数据不够精确。④化学分析法：对调查对象一日所摄入的所有食物进行实验室分析检测，得到膳食中所有营养素含量。优点：调查结果准确度高；缺点：方法烦琐，时间较长，对实验室设备和人员素质要求较高。

本次实验以询问法为例进行操作，具体步骤如下：

（1）同学两人一组，互相询问最近一日（24 h）内摄取的所有食物估量，记录在每人每日食物营养素摄入量计算表的食物名称和摄入量两栏内（见表25-1）。

表 25-1　每人每日营养素摄入量计算表

餐次	食物名称	摄入量/g	能量/kJ	蛋白质/g	脂类/g	糖类/g	钙/mg	铁/mg	磷/mg	维生素A/μgRAE	维生素B₁/mg	维生素B₂/mg	维生素PP/mg	维生素C/mg
早														
	小计													
中														
	小计													
晚														
	小计													
合计														
参考摄入量														
实际摄入量占参考摄入量的百分比/%														

举例：将给定的食谱整理填入每人每日食物营养素摄入量计算表内进行计算。

早餐：鲜牛奶一杯（约150 mL），馒头一个（面粉约100 g）。

中餐：大米饭（大米200 g），猪肉炒芹菜（瘦猪肉50 g，芹菜250 g，酱油10 g，植物油

6 g，盐 2 g），苹果一个（约 100 g）。

晚餐：大米饭（大米 200 g），菠菜豆腐汤（菠菜 50 g，豆腐 50 g，虾皮 5 g，植物油 3 g，盐 2 g），鱼片（草鱼 150 g，葱 5 g，淀粉 3 g，糖 2 g，酱油 3 g，醋 3 g，姜末 1 g）。

（2）查食物成分表，计算每人每日能量及各种营养素摄入量。

（3）查营养素参考摄入量，计算摄入量占参考摄入量的百分比。

（4）计算三大营养素供能百分比（见表 25-2），计算一日三餐能量分配百分比（见表 25-3），计算优质蛋白质来源百分比（见表 25-4）。

表 25-2　三大营养素供能百分比

类别	摄取量 /g	供能 /kJ	供能比 /%
蛋白质			
脂类			
糖类			
合计			

表 25-3　一日三餐能量分配百分比

餐次	能量 /kJ	供能比 /%
早餐		
午餐		
晚餐		

表 25-4　优质蛋白质来源百分比

类别	摄取量 /g	构成比 /%
优质蛋白质		
其他		
合计		

（5）对计算结果进行评价。《中国居民膳食营养素参考摄入量（2013）》脂类和糖类的宏量营养素可接受范围（acceptable macronutrient distribution ranges，AMDR），能量和其他各种营养素的推荐摄入量（recommended nutrient intake，RNI）或适宜摄入量（adequate intakes，AI）是衡量膳食质量的主要依据。①能量及各种营养素占参考摄入量的百分比（表 25-1）：一般认为能量的摄入量应占参考摄入量的 90% 以上，正常范围为 90%～110%；各种营养素的摄入量应占参考摄入量的 80% 以上，低于参考摄入量的 80% 为供给不足，低于 60%，则认为是严重缺乏，会对身体造成严重影响。摄入超过参考摄入量 100% 的营养素，膳食营养素参考摄入量（dietary reference intakes，DRIs）有可耐受最高摄入量（tolerable upper intake level，UL）值的营养素摄入量应限制在其 UL 值以下。②三大营养素供能百分比（表 25-2）：蛋白质：10%～15%（儿童、青少年 12%～14%）；脂类：20%～30%；糖类：50%～65%。③三餐的能量分配百分比（表 25-3）：分别应为早餐 25%～30%，中餐 30%～40%，晚餐 30%～40%。④优质蛋白质百分比（表 25-4）：建议优质蛋白质［动物类及大豆类制品（包括豆腐、豆浆等）］供给量应占到蛋白质

供给总量的 33%（1/3）以上，如果总量不足，则优质蛋白质所占的比例应更高。⑤建议：指出膳食供给存在的问题，并提出具体改进措施。

【实验结果】

将计算结果填入表 25-1、表 25-2、表 25-3 和表 25-4，并根据 4 个表的结果，结合居民膳食参考摄入量进行比较和评价，给出建议。

（杨　艳　马　玲）

实习 26　食 谱 编 制

将每日各餐主、副食的种类、数量、烹调方法、用餐时间排列成表，称为食谱。食谱有一日食谱和一周食谱之分。食谱编制是社会营养的重要工作内容：对正常人来说，它是保证其合理营养的具体措施；对营养性疾病患者来说，它是一种基本的治疗措施。食谱也是餐饮人员配餐的依据，可提高其工作效率，保证其工作质量。食谱编制是将《中国居民膳食指南（2016）》《中国居民膳食营养素参考摄入量（2013）》具体落实到用膳者的日常饮食中，使其摄入足够的能量和各种营养素，以达到合理营养、促进健康的目的。

根据人体对各种营养素的需要，结合当地食物的种类、生产情况、经济条件和个人饮食习惯，合理选择各类食物，可提高人民的生活质量，用有限的经济开支取得最佳的营养效果。

【实验目的】

掌握食谱编制的目的、原理和方法。

【实验材料】

（1）计算器；

（2）食物成分表；

（3）《中国居民膳食营养素参考摄入量（2013）》。

【实验方法】

通常有两种食谱编制方法，即营养成分计算法和食品交换份法。目前已有一些食谱编制软件可以使用。从 20 世纪 50 年代开始，美国将食品交换份法用于糖尿病患者的营养治疗。目前该方法已被很多国家广泛采用，但设计内容有所不同。除糖尿病外，食品交换份法也适用于其他疾病患者的营养治疗以及健康人的食谱编制。它的优点是简单、实用，并可根据等能量的原则，在蛋白质、脂类、糖类含量相近的情况下进行食品交换，可避免摄入食物太固定化，并可增加饮食和生活乐趣。

1. 食品交换份法

将常用食品分为四个组共九类（见表 26-1）。每类食品交换份的食品所含的能量相似（一般定为 377 kJ），每个交换份的同类食品中蛋白质、脂类、糖类等营养素含量相似。因此，在制定食谱时同类的各种食品可以相互交换（见表 26-2 至表 26-8）。

2. 食品交换份法编制食谱举例

某 25 岁男性的食谱编制过程：

1）调查了解基本情况：某人，男性，25 岁，身高 175 cm，体重 70 kg，从事中等强度体力活动。

74

表 26-1　各类食品交换份的营养价值

组别	类别	每份质量 /g	热能 /kJ	蛋白质 /g	脂类 /g	糖类 /g	主要营养素
谷薯组	谷薯类	25	377	2.0	—	20.0	糖类、膳食纤维
蔬果组	蔬菜类	500	377	5.0	—	17.0	无机盐、维生素、膳食纤维
	水果类	200	377	1.0		21.0	
肉蛋组	大豆类	25	377	10.0	3.0	6.0	蛋白质
	奶类	160	377	5.0	5.0	6.0	
	肉蛋类	50	377	9.0	6.0	—	
供热组	硬果类	15	377	4.0	7.0	2.0	脂类
	油脂类	10	377		10.0		
	纯糖类	20	377			20.0	糖类

表 26-2　等值谷薯类食品交换表

分类	每份质量 /g	食品
糕点	20	饼干、蛋糕、江米条、麻花、桃酥等
米	25	大米、小米、糯米、薏米、米粉（干）
面	25	面粉、干挂面、龙须面、通心粉、油条、油饼
杂粮	25	高粱、玉米、燕麦、荞麦、莜麦
杂豆	25	绿豆、红豆、干豇豆、干豌豆、干蚕豆、芸豆
面食	35	馒头、面包、花卷、窝头、烧饼、烙饼、切面
鲜品	100	马铃薯、红薯、白薯、鲜玉米
	200	鲜玉米（中等个带棒心）
其他熟食	75	燕米饭、煮熟的面条

表 26-3　等值蔬菜类食品交换表

分类	每份质量 /g	食品
叶茎类	500	大（小）白菜、圆白菜、菠菜、韭菜、茼蒿、芹菜、生菜、莴笋（叶）、苋菜、豆瓣菜、冬寒菜、软浆叶、瓢儿白、蕹菜
苔、花类	500	油菜（苔）、花菜（白、绿色）、绿豆芽
瓜、茄类	500	西葫芦、西红柿、冬瓜、苦瓜、黄瓜、丝瓜、青椒、南瓜、茄子
菌藻类	500	鲜蘑菇、湿海带、水发木耳
根茎类	500	白萝卜、茭白、竹笋、子姜
鲜豆类	300	豇豆、豆角、四季豆、豌豆苗
	75	毛豆、豌豆、蚕豆（均为食部）
其他	200	胡萝卜
	150	藕
	100	芋头、蘑菇

表 26-4 等值水果类食品交换表

每份质量 /g	食品
500	西瓜、芒果、梨
250	橙、柑、橘、柚、李子、苹果、桃、枇杷、葡萄、猕猴桃、草莓、菠萝、杏、柿子
150	香蕉、山楂、荔枝
100	鲜枣

表 26-5 等值大豆类食品交换表

每份质量 /g	食品
20	腐竹
25	大豆（粉）
50	豆腐丝、豆腐干、油豆腐
100	豆腐
150	嫩豆腐
250	豆浆（黄豆：水＝1：8）

表 26-6 等值奶类食品交换表

每份质量 /g	食品
20	全脂奶粉、低脂奶粉
25	脱脂奶粉、奶酪
160	牛奶、羊奶、酸奶

表 26-7 等值肉蛋类食品交换表

分类	每份质量 /g	食品
畜肉类	20	香肠、熟火腿、熟腊肉、卤猪杂
	25	肥、瘦猪肉
	35	火腿肠、小红肠、叉烧肉、午餐肉、熟酱牛肉、大肉肠
	50	瘦猪肉、瘦牛肉、瘦羊肉、带骨排骨
	100	兔肉
禽肉类	100	鸡肉
	50	鹅肉、鸭肉
蛋类	60	鸡蛋、鸭蛋、松花蛋、鹌鹑蛋（6 个带壳）
鱼虾类	150	草鱼、带鱼、鲫鱼、鲢鱼、基围虾、鳝鱼、泥鳅、大黄鱼、对虾、河虾、蟹、水浸鱿鱼、鲜贝
	350	水浸海参

表 26-8 等值供热类食品交换表

每份质量 /g	食品
10	各种植物油和动物油
15	核桃仁、花生仁（干、炒，30 粒）、南瓜子、葵花子、西瓜子、松子、杏仁、黑芝麻、芝麻酱
20	白糖、红糖

2）计算体重指数（body mass index，BMI）值

BMI＝70 kg/(1.75 m)^2＝22.8 kg/m^2，在中国成人体重指数正常范围（18.5～23.9 kg/m^2）内。

3）查找其能量需要量

从《中国居民膳食营养素参考摄入量（2013)》中找出25岁从事中等强度体力活动的男性每日能量需要量为10.88 MJ（10 880 kJ）。

4）确定和计算糖类、蛋白质、脂类供给量

三大产能营养素蛋白质、脂类、糖类的供能比分别为15%、25%、60%，其能量系数依次为16.74、37.56、16.81 kJ/g，则

$$蛋白质＝10\,880\ kJ×15\%÷16.74\ kJ/g≈97.5（g）$$
$$脂类＝10\,880\ kJ×25\%÷37.56\ kJ/g≈72.4（g）$$
$$糖类＝10\,880\ kJ×60\%÷16.81\ kJ/g≈388.3（g）$$

5）食物交换份的计算和安排

（1）先设定必需的常用食物的用量，如牛奶250 g，鸡蛋60 g，蔬菜500 g，水果200 g，大豆25 g等。

（2）计算谷薯类用量。用每天应摄入的糖类总量（390 g）减去以上常用食物中糖类的量，得谷薯类糖类用量，除以相当于1个交换份的该类食物所含糖类量（20 g），得谷薯类用量为17个食品交换份，再乘以相当于1个交换份的该类食品所含蛋白质量（2 g），得谷薯类提供蛋白质的量。以此类推，先后计算出肉类与油脂类的用量及交换份数量。具体编制步骤请参见表26-9。

表 26-9　食品交换份计算表（粗略）

食物	交换份	每份质量/g	蛋白质/g	脂类/g	糖类/g
牛奶	1.5	1.5×160＝240	1.5×5	1.5×5	1.5×6
蔬菜	1	1×500＝500	1×5		1×17
水果	1	1×200＝200	1×1		1×21
大豆	1	1×25＝25	1×10	1×3	1×6
鸡蛋	1	1×60＝60	1×9	1×6	
谷薯类	a	17×25＝425	17×2		A
瘦猪肉类	b	3.5×50＝175	B	3.5×6	
食油	c	3×10＝28.9		C	
合计	29	1 517.5	97.5	72.2	390

注：1. A＝390 g－（9＋17＋21＋6）g＝337 g，B＝97.5 g－（7.5＋5＋1＋10＋9＋34）g＝31 g，C＝72.2 g－（7.5＋3＋6＋21）g＝34.7 g；A、B、C是从营养素摄入总量减去表中上面食物该营养素得到，计算顺序是糖类、蛋白质、脂类；2. a＝337 g÷20 g＝17，b＝31 g÷9 g＝3.5，c＝34.7 g÷10 g＝3.47，结合《中国居民膳食指南（2016）》，建议食用油每日用量为25～30 g，实际计算结果取3为宜。从表26-1可查到，一份谷薯类食物含糖类20 g，瘦猪肉含蛋白质9 g，食用油含脂类10 g。

6）以表26-9计算出来的主、副食用量为基础，粗配食谱，见表26-10。

一般正常人的一日三餐能量的适宜分配比例为：早餐30%，午餐40%，晚餐30%。

表 26-10   25 岁男性粗配食谱

餐次	食物名称	食材名称	食物质量 /g	食物份数 / 份
早餐	牛奶		250	1.5
	面包		175	5.0
	煮鸡蛋		60	1.0
	炒圆白菜	圆白菜	100	0.2
		食用油	6	0.6
午餐	米饭	大米	150	6.0
	韭菜炒豆腐干	韭菜	200	0.4
		豆腐干	50	1.0
		食用油	8	0.8
	清蒸鱼汤	鲫鱼	300	2.0
		食用油	4	0.4
	苹果		100	0.5
晚餐	红薯蒸米饭	大米	100	4.0
		红薯	200	2.0
	黄瓜炒肉片	黄瓜	200	0.4
		瘦猪肉	50	1.0
		食用油	12	1.2
	白灼对虾	对虾	40	0.5
	橙子		100	0.5

【实验结果】

将自己编制的结果填入食谱粗配表，即表 26-10。根据粗配食谱中选用食物的用量，计算该食谱的营养成分，并与食用者的营养素参考摄入量进行比较，如果不为参考摄入量的 80%～100%，则应进行调整，直至符合要求。一日食谱确定以后，可根据食用者饮食习惯、市场供应情况等因素在同一类食物中更换种类和烹调方法，编排成一周食谱。

【注意事项】

食谱编制需要满足平衡膳食及合理营养的要求。在编制过程中需注意：

1. 满足每日膳食营养素及能量的供给量

根据用膳者的年龄、生理特点、劳动强度，选择并计算各种食物用量，使一周内平均每日能量及营养素摄入量能达到营养素参考摄入量标准。

2. 各营养素之间比例适当

除了全面达到能量和各种营养素的需要量外，还要考虑各营养素之间的合适比例。例如孕妇，其供能营养素中蛋白质应占膳食总能量的 14%～15%（其中优质蛋白质占 1/3 以上），脂类占 20%～30%，糖类占 55%～65%。在铁的食物来源中，血红素铁应占 25% 以上，如低于 10%，则铁的食物来源质量较差。还要把全天的食物合理分配到各餐次中。

3. 食物多样

中国居民平衡膳食宝塔共分 5 层，膳食宝塔各层中具体食物种类为：第一层为谷薯类食物，第二层为蔬菜水果类，第三层为鱼、禽、肉、蛋等动物性食物，第四层为乳类、豆类和坚果，第五层为烹调油和盐。宝塔各层面积大小不同，体现了五类食物推荐量的多少。每天应从每一类食物中选用1～3种适量食物，组成平衡膳食。建议平均每天摄入12种以上食物，每周25种以上。对同一类食物可更换品种和烹调方法。尽量做到主食有米、面、杂粮，副食有荤、素菜，注意菜肴的色、香、味、形。

4. 食品安全无害

食物要新鲜卫生，符合国家卫生标准；注意防止食物再污染。

5. 减少营养素的损失

选择合适的食物烹调方法，尽量减少营养素的损失。

6. 其他因素

考虑用膳者饮食习惯、进餐环境、用膳目的和经济能力，结合当时气候情况、食物供应情况、食堂的设备条件和厨师的烹调技术等因素，编制切实可行的食谱。

7. 及时更换调整食谱

每1～2周应更换一次食谱。食谱执行一段时间后需对其效果进行评价，不断调整食谱。

（杨　艳　刘青青　潘池梅）

实习 27　食物中毒案例讨论

【实验目的】

掌握食物中毒的概念、食物中毒的诊断标准；熟悉各类食物中毒潜伏期和临床表现；了解食物中毒调查处理工作的内容和方法。

【实验内容】

1. 食物中毒发生情况

某市食品卫生监督检验所于2016年8月5日晚8时接到某医院值班医师王某关于发生疑似食物中毒事件的电话报告。报告称：该医院收进了30余名疑似食物中毒患者，他们都是某高校同学。市食品卫生监督所值班食品卫生监督人员立即携带调查用品，包括急救箱、现场检测采样用品、调查登记本、取证工具等，立即赶赴现场。

讨论1：食品卫生监督所怎样建立食物中毒报告系统？怎样做到一旦发生食物中毒，能立即出动？

2. 现场工作步骤及内容

1）妥善安置患者　监督员到达现场后，了解到该医院已接收36名患者，床位已满，还有些患者急需入院，于是向市卫生局汇报，随后由卫生局进一步安排40名患者到另两处医院住院。所有患者都得到了安置。经了解，医院对患者的救治措施基本符合食物中毒急救常规，于是监督员转向其他工作。

讨论2：食品卫生监督员在中毒现场对患者负有什么责任，应如何工作？

2）判定是否为食物中毒　监督员询问患者中毒情况，并登记在调查表内。本次中毒共76

人，他们都是大学同学，中午在海鲜酒店吃了大量海鲜，患者均在 48 h 内发病，以腹部阵发性绞痛、腹泻为主，粪便为水样便，部分患者出现洗肉水样血水便，并伴有呕吐、发热等症状。初步诊断为细菌性食物中毒，同时请各医院医师参考此诊断进行抢救治疗。

讨论 3：在现场尽快判定是否为食物中毒及得出初步诊断的重要性。

3）调查确定致病餐次和可疑食品　监督员经过调查询问，发现中毒患者都是参加聚会的同学，都在海鲜酒店吃过海鲜。进一步调查发现，发病者绝大多数是男同学，女同学很少。原因是一位女同学发现凉拌海蜇皮有异味，绝大多数女同学都不吃这个菜，而男同学则不以为然。所有吃过凉拌海蜇皮的人都发病，而未吃者无一发病。查询疫情资料，近期当地没有类似临床特征的传染病流行。由此认为，发病前的午餐是中毒餐次，首例发病潜伏期只有 6 h，大部分患者均在就餐后 10 h 内发病，海蜇皮是可疑中毒食物。

讨论 4：确定可疑餐次、可疑食物对做出临床诊断的重要性。

4）临床症状调查　80% 患者潜伏期为 6～10 h，最短 6 h，最长 48 h。男同学多，女同学少。85% 患者主要临床症状为上腹阵发性绞痛，继而腹泻，每日 5～6 次，多者达 20 次以上。粪便为水样或糊状，约有 15% 的患者出现洗肉水样血水便，少数有黏液或黏血便，但没有里急后重症状。多数患者在腹泻后出现恶心、呕吐，体温一般为 37.5～39.5℃，右下腹有明显压痛，病程 2～4 日，因抢救及时，无一例出现脱水、休克及意识障碍。患者经 5～7 日均治愈出院，无一例死亡。

讨论 5：根据临床表现，可诊断为哪种细菌引起的食物中毒？怎样与其他细菌性食物中毒相鉴别？

5）对中毒可疑食物的卫生流行病学调查　该酒店是前一日（4 日）上午从某海鲜摊点购买的海蜇皮。该摊点因销售不畅，余下 20 kg 海蜇皮一直放在水池内（无冷藏设备），该酒店买回 10 kg 海蜇皮后，又在室温下存放了 24 h。因同学会就餐人多，炊事人员只是简单用清水一泡，捞出后加点佐料就端上餐桌。调查时摊点还剩 10 kg 海蜇皮，酒店还剩 5 kg 海蜇皮，已就地封存。

讨论 6：为保证食品卫生质量，对海鲜销售摊点和酒店应有哪些要求？他们对这起食物中毒应负什么责任？

6）采样与检验　食品卫生监督人员以无菌方式采集了海鲜销售摊点、酒店剩下的海蜇皮及餐桌剩下的海蜇皮各 1 份，呕吐物 6 份，患者发病时血液及同一人两天后血液、粪便各 15 份。以上样品均经加注标签，编号，严密封袋，并附加采样时间、条件、重点怀疑病原菌（副溶血性弧菌），签字后专程送至实验室。实验室按肠道致病菌常规检验，经增菌、分离、纯培养、生化检验、血清学鉴定，从所有海蜇皮及患者吐泻物中均检出副溶血性弧菌。15 份患者血清对本菌凝集效价均比发病当时显著升高。

讨论 7：在食物中毒调查处理过程中，应如何选择采样时机？如何采样？对细菌性食物中毒，实验室需做哪些项目检验？

3. 现场处理

1）可疑中毒食品的处理　在食品卫生监督员的监督下，销毁全部封存的海蜇皮；凡接触海蜇皮的工具、容器等均放在锅内用水煮沸 5 min；对患者吐泻物及其污染场所，用 20% 石灰乳混合处理。

2）中毒现场的处理　为防止食物中毒再次发生，根据上述诊断，通知海鲜酒店，停止销售及食用海蜇皮，就地封存剩余的海蜇皮；并通过进货渠道，找到卖海蜇皮的摊点，就地封存剩余的海蜇皮；凡接触过海蜇皮的工具、器皿一律消毒处理。

讨论8：讨论现场处理及封存可疑中毒食品的重要性及如何保证彻底执行该项处理措施。

4. 确诊与结论

根据中毒事件发生经过、患者临床表现、可疑食品的现场调查、发病的流行病学调查以及实验室检验结果，确认本次事件是由副溶血性弧菌污染的海蜇皮引起的细菌性食物中毒事件，中毒的直接原因是某海鲜酒店和某海鲜销售摊点违反《食品安全法（2015）》第三十四条第二款，即禁止生产经营致病性微生物和农药残留、兽药残留、生物毒素、重金属等污染物质以及其他危害人体健康的物质含量超过食品安全标准限量的食品、食品添加剂、食品相关产品。

讨论9：你认为本案例的确诊依据是否充分？对肇事者认定的责任是否符合实际？

5. 善后处理

1）行政处罚　经市法院裁定，当事者同意，按照《食品安全法（2015）》第一百二十四条，由市级食品药品监督管理局没收个体摊主和该酒店全部有问题的海蜇皮，个体摊主和该酒店各承担患者医药费 30 000 元的损害赔偿，因问题海蜇皮货值金额不足一万元，因此，并处个体摊主和该酒店五万元以上十万元以下罚款。

2）归档　市食品卫生监督所将本案例的全部材料编号归档，并从中吸取教训。

讨论10：本案的善后处理是否正确？肇事者承担对受害人的损害赔偿和食品卫生监督所对他们的罚款各是什么性质的处理？

（杨　艳　且亚玲）

实习28　食品中亚硝酸盐与硝酸盐含量测定（离子色谱法）

【实验目的】

掌握食品中亚硝酸盐与硝酸盐含量的测定方法。

【实验原理】

试样经沉淀蛋白质、除去脂肪后，采用相应的方法提取和净化，以氢氧化钾溶液为淋洗液，以阴离子交换柱分离，以电导检测器或紫外检测器检测，同一台仪器同样检测条件下，某组分从进样开始到出现色谱峰的顶点时为止所经历的时间是相对不变的，此为保留时间。实验以保留时间定性，以峰高或峰面积定量。

【试剂和材料】

除非另有说明，本方法所用试剂均为分析纯级别的试剂，水为 GB/T6682—2008 规定的一级水。

1. 试剂

（1）乙酸（CH_3COOH）。

（2）氢氧化钾（KOH）。

2. 试剂配制

（1）乙酸溶液（3%）：量取乙酸 3 mL 于 100 mL 容量瓶中，以水稀释至刻度，混匀。

（2）氢氧化钾溶液（1 mol/L）：称取 6 g 氢氧化钾，加入新煮沸过的冷水溶解，并稀释至 100 mL，混匀。

3．标准品

（1）亚硝酸钠（NaNO$_2$，CAS 号：7632-00-0）基准试剂，或采用具有标准物质证书的亚硝酸盐标准溶液。

（2）硝酸钠（NaNO$_3$，CAS 号：7631-99-4）基准试剂，或采用具有标准物质证书的硝酸盐标准溶液。

4．标准溶液的制备

（1）亚硝酸盐标准储备液（100 mg/L，以 NO$_2^-$ 计）：准确称取 0.150 0 g 于 110～120℃ 干燥至恒重的亚硝酸钠，用水溶解并转移至 1 000 mL 容量瓶中，加水稀释至刻度，混匀。

（2）硝酸盐标准储备液（1 000 mg/L，以 NO$_3^-$ 计）：准确称取 1.371 0 g 于 110～120℃ 干燥至恒重的硝酸钠，用水溶解并转移至 1 000 mL 容量瓶中，加水稀释至刻度，混匀。

（3）亚硝酸盐和硝酸盐混合标准中间液：准确移取亚硝酸根离子（NO$_2^-$）和硝酸根离子（NO$_3^-$）的标准储备液各 1.0 mL 于 100 mL 容量瓶中，用水稀释至刻度，此溶液每升含亚硝酸根离子 1.0 mg 和硝酸根离子 10.0 mg。

（4）亚硝酸盐和硝酸盐混合标准使用液：移取亚硝酸盐和硝酸盐混合标准中间液，加水逐级稀释，制成系列混合标准使用液，亚硝酸根离子浓度分别为 0.02 mg/L、0.04 mg/L、0.06 mg/L、0.08 mg/L、0.10 mg/L、0.15 mg/L、0.20 mg/L；硝酸根离子浓度分别为 0.2 mg/L、0.4 mg/L、0.6 mg/L、0.8 mg/L、1.0 mg/L、1.5 mg/L、2.0 mg/L。

5．仪器和设备

（1）离子色谱仪：配电导检测器及抑制器或紫外检测器，高容量阴离子交换柱，50 μL 定量环。

（2）食物粉碎机。

（3）超声波清洗器。

（4）分析天平：感量为 0.1 mg 和 1 mg。

（5）离心机：转速≥10 000 r/min，配 50 mL 离心管。

（6）0.22 μm 水性滤膜针头滤器。

（7）净化柱：包括 C$_{18}$ 柱、Ag 柱和 Na 柱或等效柱。

（8）注射器：1.0 mL 和 2.5 mL 注射器。

注：所有玻璃器皿使用前均需依次用 2 mol/L 氢氧化钾和水分别浸泡 4 h，然后用水冲洗 3～5 次，晾干备用。

【实验步骤】

1．试样预处理

（1）蔬菜、水果：将新鲜蔬菜、水果试样用自来水洗净后，用水冲洗，晾干后，取可食部切碎混匀。用四分法取适量样品，用食物粉碎机制成匀浆，备用。如需加水应记录加水量。

（2）粮食及其他植物样品：除去可见杂质后，取有代表性试样 50～100 g，粉碎后，过 0.30 mm 孔筛，混匀，备用。

（3）肉类、蛋、水产及其制品：用四分法取适量或取全部，用食物粉碎机制成匀浆，备用。

（4）乳粉、豆奶粉、婴儿配方粉等固态乳制品（不包括干酪）：将试样装入能够容纳2倍试样体积的带盖容器中，通过反复摇晃和颠倒容器使样品充分混匀，直到试样均一化为止。

（5）发酵乳、乳、炼乳及其他液体乳制品：通过搅拌或反复摇晃和颠倒容器使试样充分混匀。

（6）干酪：取适量的样品研磨成均匀的泥浆状。为避免水分损失，研磨过程中应避免产生过多的热量。

2. 提取

（1）蔬菜、水果等植物性试样：称取试样5 g（精确至0.001 g），置于150 mL具塞锥形瓶中，加入80 mL水、1 mL 1 mol/L氢氧化钾溶液，将锥形瓶置于超声波清洗器中提取30 min，每隔5 min振摇1次，保持固相完全分散。于75℃水浴中放置5 min，取出放置至室温，定量转移至100 mL容量瓶中，加水稀释至刻度，混匀。溶液经滤纸过滤后，取部分溶液以10 000 r/min转速离心15 min，上清液备用。

（2）肉类、蛋类、鱼类及其制品等：称取试样5 g（精确至0.001 g），匀浆，置于150 mL具塞锥形瓶中，加入80 mL水，超声提取30 min，每隔5 min振摇1次，保持固相完全分散。于75℃水浴中放置5 min，取出放置至室温，定量转移至100 mL容量瓶中，加水稀释至刻度，混匀。溶液经滤纸过滤后，取部分溶液以10 000 r/min转速离心15 min，上清液备用。

（3）腌鱼类、腌肉类及其他腌制品：称取试样匀浆2 g（精确至0.001 g），置于150 mL具塞锥形瓶中，加入80 mL水，超声提取30 min，每隔5 min振摇1次，保持固相完全分散。于75℃水浴中放置5 min，取出放置至室温，定量转移至100 mL容量瓶中，加水稀释至刻度，混匀。溶液经滤纸过滤后，取部分溶液以10 000 r/min转速离心15 min，上清液备用。

（4）乳：称取试样10 g（精确至0.01 g），置于100 mL具塞锥形瓶中，加水80 mL，摇匀，超声提取30 min，加入3%乙酸溶液2 mL，于4℃放置20 min，取出放置至室温，加水稀释至刻度。溶液经滤纸过滤，滤液备用。

（5）乳粉及干酪：称取试样2.5 g（精确至0.01 g），置于100 mL具塞锥形瓶中，加水80 mL，摇匀，超声30 min，取出放置至室温，定量转移至100 mL容量瓶中，加入3%乙酸溶液2 mL，加水稀释至刻度，混匀。于4℃放置20 min，取出放置至室温，溶液经滤纸过滤，滤液备用。

（6）取上述备用溶液约15 mL，通过0.22 μm水性滤膜针头滤器、C_{18}柱，弃去前面3 mL（如果氯离子大于100 mg/L，则需要依次通过针头滤器、C_{18}柱、Ag柱和Na柱，弃去前面7 mL），收集后面洗脱液待测。

固相萃取柱使用前需进行活化，C_{18}柱（1.0 mL）、Ag柱（1.0 mL）和Na柱（1.0 mL），其活化过程为：C_{18}柱（1.0 mL）使用前依次用10 mL甲醇、15 mL水通过，静置活化30 min。Ag柱（1.0 mL）和Na柱（1.0 mL）用10 mL水通过，静置活化30 min。

3. 仪器参考条件

1）色谱柱　氢氧化物选择性，可兼容梯度洗脱的二乙烯基苯-乙基苯乙烯共聚物基质，烷醇基季铵盐功能团的高容量阴离子交换柱［4 mm×250 mm（带保护柱4 mm×50 mm）］，或性能相当的离子色谱柱。

2）淋洗液

（1）氢氧化钾溶液：浓度为 6~70 mmol/L；洗脱梯度为 6 mmol/L 30 min，70 mmol/L 5 min，6 mmol/L 5 min；流速 1.0 mL/min。

（2）粉状婴幼儿配方食品：氧化钾溶液，浓度为 5~50 mmol/L；洗脱梯度为 5 mmol/L 33 min，50 mmol/L 5 min，5 mmol/L 5 min；流速 1.3 mL/min。

（3）抑制器。

（4）检测器：电导检测器，检测池温度为 35℃；或紫外检测器，检测波长为 226 nm。

（5）进样体积：50 μL（可根据试样中被测离子含量进行调整）。

4．测定

（1）标准曲线的制作：将标准系列工作液分别注入离子色谱仪中，得到各浓度标准工作液色谱图，测定相应的峰高或峰面积，以标准工作液的浓度为横坐标，以峰高或峰面积为纵坐标，绘制标准曲线。

（2）试样溶液的测定：将空白和试样溶液注入离子色谱仪中，得到空白和试样溶液的峰高或峰面积，根据标准曲线得到待测液中亚硝酸根离子或硝酸根离子的浓度。

【实验计算】

试样中亚硝酸离子或硝酸根离子的含量按式（28-1）计算：

$$X = \frac{(\rho - \rho_0) \times V \times f \times 1000}{m \times 1000} \tag{28-1}$$

式中：X——试样中亚硝酸根离子或硝酸根离子的含量（mg/kg）；ρ——测定用试样溶液中的亚硝酸根离子或硝酸根离子浓度（mg/L）；ρ_0——试剂空白液中亚硝酸根离子或硝酸根离子的浓度（mg/L）；V——试样溶液体积（mL）；f——试样溶液稀释倍数；1 000——换算系数；m——试样取样量（g）。

试样中测得的亚硝酸根离子含量乘以换算系数 1.5，即得亚硝酸盐（按亚硝酸钠计）含量；试样中测得的硝酸根离子含量乘以换算系数 1.37，即得硝酸盐（按硝酸钠计）含量。

结果保留 2 位有效数字。

【注意事项】

1．亚硝酸钠可作为肉类食品的发色剂，它广泛应用于食品工业，其目的为固定和增强肉的红色，抑制细菌，尤其是肉毒杆菌的生长。此外，某些蔬菜、水果、水中含有一定量硝酸盐或亚硝酸盐，尤其是不新鲜或腐烂的蔬菜水果含量更高。大量亚硝酸盐可引起中毒；不足中毒剂量的亚硝酸盐，在一定条件下，可与二级胺形成具有致癌作用的亚硝胺类化合物。因此，食品卫生标准中除规定亚硝酸钠作为发色剂在食品中的使用量外，还规定了残留量的标准。食品卫生标准中规定：硝酸钠和亚硝酸钠作为食品添加剂只能用于肉类罐头和肉类制品，其最大使用量分别为 0.5 g/kg 及 0.15 g/kg，肉类罐头不得超过 0.05 g/kg，肉制品不得超过 0.03 g/kg。

2．本法中亚硝酸盐和硝酸盐检出限分别为 0.2 mg/kg 和 0.4 mg/kg。

（刘青青　且亚玲）

实习 29　油脂中过氧化值测定

【实验目的】

掌握油脂中过氧化值的测定原理；熟悉滴定法测定油脂中过氧化值的方法。

【实验原理】

制备的油脂试样在三氯甲烷和乙酸中溶解，其中的过氧化物与碘化钾反应生成碘，用硫代硫酸钠标准溶液滴定析出的碘。用过氧化物相当于碘的质量分数表示过氧化值的量。

【试剂和材料】

除非另有说明，本方法所用试剂均为分析纯，水为 GB/T 6682—2008 规定的三级水。

1. 试剂

(1) 乙酸（CH_3COOH）。

(2) 三氯甲烷（$CHCl_3$）。

(3) 碘化钾（KI）。

(4) 硫代硫酸钠（$Na_2S_2O_3 \cdot 5H_2O$）。

(5) 石油醚：沸程为 30～60℃。

(6) 无水硫酸钠（Na_2SO_4）。

(7) 可溶性淀粉。

(8) 重铬酸钾（$K_2Cr_2O_7$）：工作基准试剂。

2. 试剂配制

(1) 三氯甲烷 - 乙酸混合液（体积比 40：60）：量取 40 mL 三氯甲烷，加 60 mL 乙酸，混匀。

(2) 碘化钾饱和溶液：称取 20 g 碘化钾，加入 10 mL 新煮沸冷却的水，摇匀后贮于棕色瓶中，存放于避光处备用。要确保溶液中有饱和碘化钾结晶存在。使用前检查：在 30 mL 三氯甲烷 - 乙酸混合液中添加 1.00 mL 碘化钾饱和溶液和 2 滴 1% 淀粉指示剂，若出现蓝色，需用 1 滴以上的 0.01 mol/L 硫代硫酸钠溶液才能消除，此碘化钾溶液不能使用，应重新配制。

(3) 1% 淀粉指示剂：称取 0.5 g 可溶性淀粉，加少量水调成糊状，边搅拌边倒入 50 mL 沸水，再煮沸搅匀后，静置冷却。临用前配制。

(4) 石油醚的处理：取 100 mL 石油醚于蒸馏瓶中，在低于 40 ℃ 的水浴中，用旋转蒸发仪减压蒸干。用 30 mL 三氯甲烷 - 乙酸混合液分次洗涤蒸馏瓶，合并洗涤液于 250 mL 碘量瓶中。准确加入 1.00 mL 饱和碘化钾溶液，塞紧瓶盖，并轻轻振摇 0.5 min，在暗处放置 3 min，加 1.0 mL 淀粉指示剂后混匀，若无蓝色出现，此石油醚用于试样制备；如加 1.0 mL 淀粉指示剂混匀后有蓝色出现，则需更换试剂。

3. 标准溶液配制

(1) 0.1 mol/L 硫代硫酸钠标准溶液：称取 26 g 硫代硫酸钠（$Na_2S_2O_3 \cdot 5H_2O$），加 0.2 g 无水碳酸钠，溶于 1000 mL 水中，缓缓煮沸 10 min，冷却。放置两周后过滤、标定。

(2) 0.01 mol/L 硫代硫酸钠标准溶液：由 0.1 mol/L 硫代硫酸钠标准溶液以新煮沸冷却的

水稀释而成。临用前配制。

（3）0.002 mol/L 硫代硫酸钠标准溶液：由 0.1 mol/L 硫代硫酸钠标准溶液以新煮沸冷却的水稀释而成。临用前配制。

4. 仪器和设备

（1）250 mL 碘量瓶。

（2）10 mL 滴定管，最小刻度为 0.05 mL。

（3）25 mL 或 50 mL 滴定管，最小刻度为 0.1 mL。

（4）天平 感量为 1 mg 和 0.01 mg。

（5）电热恒温干燥箱。

（6）旋转蒸发仪。

注：本方法中使用的所有器皿不得含有还原性或氧化性物质。磨砂玻璃表面不得涂油。

【实验步骤】

1. 试样制备

样品制备过程应避免强光，并尽可能避免带入空气。

1）动植物油脂　对液态样品，振摇装有试样的密闭容器，充分均匀后直接取样；对固态样品，选取有代表性的试样置于密闭容器中混匀后取样。

2）油脂制品

（1）食用氢化油、起酥油、代可可脂：对液态样品，振摇装有试样的密闭容器，充分混匀后直接取样；对固态样品，选取有代表性的试样置于密闭容器中混匀后取样。如有必要，将盛有固态试样的密闭容器置于恒温干燥箱中，缓慢加温到刚好可以融化，振摇混匀，趁试样为液态时立即取样测定。

（2）人造奶油：将样品置于密闭容器中，于 60～70 ℃的恒温干燥箱中加热至融化，振摇混匀后，继续加热至破乳分层并将油层通过快速定性滤纸过滤到烧杯中，烧杯中滤液为待测试样。制备的待测试样应澄清。趁待测试样为液态时立即取样测定。

3）以小麦粉、谷物、坚果等植物性食品为原料经油炸、膨化、烘烤、调制、炒制等加工工艺而制成的食品　从所取全部样品中取出有代表性样品的可食部分，在玻璃研钵中研碎，将粉碎的样品置于广口瓶中，加入 2～3 倍样品体积的石油醚，摇匀，充分混合后静置浸提 12 h 以上，经装有无水硫酸钠的漏斗过滤，取滤液，在低于 40 ℃的水浴中，用旋转蒸发仪减压蒸干石油醚，残留物即为待测试样。

4）以动物性食品为原料经速冻、干制、腌制等加工工艺而制成的食品　从所取全部样品中取出有代表性样品的可食部分，将其破碎并充分混匀后置于广口瓶中，加入 2～3 倍样品体积的石油醚，摇匀，充分混合后静置浸提 12 h 以上，经装有无水硫酸钠的漏斗过滤，取滤液，在低于 40 ℃的水浴中，用旋转蒸发仪减压蒸干石油醚，残留物即为待测试样。

2. 试样的测定

应避免在阳光直射下进行试样测定。称取制备的试样 2～3 g（精确至 0.001 g），置于 250 mL 碘量瓶中，加入 30 mL 三氯甲烷-乙酸混合液，轻轻振摇使试样完全溶解。准确加入 1.00 mL 饱和碘化钾溶液，塞紧瓶盖，并轻轻振摇 0.5 min，在暗处放置 3 min。从暗处取出碘量瓶，加 100 mL 水，摇匀后立即用硫代硫酸钠标准溶液 [过氧化值（估计值）在 0.15 g/100 g 及以下时，用 0.002 mol/L 标准溶液；过氧化值（估计值）大于 0.15 g/100 g 时，用 0.01 mol/L 标准溶液] 滴定析出的碘，滴定至淡黄色时，加 1 mL 淀粉指示剂，继续滴定并强烈振摇至溶液蓝色消失为终点。同时进行空白试验。空白试验所消耗 0.01 mol/L 硫代硫酸钠溶液体积 V_0 不得超过 0.1 mL。

【计算】

用过氧化物相当于碘的质量分数表示过氧化值时，按下式计算：

$$X = \frac{(V-V_0) \times c \times 0.1269 \times 100}{m}$$

式中：X——过氧化值（g/100 g）；V——试样消耗的硫代硫酸钠标准溶液体积（mL）；V_0——空白试验消耗的硫代硫酸钠标准溶液体积（mL）；c——硫代硫酸钠标准溶液的浓度（mol/L）；0.1269——与 1.00 mL 硫代硫酸钠标准滴定溶液 [$c_{Na_2S_2O_3} = 1.000$ mol/L] 相当的碘的质量；m——试样质量（g）；100——换算系数。

计算结果以重复性条件下获得的两次独立测定结果的算术平均值表示，结果保留两位有效数字。

【注意事项】

若为固体样品，需先置于 80～90 ℃ 水浴融化混匀后取样。

（刘青青　杨　艳）

第4部分

◎ **社会医学与卫生事业管理学实习**

实习30　问卷设计与调查实施

【实习目的】

通过问卷设计与调查实施的练习，掌握问卷基本结构、设计原理与方法，熟悉现场调查的组织与实施，了解问卷调查结果的分析与解释方法，从而进一步认识社会调查研究方法在科学研究中的重要意义。

【实习内容】

试设计1份与当代大学生相关主题的问卷，条目数不限，并用此问卷调查至少20人。（提示：可涉及消费、就业、健康、生活或专业满意度、饮食、婚恋等领域）。

【问卷设计步骤】

1. 明确研究目的

设计问卷之前，首先要明确研究目的是什么，调查对象是哪类人，通过调查想了解和明确调查对象的哪些方面的特征、认知、态度或行为；同时要将研究目的分解为几个大的方面或领域，对每个方面或领域还要确定可以用哪些指标或条目来反映，为相应问题的表达做好准备；此外，还要明确调查方式和方法，方式、方法不同，问题和条目的设计也会有所不同。

2. 建立问题库

问题库的建立方法主要有两种：一是头脑风暴法，又称智力激励法，是现代创造学奠基人亚历克斯·奥斯本提出的方法，是一种创造能力的集体训练法。当一群人围绕一个特定的领域产生新观点的时候，这种情境就叫做头脑风暴。该方法主要由参与者在不受任何限制的气氛中以会议形式进行讨论、座谈，参与者能够更自由地思考，进入思想的新区域，从而产生很多的新观点和解决问题的方法。当参与者有了新观点和想法时就大声说出来，所有的观点被记录下来但不对其进行批评。只有头脑风暴会议结束的时候，才对这些观点和想法进行评估。头脑风暴的特点是让与会者敞开思想，使各种设想在相互碰撞中激起与会者脑海中的创造性风暴。它可分为直接头脑风暴法和质疑头脑风暴法：前者是在专家群体决策基础上尽可能激发创造性，产生尽可能多的设想的方法；后者则是对前者提出的设想、方案逐一质疑，发现其现实可行性的方法，这是一种集体开发创造性思维的方法。二是文献法，即通过查阅文献，借鉴文献中涉及的与调查目的相关的问卷的条目，但要注意被借鉴的问卷调查与本调查的区别，应进行相应的调整。总之，此阶段的主要目的是尽量收集与本研究相关的足够多和丰富的问题条目。

3. 设计问卷初稿

问题库的问题与条目一般是表述粗糙或者排列混乱的。此阶段首先需要对这些问题库的条目表达进行进一步调整，使其更符合本研究目的；其次要对问题库中的条目进行筛选，去掉与本研究无关或可有可无或设计不科学的问题；最后要对筛选出来的表述恰当且可操作性强的问题进行科学合理的排序，一般要按照逻辑顺序及问卷设计排序的原则进行排序，从而形成具有完整结构的问卷初稿。

4. 试用与修改

问卷初稿是比较粗略或理论上的问卷，必须经过试用和修改的过程，通常可将问卷首先交给相关专家进行评价，根据专家意见进行修改；此外，预调查也是十分重要的，即用这个问卷在少数调查对象中进行试用，在试用过程中发现问题并进行修改与完善。

5. 信度与效度检验

信度与效度是检验问卷与调查质量的重要指标。在问卷预调查过程中，应该用修订过的问卷进行一定量的调查，利用调查结果计算各种信度和效度指标，通过指标反映此问卷及调查研究的质量，只有当问卷的信度与效度符合要求时，才能确定为正式问卷。

【实习要求】

1. 对所设计的问卷要求

问卷结构完整，调查内容尽量全面，问题设计科学可行。

2. 作业完成形式

采取自由组合小组的形式合作完成，每组不超过 5 人，确定组长 1 名，组员分工明确。

3. 作业上交要求

需上交的内容有：问卷设计计划书 1 份（包括组员分工、设计方案、时间安排等）、空白问卷原稿 1 份、调查的原始问卷 20 份、调查结果分析 1 份（包括对 20 份调查问卷结果的大体分析以及对调查过程中存在的问题的分析）。

（陈　润）

实习 31　健康危险因素评价

【实习目的】

通过对个体健康危险因素评价方法的练习，使学生进一步理解危险因素与慢性病发生或死亡的数量依存关系，从而进一步认识该方法在慢性病预防中的重要意义。

【实习内容】

现有一名 52 岁的男性，对其进行了健康危险因素问卷调查，结果如表 31-1 所示。该年龄段男性人群的主要死亡原因见表 31-2。请根据表 31-1、表 31-2、表 31-3 对该男性进行危险因素评估，并做出个体分析。

【方法和步骤】

（1）拟订调查表，收集个人危险因素的资料（表 31-1）。

（2）收集当地分年龄、性别、疾病种类的死亡率资料（表31-2）。

（3）查该年龄、性别的危险分数转换表（表31-3），将危险因素转换成危险分数。

（4）计算组合危险分数，并根据当地同年龄、同性别的平均死亡概率，计算存在的死亡危险。

（5）查健康评价年龄表，得出被评价者的评价年龄。

（6）计算增长年龄。根据被评价者存在的危险因素，医师针对性提出降低危险因素的建议。如果被评价者采取这些建议如服降压药、参加体育锻炼、戒烟、减少饮酒等，危险因素将减少，危险分数将相应下降。然后按上述计算评价年龄的方法，计算存在的死亡危险，得出增长年龄。

（7）分析实际年龄、评价年龄和增长年龄之间的关系，得出个体评价的结果。

表 31-1 健康危险因素调查表

调查对象编号：<u>CD001123</u>

尊敬的填表人：

为了解您目前的健康状况，降低或消除影响您健康的危险因素，提高您的健康水平，我们设计了这份问卷。我们将根据您填答的问卷为您进行健康危险因素评估，并形成健康报告。为保证健康报告的完整性和准确性，请您真实完整地填答该问卷。您的答卷信息将完全保密，请放心！

感谢您参加我们的调查！

××××课题组
×年×月

填表说明：问题分为两种：一种是选择题，请将您选择的答案号填入相应的 [ ] 内；另一种是填空题，请在相应的横线上填入具体数字。

一、一般情况

1．性别　　　　　　　A．男　　　　　　　B．女　　[A]

2．实足年龄 52 岁

3．您不穿鞋的身高为 168 厘米（cm）

4．您不穿鞋时的体重为 72 千克（kg）

5．您的血压：收缩压（高压）为 120 mmHg（16 kPa），舒张压为（低压）80 mmHg（10.64 kPa）（若不知道可不填答）。

　　5.1　您有高血压吗？　　A．是　　　　　　B．否（跳答6）
　　　　　　　　　　　　　C．不知道（跳答6）　　　[B]

> 5.1.1　请问患高血压多少年了？ ___ 年
> 5.1.2　您是否坚持吃降压药？　　　　A．是　　B．否　[ ]
> 5.1.3　您现在的血压是否已控制在正常范围？　A．是　　B．否　[ ]

6．您有高脂血症吗？　　A．是　　　　　　B．否　　C．不知道　[B]

二、健康行为

7．您是否吸烟？　　　　A．是　　　　　　B．否　　　　　　[B]

A．目前还在吸烟→

> 7.1.1　您吸烟有多少年了？ ___ 年
> 7.1.2　平均每天吸多少支烟？每天 _____ 支

B．戒烟了→　7.2.1　您戒烟有多少年了？ 1 年

C．从未吸过烟

8．在家中或工作场所，最近 2 年您是否每周至少有 3 天吸入其他吸烟者呼出的烟雾（被动吸烟），且每天超过 15 min？　　　[A]

A．是　　　　　　　B．否　　　　　　　C．记不清楚了

9．最近半年，您是否每周至少喝一次烈酒或白酒，每次超过 50 mL？　　　[A]

A．是　　　　　　　B．否　　　　　　　C．记不清楚了

10．最近半年，您是否平均每周至少参加 3 次使您心率和呼吸加快、全身出汗、每次时间都持续在 20 min 以上的体育锻炼？　　　[B]

A．是　　　　　　　B．否　　　　　　　C．记不清楚了

三、饮食情况

11．最近半年，您是否经常（每周≥3 天）吃胆固醇和脂肪含量高的食品，如肥肉、猪油、黄油、动物内脏、油炸食品或炒鸡蛋等？　　　[A]

A．是　　　　　　　B．否　　　　　　　C．记不清楚了

12．最近半年，您是否每周至少有 3 天喝奶或奶制品？　　　[A]

A．是　　　　　　　B．否　　　　　　　C．记不清楚了

四、家族史、疾病史、自我保健

13．您的家庭成员（父母、祖父母、兄弟、姐妹）中是否至少有 1 人患下列疾病：

13.1　高血压　　　　A．是　　　B．否　　　C．不清楚　　　[A]

13.2　冠心病　　　　A．是　　　B．否　　　C．不清楚　　　[B]

13.3　肺癌　　　　　A．是　　　B．否　　　C．不清楚　　　[A]

13.4　脑血管病或中风　A．是　　B．否　　　C．不清楚　　　[B]

14．您是否有下列疾病：

14.1　冠心病　　　　A．是　　　B．否　　　C．不清楚　　　[B]

14.2　糖尿病　　　　A．是　　　B．否　　　C．不清楚　　　[B]

> 14.2.1　如果您有糖尿病，现在是否已得到控制？　　　[　]
>
> 　　　　　　A．是　　　B．否　　　C．不清楚

14.3　呼吸系统疾病　A．是　　　B．否　　　C．不清楚　　　[B]

15．您做下列预防性检查已多久了？

15.1　测量血压　[C]

A．<3 个月　　　　　　B．3 个月～　　　　　C．半年～

D．1 年及以上　　　　　E．不定期检查　　　　F．从来没有检查过

15.2　查血脂　[C]

A．<半年　　　　　　　B．半年～　　　　　　C．1 年及以上

D．从来没有检查过

15.3　X 线胸部拍片检查　[B]

A．<半年　　　　　　　B．半年～　　　　　　C．1 年及以上

D．从来没有检查过

16. 最近 6 个月，您是否在连续服用口服避孕药（限女性回答此问题）？ 　　[　]

A．是　　　　　　　　　B．否　　　　　　　　　C．记不清楚了

17. 最近 1 年，您是否每周至少有 3 天感到精神压抑？ [B]

A．是　　　　　　　　　B．否　　　　　　　　　C．不清楚

表 31-2　健康评价年龄表

年龄组/岁	全死因/（1/10万）	冠心病/（1/10万）	脑血管病/（1/10万）	肺癌/（1/10万）
45～	3 839.12	96.91	357.32	501.09
46～	4 113.65	99.30	404.35	543.57
47～	4 387.40	101.67	451.33	585.95
48～	4 660.36	104.04	498.27	628.23
49～	4 932.55	106.39	545.16	670.41
50～	5 203.96	108.73	592.01	712.50
51～	5 867.26	111.71	742.55	771.43
52～	6 525.91	114.59	892.41	829.82
53～	7 179.97	117.35	1 042.59	887.67
54～	7 829.44	120.00	1 190.10	944.98
55～	8 474.37	122.55	1 337.95	1 001.76
56～	10 149.18	207.11	1 514.19	1 171.81
57～	11 794.18	290.53	1 687.12	1 338.32
58～	13 408.66	372.82	1 856.78	1 501.35
59～	14 993.58	454.01	2 023.24	1 660.97

注：该表数据来源于某年中国城市部分年龄段男性的全死因及主要死因死亡概率表（1/10万）

表 31-3　危险分数转化表

死亡原因	危险指标	测量值	危险分数	死亡原因	危险指标	测量值	危险分数
冠心病	吸烟	不吸烟	0.52	脑血管病	吸烟	吸烟	1.09
		吸烟	1.12			不吸烟	0.66
		戒烟	0.58			戒烟	0.66
	被动吸烟	有	2.25		被动吸烟	有	1.56
		无	0.46			无	0.52
	高血压	有	2.25		高血压	有	3.60
		已控制	1.13			已控制	1.80
		无	0.72			无	0.41
	SBP mmHg (kPa)	<140 (18.6)	0.72		SBP mmHg (kPa)	<140 (18.6)	0.41
		140 (18.6) ～	1.50			140 (18.6) ～	1.62
		160 (21.3) ～	1.40			160 (21.3) ～	4.45
	DBP mmHg (kPa)	<90 (12.0)	0.72		DBP mmHg (kPa)	<90 (12.0)	0.41
		90 (12.0) ～	1.59			90 (12.0) ～	1.25
		100 (13.3) ～	2.44			100 (13.3) ～	3.22
	体重指数	<25	0.88		体重指数	<25	0.74
		≥25	1.65			≥25	2.42

续表

死亡原因	危险指标	测量值	危险分数	死亡原因	危险指标	测量值	危险分数
冠心病	进行体育锻炼	是	0.69		进行体育锻炼	是	0.62
		否	1.06			否	1.07
	高脂血症	有	1.49		高脂血症	有	1.94
		无	0.64			无	0.31
	高脂饮食	是	1.64		高脂饮食	是	2.27
		否	0.81			否	0.62
	饮酒	是	1.21		饮酒	是	1.33
		否	0.79			否	0.67
	冠心病家族史	有	2.14		喝奶	是	0.62
		无	0.96			否	1.43
	高血压家族史	有	1.62		脑卒中家族史	有	2.55
		无	0.72			无	0.81
	糖尿病	有	2.57		心脏病	有	2.73
		已控制	1.29			无	0.94
		无	0.97		糖尿病	有	2.82
肺癌	吸烟	不吸烟	0.41			已控制	1.41
		戒烟	0.41			无	0.97
		1~9 支/日	0.72				
		10~19 支/日	1.17				
		20~29 支/日	2.31				
		≥30 支/日	2.68				
	被动吸烟	有	1.68				
		无	0.65				
	肺癌家族史	有	3.61				
		无	0.92				
	呼吸系统疾病	有	1.85				
		无	0.72				
	精神长期受压抑	是	4.02				
		否	0.85				

注：该表仅适用于 50~54 岁男性

（李爱玲　陈　润　喻晓娇）

实习 32　生命素质指数的计算与分析

【实习目的】

通过对生命素质指数的计算与分析，使学生掌握生命素质指数的含义和计算方法，从而进一步认识生命素质指数在医学领域的应用及其内涵。

【实习内容】

现有 20 个地区的 1 岁期望寿命、婴儿死亡率和成人识字率资料，如表 32-1 所示，请根据表 32-1 资料完成表后思考题。

表 32-1　20 个地区的 1 岁期望寿命、婴儿死亡率和成人识字率

地区	1 岁期望寿命 / 岁	婴儿死亡率 /‰	成人识字率 /%
1	72.08	15.20	95.03
2	71.03	20.25	90.25
3	68.45	69.30	80.29
4	69.30	52.07	85.24
5	73.01	12.03	98.01
6	73.25	11.01	98.89
7	68.07	75.34	80.24
8	63.24	130.48	60.10
9	68.25	80.07	80.14
10	72.04	14.23	92.23
11	70.25	20.41	90.34
12	66.45	119.89	62.59
13	69.30	74.20	78.25
14	73.02	10.25	96.59
15	71.08	20.10	92.47
16	66.23	103.45	66.25
17	69.54	65.23	75.24
18	68.43	75.24	74.25
19	70.25	42.23	90.14
20	69.07	50.28	82.26

【思考题】

1．请计算各地区的生命素质指数，并给各地区的生命素质指数进行排位。

2．请对表中各指数分别进行排位，并与生命素质指数的排位进行比较，分析其特点并解释其中的原因。

3．试分析表中三个指数哪个对生命素质指数的影响最为重要？（提示：可用变异系数进行分析）

（李爱玲）

实习 33　卫生服务需求调查

【实习目的】

通过深入社区进行问卷调查，让学生掌握基本的现场调查方法，并能够对调查结果进行

初步的分析，撰写出较规范的调查报告。

【实习内容】

1．调查对象

在学校或住地周围的社区中调查 100 户居民家庭。

2．测量工具

社区居民卫生调查表见表 33-1。

表 33-1　社区居民卫生调查表

调查问卷编号

尊敬的填表人：

您好！

我们是 ×××××× 的调查员，这次调查是由 ×××××× 组织，主要是了解居民健康状况，为完善相关政策提供信息，希望能够得到您的配合。对于我们的问题，您的回答无所谓对错，只要符合您的真实情况即可。

您的回答受到国家《统计法》的保护，我们收集到的所有信息，只用作相关的分析研究。有关您家庭或个人的信息，不会出现在任何场合。我们将尊重您的个人隐私，忠实地为您保守秘密。衷心感谢您的合作！

市	
区	
街道	
居委会	
被调查人姓名	

3．调查方法

采用测量工具，逐一入户进行问卷调查。问卷调查遵循匿名和知情同意原则。在调查之前，先简要地自我介绍，包括来自何调查单位、调查目的、调查内容等，以取得被调查者的信任，使调查能够顺利进行。调查结束后，当场审核问卷，对遗漏项进行补充。

4．统计方法

所有调查数据均以双录入的方式录入计算机，并用统计软件进行统计学分析。

【思考题】

（1）就现场调查中遇到的问题进行讨论，并提出解决方案；

（2）请根据调查结果写出一份初步调查报告；

（3）根据调查结果分析调查对象目前门诊、住院方面的需求量以及对目前服务的满意程度；

（4）分析调查结果中反映出的问题，并提出改进措施。

第1部分　家庭一般情况调查

表 33-1-1　家庭一般情况调查表

1	您家共有几口人？（指户籍人口）/调查前半年内，常住在家的人数？（包括无户籍在家住半年以上，如亲戚、保姆等）
2	您家的住房类型：（1）电梯楼　（2）非电梯楼　（3）平房　（4）其他
3	住房建筑面积？　（平方米）（使用面积×1.3＝建筑面积）
4	居住环境卫生：（1）好　　　　（2）中　　　　（3）差
5	室内通风情况：（1）好　　　　（2）中　　　　（3）差
6	家中有无健康教育书刊：（1）有　　　　　　（2）无
7	离您家最近的医疗服务机构是： （1）社区卫生服务机构　　　（2）区级医院　（3）市级医院 （4）省级及以上医院　　　　（5）其他
8	从您家到该医疗服务机构需要多长时间？（以步行方式计算） （1）10 min 以内　　　　（2）10 min～　（3）20 min～　（4）30 min 及以上
9	调查前一年内，您家成员人均月收入： （1）<500 元　　　　（2）500～1 500 元　　　（3）1 500～3 000 元 （4）3 000 元及以上　（5）拒绝回答　　　　　（6）不详
10	调查前一年内，您家月均生活消费支出合计多少元？其中，医疗保健支出多少元？＿＿＿＿＿＿＿／
11	您家是否享受以下社会保障（可多选）： （0）否（1）失业救济　（2）下岗职工基本生活费　（3）城市居民最低生活保障 （4）城镇社会困难户救济　（5）城市社会特殊救济　（6）军人抚恤优待金　（7）医疗救助 （8）其他
12	若有，您家平均每月获得的社会保障金是多少元？＿＿＿＿＿＿＿

第2部分　住户成员健康咨询调查

表 33-1-2A　家庭常住人口基本情况

家庭常住人口编码（01 为户主，其他按调查顺序）	01　02　03　04　05　06
1　常住人口姓名：　（01 填写户主的姓名）	
2　与户主的关系：（1）户主　（2）配偶　（3）子女　（4）孙子、孙女　（5）父母 （6）祖父母　（7）兄弟姐妹　（8）其他亲属　（9）保姆　（10）其他	
3　以下问题的回答：（1）自己回答　（2）由他人代答	
4　性别：（1）男　（2）女	
5　出生日期：（　年 /　月 /　日）（代答者不清楚则不可代答本问卷）	
6　民族：（1）汉族　（2）其他（请注明）	
7　如果 15 岁及以上婚姻状况： （1）未婚　（2）已婚　（3）离婚　（4）丧偶	

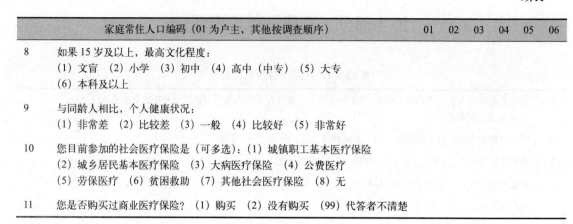

家庭常住人口编码（01 为户主，其他按调查顺序）	01	02	03	04	05	06
8 如果 15 岁及以上，最高文化程度： (1) 文盲 (2) 小学 (3) 初中 (4) 高中（中专） (5) 大专 (6) 本科及以上						
9 与同龄人相比，个人健康状况： (1) 非常差 (2) 比较差 (3) 一般 (4) 比较好 (5) 非常好						
10 您目前参加的社会医疗保险是（可多选）：(1) 城镇职工基本医疗保险 (2) 城乡居民基本医疗保险 (3) 大病医疗保险 (4) 公费医疗 (5) 劳保医疗 (6) 贫困救助 (7) 其他社会医疗保险 (8) 无						
11 您是否购买过商业医疗保险？ (1) 购买 (2) 没有购买 (99) 代答者不清楚						

表 33-1-2B　家庭常住人口既往慢性病患病情况调查

个人编码（与表 2A 中的个人编码一致）	01	02	03	04	05	06
1 您是否患有经医师诊断的慢性疾病？ (1) 是 (2) 否（若否，结束 2B 部分调查）						
2 第一种疾病（疾病名称）_____						
3 确诊时间：(1) 半年前 (2) 半年内						
4 半年内是否进行了治疗？ (1) 是 (2) 否（→7题）						
5 如果有治疗，平均一个月花费多少元（不包括住院费用）？						
6 未治疗原因：（单选） (1) 自感病轻 (2) 经济困难 (3) 无有效措施 (4) 不属于报销范围 (5) 距离太远 (6) 无时间 (7) 交通不便 (8) 其他_____						
7 第二种疾病（疾病名称）_____						
8 确诊时间：(1) 半年前 (2) 半年内						
9 半年内是否进行了治疗？ (1) 是 (2) 否（→12题）						
10 如果有治疗，平均一个月花费多少元（不包括住院费用）？						
11 未治疗原因：（单选） (1) 自感病轻 (2) 经济困难 (3) 无有效措施 (4) 不属于报销范围 (5) 距离太远 (6) 无时间 (7) 交通不便 (8) 其他_____						
12 第三种疾病（疾病名称）_____						
13 确诊时间：(1) 半年前 (2) 半年内						
14 半年内是否进行了治疗？ (1) 是 (2) 否（→17题）						
15 如果有治疗，平均一个月花费多少元（不包括住院费用）？						
16 未治疗原因：（单选） (1) 自感病轻 (2) 经济困难 (3) 无有效措施 (4) 不属于报销范围 (5) 距离太远 (6) 无时间 (7) 交通不便 (8) 其他_____						

表 33-1-2C　两周患病情况调查

（如两周内同一患者患多种伤病，则每种疾病各填一份，并注明该成员编号，儿童由家长代答）

家庭成员中有两周患病者编号（其他成员不填）

1　调查前 2 周内，是否觉得身体不适，或患有急、慢性疾病？
　　(1) 是　(2) 否　(99) 代答者不清楚（答 2 或 99 者跳答表 2D）

2　主要有哪些不适？（可多选）(1) 胸痛　(2) 腹痛　(3) 腹泻　(4) 头痛
　　(5) 腰腿痛　(6) 发烧　　(7) 咳嗽　(8) 心慌 / 心悸　(9) _____
　　(0) 无

3　您患的伤病名称？（请注明）_____　(0) 无医师明确诊断

4　所患的病是：(1) 疾病两周内发生　(2) 疾病两周前发生延续到两周内

5　您这次伤病在两周内持续了多长时间？（填具体天数，不超过 14 天）

6　（如您在工作）调查前 2 周内，您因本次伤病工休的天数？（不超过 14 天）

7　（如您是学生）调查前 2 周内，您因本次伤病休学的天数？（不超过 14 天）

8　调查前 2 周内，您因本次伤病卧床休息的天数？（注明，不超过 14 天）

9　您患病后，是否进行了治疗（包括自我医疗）？(1) 是（跳答 11 题）(2) 否

10　未治疗的最主要原因（单选）：
　　(1) 自感病轻　(2) 经济困难　(3) 无时间　(4) 交通不便　(5) 医疗服务差
　　(6) 自觉无有效措施　(7) 其他（本问卷结束，跳答表 2D）

（下面问题询问进行过治疗的人员，回答未治疗者，结束本疾病的调查）

11　如您进行了治疗，采用什么方式：
　　(1) 自我治疗　(2) 找医师看病治疗　　(3) 自我治疗和看医师

12　如您选择了自我治疗，原因是：
　　(1) 自感病轻　(2) 经济困难　(3) 无时间　(4) 交通不便
　　(5) 医疗机构服务差　(6) 其他

（下面问题询问看过医师的人员，回答纯自我治疗者，结束本疾病的调查）

13　如您看医师，在两周内因该病看过几次？（填具体次数）

14　您在哪里看病？（如在不同医疗卫生单位看过病，选择次数最多的一个）
　　(1) 社区卫生服务机构　(2) 区级或二级医院　(3) 三级医院　(4) 中医
　　(5) 企事业单位医院 / 保健站　(6) 私人诊所　(7) 其他 _____

15　选择上述单位最主要的原因是：（单选）(1) 离家近　(2) 价格低　(3) 质量好
　　(4) 合同或定点单位　(5) 有熟人　(6) 有信赖的医师　(7) 服务态度好
　　(8) 所患伤病不严重　(9) 技术水平高　(10) 设备好　　(11) 就诊环境好
　　(12) 单位、街道、居委会统一要求　　(13) 其他 _____

16　看病后，是否根据医师处方在非就诊医院药店配药？(1) 是　(2) 否

17　若您首次就诊地点没有选择社区卫生服务机构，最主要的原因是：
　　(1) 不了解社区卫生服务　(2) 不信任其医疗水平　(3) 其他（请注明）

18　若您在不同的医疗机构看过病，最后 1 次就诊机构：
　　(1) 医疗诊所　(2) 药店　(3) 社区卫生服务机构　(4) 区级医院
　　(5) 市级医院　(6) 省级及以上医院　(7) 其他
　　（回答完此问题，结束此病的调查，进行其他疾病的调查，如无其他疾病，进
　　　入表 2D 调查）

表 33-1-2D　调查前一年内出院患者住院情况调查表

个人编码（与表 2A 中的个人编码一致）	01	02	03	04	05	06

1　调查前一年，您是否住院？ (1) 是　(2) 否（结束 2D 部分调查）

2　调查前一年，您住过几次医院（次）？

3　有没有医师认为应该住院而没有住院的情况？ (1) 有（→4 题）　(2) 没有（→5 题）

4　医师建议住院而未能住院的主要原因：
　　(1) 自感病轻　(2) 无时间　　(3) 经济困难　　(4) 无有效措施
　　(5) 医院服务差　(6) 无床位　(7) 其他 _____

如果住院次数超过 1 次，询问最近一次住院情况；如果只有 1 次，询问当次情况；如果转院，询问转院后情况。

5　因什么原因住院？
　　(1) 疾病　　　(2) 损伤、中毒　(3) 分娩　　　(4) 其他 _____

6　您住院的疾病或损伤、中毒的名称？　（填疾病名称）

7　该次住院的医院是什么级别的医院？
　　(1) 区级　　　(2) 市级　　　(3) 市级以上　(4) 其他 _____

8　该医院是否为城乡居民医疗保险的定点医疗机构？ (1) 是　　(2) 否

9　选择上述医疗机构就诊最主要原因是什么？
　　(1) 距离近　　(2) 收费合理　(3) 技术水平高　(4) 设备条件好
　　(5) 药品丰富　(6) 服务态度好　(7) 定点医疗机构　(8) 有熟人
　　(9) 有信赖的医师　(10) 其他 _____

10　本次住院天数为 _____ 天。

11　本次出院是由于：
　　(1) 病愈，医师要求出院　(2) 病未愈，医师要求出院　(3) 自己要求出院
　　(4) 其他 _____

12　如您自己要求出院，最主要的原因是：
　　(1) 久病不愈　(2) 自觉痊愈　(3) 经济困难　　(4) 花费太多
　　(5) 医院条件所限　　　(6) 服务态度不好　(7) 其他 _____

13　您对本次所住医院的技术水平满意吗？
　　(1) 相当满意　(2) 比较满意　(3) 一般　(4) 不太满意　(5) 相当不满意

14　您认为本次所住医院的医疗设备如何？
　　(1) 很差　(2) 差　(3) 一般　(4) 好　(5) 很好

15　您对本次所住医院的服务态度满意吗？
　　(1) 相当满意　(2) 比较满意　(3) 一般　(4) 不太满意　(5) 相当不满意

16　您对本次所住医院的就诊环境满意吗？
　　(1) 相当满意　(2) 比较满意　(3) 一般　(4) 不太满意　(5) 相当不满意

17　您对本次所住医院的收费情况满意吗？
　　(1) 相当满意　(2) 比较满意　(3) 一般　(4) 不太满意　(5) 相当不满意

18　您对本次所住医院最不满意的是：
　　(1) 无　　　(2) 技术水平低　　　(3) 服务态度差　(4) 收费不合理
　　(5) 就诊环境差　(6) 其他

（李爱玲　陈　润　喻晓娇）

实习 34　社区居民常见慢性病干预研究设计

【实习目的】

通过设计社区居民常见慢性病干预方案，让学生掌握进行慢性病社区干预研究设计的基本原理和基本方法，熟悉我国慢性病人群流行情况，了解干预项目评估的基本方法。

【实习内容】

（1）收集慢性病在我国流行及其危险因素分布情况数据，对其进行描述与分析；

（2）收集某一社区主要慢性病（包括高血压、糖尿病、脑卒中、冠心病及恶性肿瘤等）的流行病学资料，并对资料进行分析；

（3）运用现代医学模式的内容与方法，结合所收集的资料，全面分析上述主要慢性病的危险因素；

（4）运用所学理论知识，制定一份某社区居民主要慢性病的干预计划书。

【思考题】

（1）你认为哪些指标适宜描述慢性病的流行情况及危险因素分布情况？

（2）在干预结束时，你认为应该怎样对干预效果进行评估？

（3）在干预过程中，你认为哪些因素可能会影响干预的效果？

（范　颂）

扩展性知识 1　突发公共卫生事件的预防与控制

一、概念

突发公共卫生事件（emergency public health events）指突然发生，造成或者可能造成公众健康严重损害的重大传染病疫情、群体性不明原因疾病、重大食物和职业中毒以及其他严重威胁公众健康的事件。

二、特点

（一）成因的多样性

许多公共卫生事件与各种烈性传染病及自然灾害如地震、水灾等有关。公共卫生事件与事故灾害也密切相关，比如环境污染、生态破坏、交通事故等。社会安全事件也是形成公共卫生事件的一个重要原因，如生物恐怖事件等。另外，还有动物疫情、致病微生物、药品危险、食物中毒、职业危害等。

（二）分布的差异性

表现为时间和空间分布的差异。不同的季节，传染病的发病率也会不同，比如SARS往往发生在冬、春季节，肠道传染病则多发生在夏季。分布差异性还表现在空间分布差异上，传染病的区域分布不一样，像我们国家南方和北方的传染病就不一样，此外还有人群的分布差异等。

（三）传播的广泛性

尤其是当前我们正处在全球化的时代，某一种疾病可以通过现代交通工具跨国流动，而一旦造成传播，就会成为全球性传播疾病。

（四）危害的复杂性

重大的卫生事件不但对人的健康有影响，而且对环境、经济乃至政治都有很大的影响。

比如 2003 年的 SARS 尽管患病的人数不是最多，但对我们国家造成的经济损失很大。

（五）治理的综合性

治理需要四个方面的结合：第一是技术层面和价值层面的结合，我们不但要有一定的先进技术，还要有一定的投入；第二是直接任务和间接任务相结合；第三是责任部门和其他部门相结合；第四是国际和国内相结合。只有通过综合治理，才能使公共事件得到很好的治理。另外，在处理公共卫生事件时，还要注意解决一些深层次的问题，比如社会体制、机制的问题，工作效能问题以及人群素质的问题，要通过综合性的治理来解决公共卫生问题。

（六）公共卫生事件频繁发生

这与公共卫生的建设及投入都有关系，公共卫生事业经费投入不足，忽视生态的保护以及有毒有害物质滥用和管理不善，都会使公共卫生事件频繁发生。

（七）公共卫生事件的危害严重

公共卫生事件不但影响我们的健康，还影响社会的稳定、经济的发展。其中最突出的是突如其来的不易预测的事件；发生在公共卫生领域，具有公共卫生属性；对公众健康已经或可能造成严重损害。凡具备以上 3 个特征的重大传染病疫情、群体性不明原因疾病、重大食物和职业中毒以及其他严重威胁公众健康的事件都可称为突发公共卫生事件。

突发公共卫生事件的特点之一是突发性，某些严重危害公众健康但不具备突发性特点的事件不能称为突发公共卫生事件。例如，某地长期存在的严重空气污染对人群健康的影响。这类事件可以称为重大（或严重）公共卫生事件，但不能冠以"突发性"。

二、突发公共卫生事件的预防与控制

1. 预防控制策略

突发公共卫生事件预防控制工作，应遵循预防为主、常备不懈的方针，贯彻统一领导、分级负责、及时果断、科学合理的原则。这是减少各类突发公共卫生事件的保证，是有效应对突发事件的前提。

（1）统一领导是指在突发事件应急处理的各项工作中，必须坚持由各级人民政府统一领导，成立应急处理指挥部，对应急处理工作实行统一指挥。各有关部门都要在应急指挥部的领导下，依照条例的规定，开展各项应急处理工作。

（2）分级负责是指全国性的突发事件或跨省、自治区、直辖市的突发事件，由国务院设立全国突发事件应急处理指挥部，负责统一领导和指挥全国的应急处理工作；地方性突发事件由省级人民政府设立突发事件应急处理指挥部，负责统一领导和指挥本行政区域内的应急处理工作。

（3）及时果断是指突发事件发生后，有关人民政府要成立应急处理指挥部，决定是否启动应急处理预案等。有关部门应及时做出反应，搜集、报告疫情，立即组织调查，同时开展救治，并向政府提出处理建议，采取果断措施，有效控制突发事件事态发展。

（4）科学合理是指突发事件应急工作要尊重科学、依靠科学，合理、有效地组织、各有关部门、学校、科研单位，各单位通力合作，实现资源共享。

2. 预防措施

针对突发公共卫生事件的预防措施是指在没有突发公共卫生事件发生的情况下所采取的预防或应对可能发生的突发公共卫生事件的措施。按照国务院公布的《突发公共卫生事件应急条例》规定，突发公共卫生事件的预防措施主要包括以下方面：

1）建立统一的突发事件预防控制体系 县级以上地方人民政府应当建立和完善突发事件监测与预警系统。监测与预警工作应当根据突发事件的类别，制定监测计划，科学分析、综合评价监测数据。对早期发现的潜在隐患以及可能发生的突发事件，应当依照条例规定的报告程序和时限及时报告。

SARS在我国以及世界上其他国家的流行，引起我们诸多的思考。我们必须从公共卫生应急反应的需求出发，建立一套快速反应系统，包括中央指挥协调系统，全国电子网络疾病监测报告系统，都市症状监测系统，公共卫生与临床沟通系统，全国公共卫生实验室快速诊断应急网络系统，现场流行病学调查控制机动队伍和网络系统，全国医药器械应急物品救援快速反应系统，都市医学应急系统，危机沟通和危机管理系统，危机动态监测和评价系统等。

2）制定突发公共卫生事件应急预案 国务院卫生行政主管部门按照分类指导、快速反应的要求，制定全国突发事件应急预案，并报请国务院批准。省、自治区、直辖市人民政府应根据全国各行政区域的突发事件应急预案，结合本地实际情况，制定本行政区域的突发事件应急预案。

突发公共卫生事件应急预案应包括以下主要内容：

（1）突发事件应急处理指挥部的组成和相关部门的职责。

（2）突发事件的监测与预警。

（3）突发事件信息的收集、分析、报告、通报制度。

（4）突发事件应急处理技术，突发事件监测机构及其任务。

（5）突发事件的分级和应急处理工作方案。

（6）突发事件预防、现场控制，应急设施、设备、救治药品和医疗器械以及其他物资和技术的储备与调度。

（7）突发事件应急处理专业队伍的建设和培训。

应急预案应根据突发公共卫生事件的变化和实施中发现的问题及时修订和补充。

3）搞好人才队伍建设 公共卫生应急系统能否成功取决于能否建立一支精干的专业队伍，要有现代全球一社区的国际型思维和方法、技术，要有敢担风险、敢负责任的领导，有实战经验的流行病学、环境卫生、毒理学专业人员，要有掌握最新现场实验室技术的微生物和检验人员，以及擅长危机沟通的公关人员。公共卫生应急处理的性质决定了其对人员的特殊要求：现场危机预防和控制是他们的唯一任务，与现场无关的科研论文不能作为其评价的标准。人员的选拔、培训和继续教育要程序化、制度化，现场流行病学队伍应直属中央，实行半军事化管理，以适应应急的需要。同时，应给予优惠待遇，以吸引优秀人才。

对医疗卫生机构和人员应当定期开展突发公共卫生事件应急处理相关知识、技能的培训，定期组织医疗卫生机构进行突发事件应急演练，推广最新知识和先进技术。

4）建立突发事件应急救治系统　市级以上地方人民政府应设置与传染病防治工作需要相适应的传染病专科医院，或者指定具备传染病防治条件和能力的医疗机构承担传染病防治任务。对非传染病的突发公共卫生事件的救治体系建设也应受到地方各级政府的重视。

5）做好应对突发公共卫生事件的物质储备　国务院有关部门和县级以上地方人民政府及其有关部门，应根据突发公共卫生事件应急预案的要求，保证应急设施、设备、救治药品和医疗器械等物资储备。

6）做好公众教育工作　对公众开展突发事件应急知识的专门教育，增强全社会对突发事件的防范意识和应对能力。

3. 控制措施

控制措施是指突发公共卫生事件发生后所采取的紧急应对措施。主要包括以下几点：

1）启动突发公共卫生事件应急预案　突发公共卫生事件发生后，卫生行政主管部门应组织专家对突发事件进行综合评估，初步判断突发事件的类型，提出是否启动突发事件应急预案的建议。

全国范围内或者跨省、自治区、直辖市范围启动全国突发事件应急预案，由国务院卫生行政主管部门报国务院批准后实施。省、自治区、直辖市启动突发事件应急预案，由省、自治区、直辖市人民政府决定，并向国务院报告。

2）设立突发事件应急处理指挥部　根据突发公共卫生事件的性质、严重程度、涉及的范围等，迅速成立突发公共卫生事件指挥部。需要全国协调和多部门合作的，国务院设立全国突发事件应急处理指挥部，由国务院有关部门和军队有关部门组成，国务院主管领导人担任总指挥，负责对全国突发事件应急处理的统一领导、统一指挥。省、自治区、直辖市人民政府可成立地方突发事件应急处理指挥部，省、自治区、直辖市人民政府主要领导人担任总指挥，负责领导、指挥本行政区域内突发事件应急处理工作。县级以上地方人民政府卫生行政主管部门，具体负责组织突发事件的调查、控制和医疗救治工作。县级以下地方人民政府有关部门，在各自的职责范围内做好突发事件应急处理的有关工作。

3）制定突发事件应急报告制度和举报制度　突发事件监测机构、医疗卫生机构和有关单位发现有下列情形之一的，应当在 2 h 内向所在地、县级人民政府卫生行政主管部门报告。

（1）发生或者可能发生传染病暴发、流行的。

（2）发生或者发现不明原因的群体性疾病的。

（3）发生传染病菌种、毒种丢失的。

（4）发生或者可能发生重大食物和职业中毒事件的。

接到报告的卫生行政主管部门应在 2 h 内向本级人民政府报告，并同时向上级人民政府卫生行政主管部门和国务院卫生行政主管部门报告。

县级人民政府应在接到报告后 2 h 内向该区的市级人民政府或者上一级人民政府报告；该区的市级人民政府应在接到报告后 2 h 内向省、自治区、直辖市人民政府报告。省、自治区、直辖市人民政府应当在接到报告 1 h 内，向国务院卫生行政主管部门报告。

任何单位和个人有权向人民政府及其有关部门报告突发事件隐患，有权向上级人民政府及其有关部门举报地方人民政府及其有关部门不履行突发事件应急处理职责，或者不按照规定履行职责的情况。接到报告、举报的有关人民政府及其有关部门，应当立即组织对突发事件隐患、不履行或者不按照规定履行突发事件应急处理职责的情况进行调查处理。国务院卫生行政主管部门负责向社会发布突发事件的信息。必要时，可以授权省、自治区、直辖市人民政府卫生行政主管部门向社会发布本行政区域内突发事件的信息。信息发布应当及时、准确、全面。

4）采取控制事件扩散蔓延的紧急措施　为了控制突发公共卫生事件的蔓延或进一步的严重危害，可以采取以下控制措施：

（1）对食物和水源等采取控制措施。

（2）尽早对传染源及易感接触者采取隔离措施。

（3）严格隔离并积极治疗患者。

（4）及时对易感人群和其他易受损害的人群采取应急接种、预防性投药、群体防护等措施。

（5）宣传突发公共卫生事件防治知识，提高公众的应对能力。

5）组成强有力的突发事件控制队伍　根据突发公共卫生事件应急处理要求，在突发事件应急处理指挥部的统一领导下，在突发公共卫生事件应急处理专业技术机构的指导下，紧急调集科研、防疫、医疗、公安、媒体等人员具体实施紧急措施。

6）开展突发公共卫生事件的科学研究工作　许多突发公共卫生事件具有突发、新发的特点，人们从来没有经历或认识，如SARS的发生与流行。只有通过科学研究才有可能更加清楚地了解事件的成因，制定有效的控制措施。因此，突发公共卫生事件发生后要动员各级医疗卫生单位、科研单位和高等院校联合进行科技攻关，为突发公共卫生事件的控制提供科学依据和技术保障。

7）保障相关医疗物资和其他物资的供给　突发公共卫生事件发生后，国务院有关部门和县级以上地方人民政府及其有关部门，应当保证突发公共卫生事件应急处理所需的医疗救护设备、救治药品、医疗器械等物资的生产、供应；铁路、交通、民用航空行政主管部门应当保证及时运送。

根据突发公共卫生事件应急处理的需要，突发公共卫生事件应急处理指挥部有权紧急调集人员、储备的物资、交通工具以及相关设施、设备。

（张青碧　甘仲霖　雷章恒）

扩展性知识2　自然灾害后预防流行性疾病工作的优先顺序

一、安全的水源、卫生条件、人员场所的安排

持续提供安全饮用水是大灾后最重要的一项防病措施。氯化物是可以广泛获得、廉价易用的药品。用它可以有效抑制水中的大多数病原菌。人员安置计划必须能够提供足够的水源，保证卫生条件，能满足每个人国际标准最低限的空间需要。

二、基础医疗护理条件的建立与恢复

最基本的医疗护理条件对疾病的预防、早期诊断和常见病治疗是至关重要的。同样重要的是提供进入二级和三级医护设施的渠道。以下一些措施可以减轻传染病的影响。

尽早诊断和治疗腹泻和急性呼吸道感染，特别是 5 岁以下的幼儿。在疟疾高发区，尽早诊断和治疗疟疾，发烧 24～66 h 内，采用以青蒿素为主的综合疗法来治疗恶性疟疾。

三、针对主要传染性疾病的医护和防治措施

正确的伤口清洁和护理措施：在灾后进行伤口处理时，应予以注射破伤风疫苗（恰当选择有破伤风免疫球蛋白的疫苗或没有破伤风免疫球蛋白的疫苗）。提供必要的药品，设置一个医疗应急箱，比如提供处理腹泻病的口服补液盐、治疗急性呼吸道感染的抗菌素等，积极预防气性坏疽感染。

传播卫生知识，健康教育的重点：养成好的洗手习惯，饮用煮沸水或消毒处理的水，安全的食物准备方式，早期诊治发热患者，在疟疾高发区，使用经杀虫剂处理过的蚊帐，采取与当地疾病流行情况相适应的传染病媒介控制措施。

四、建立健全早期监测预警系统

尽早发现有流行倾向的病例是迅速控制疫情的关键。应及早建立监测预警系统，发现疾病的暴发并监控当地重要的流行病。应基于对该传染病危险性的系统评估，医务工作者应该训练识别重点疾病，并且迅速向上级卫生部门汇报。为应对疾病暴发，要有能迅速进行化验采样、储存和运输样本的手段，以便进一步监测研究。

五、强化免疫

在灾前没有进行广泛接种的地区，大规模麻疹免疫和补充维生素 A 非常重要。对小于 15 岁人群接种覆盖率低于 90% 的区域，应该尽快进行大面积的麻疹疫苗接种。接种的优先年龄段为 6 个月至 5 岁，如果资源足够的话，可上至 15 岁。

六、预防疟疾和登革热

对疟疾需采取针对性的预防措施。在对当地实际情况进行广泛评估的基础上，应建立有效的预防措施，主要包括寄生虫类别和病原携带者控制。在恶性疟疾发病地区，应该免费提供以青蒿素为主的综合治疗。尽快发现发烧的病例，减少死亡人数。

对于登革热，主要的预防措施应该集中于对病原携带源的控制。在社区里，应进行卫生教育，应该重点动员民众消除蚊子的滋生地，具体来说，保证所有储水的器皿随时用盖子封闭。

清除和破坏有可能存水的器皿或残骸，比如瓶子、轮胎、罐子等。

（甘仲霖　张青碧　辜丽红）

扩展性知识 3　自然灾害中的疾病预防控制问题与技术

一、自然灾害类型、特点及对相关疾病发生及流行机制的影响

我国地跨寒带、温带、亚热带和热带，几乎每年都在不同地带发生自然灾害，且灾害种类多，发生频率高，季节性强，分布地域广，经济损失大，严重危胁人民群众健康及生命安全，造成巨大的经济损失和疾病流行。认识自然灾害的类型和特点，有利于做好各类传染病的预防与控制工作。我国常见自然灾害类型主要有洪涝、干旱、地震及地质灾害、台风和雨雪冰冻灾害等。

当自然灾害发生时，受灾地区的生活设施均受到不同程度的破坏，灾民安置点人口密集，往往可能造成水源污染，粪便、垃圾和腐烂变质的有机物质（包括牲畜尸体）得不到恰当处理，蚊蝇大量滋生，如不注意个人卫生和饮食卫生，受灾地区可能会发生霍乱、痢疾、伤寒、副伤寒等肠道传染病的暴发或流行。

（一）洪涝灾害

洪水泛滥，淹没了农田、房舍和洼地，灾区居民大规模的迁移；各种生物群落也因洪水淹没引起群落结构的改变和栖息地的变迁，从而打破了原有的生态平衡。野鼠向高地、村庄迁移，野鼠和家鼠的比例结构发生变化；洪水淹没村庄的厕所、粪池，大量的植物和动物尸体的腐败，引起蚊蝇等各种媒介滋生和各种害虫的聚集，引起水源污染、食品污染，易导致传染病流行。主要表现为：

1. 疫源地的影响

由于洪水淹没了某些传染病的疫源地，使啮齿类动物及其他病原宿主迁移和扩大，易引起某些传染病的流行，如出血热、血吸虫病等。

2. 传播途径的影响

洪涝灾害会改变生态环境，扩大了病媒昆虫滋生地，各种病媒昆虫密度增大，常导致某些传染病的流行。疟疾是常见的灾后疾病。另外洪水冲毁既往掩埋病死的动物尸体高地，引起人畜共患疾病，如炭疽、口蹄疫等。

3. 洪涝灾害导致人群迁移，引起疾病

由于洪水淹没或行洪，一方面使传染源转移到非疫区，另一方面使易感人群进入疫区，这种人群的迁移极易导致疾病的流行。其他如眼结膜炎、皮肤病等也可因人群密集和接触，增加传播机会。

4. 居住环境恶劣引起发病

洪水毁坏住房，灾民临时居住于简陋的帐篷之中，白天烈日暴晒易致中暑，夜晚着凉易感冒，年老体弱、儿童和慢性病患者更易患病。

5. 个体免疫力降低和精神心理压抑

免疫力降低，使机体对疾病的抵抗力下降，易发生传染病。另外，心情焦虑，情绪不安，精神紧张和心理压抑，影响机体的调节功能，导致一些非传染性疾病和慢性传染病增加发作机会，如肺结核、高血压、冠心病及贫血等都可因此复发或加重。

（二）旱灾

旱灾是一种非突发性的渐进性灾害，长期、大面积的严重干旱，会引起大面积人群的粮食、饮水短缺，饮用水质量下降，营养严重缺乏，健康状况急剧下降，加上灾期及灾后生活环境恶化，容易引发各种疾病如营养不良性疾病、中暑及传染病暴发流行等。

威胁灾区群众健康的首要问题是饮用水匮乏和食物短缺。救援工作除一般的救灾、济民、安抚工作外，重点是解决饮用水和食品卫生问题，加强人畜粪便、垃圾管理，防止发生食源性疾病和各类传染病。同时，加强健康教育，增强群众自我保健能力，做好救灾药品、器械、物资的供给工作。

（三）地震

地震造成生态环境破坏、人员伤亡严重、人的心理创伤、水源和食品污染、媒介生物滋生和传染病流行。

1. 生态环境破坏

（1）城市供电、供水系统中断，道路阻塞，群众不得不喝坑水、沟水、游泳池水等不洁饮用水，并生活于露天环境中。

（2）粪便、垃圾运输和污水排放系统及城市各项卫生设施普遍被破坏，造成粪便、垃圾堆积，苍蝇大量滋生。

（3）人员伤亡严重，由于受条件限制，许多尸体只能临时就地处置，在气温高、雨量多的情况下，尸体迅速腐败，产生恶臭，严重污染空气和环境。

（4）人员密集，居住拥挤，感染机会多，对传染病患者又缺乏隔离条件。

（5）当地各级医疗卫生设施遭到严重破坏，医疗救治和公共卫生资源匮乏。

2. 水源污染

（1）供水条件变化 地震后，城市集中式供水设施遭受严重破坏，供电与供水中断。农村山区因地震造成塌方堵塞形成的堰塞湖水质也存在污染问题。

（2）供水水质恶化 震后厕所倒塌，粪便垃圾污物大量堆积，下水道堵塞，尸体腐败等，都能污染水源，导致饮用水水质恶化。

3. 食品污染

灾民居住生活环境污染严重，缺乏洁净水、炊具和餐具；缺乏食品运输专用车；灾民家庭缺乏防止食品变质的条件；加之鼠害严重，容易造成食品污染；剩余食品再加热条件差，饮用开水困难，都容易引起食源性疾病和经接触传播的疾病的发生和流行。

灾后初期，由于食品供应暂时紧张，还会出现食物中毒的问题。如砸死或其他原因致死的畜禽被灾民食用；一些不法分子乘机将超期、变质和伪劣食品在灾区销售；灾区抛洒、丢弃的食品较多，这些食品存在被有毒、有害物质污染的可能性；灾区食品匮乏，人们采食野菜、野菇时，也可能发生中毒事件。

4. 媒介生物滋生

1）蝇类滋生 地震发生后，死亡的人和动物的尸体被掩埋在废墟下，还有大量的食物及其他有机物质。在温暖的气候条件下，这些有机成分会很快腐败，提供了蝇类滋生的条件。

2）蚊类滋生 地震造成建筑物（包括储水建筑与输水管道）大量破坏，自来水浸泡，特别是生活污水在地面上的滞留，为蚊类大量滋生提供条件。

3）鼠类增殖 由于地震造成大量的房屋破坏，一些鼠类原来不易侵入的房屋被损坏，废墟中遗留下来的食物使鼠类获得了大量繁殖的条件。

5. 传染病流行

地震后，由于饮用水供应系统破坏、食物短缺、居住环境被破坏等原因，极易导致肠道传染病和食物中毒的发生和流行。同时，由于人口迁移流动，干扰了一些正常免疫工作的开展，造成无免疫人群中某些传染病的发生和流行。

（四）台风

台风来势凶猛，范围广，破坏力强，对人伤害严重，伤害种类繁多复杂，如砸伤、压伤、摔伤、淹溺等，医疗救援要求紧迫，具体情况类似水灾、地震。同时需要排险、救困、消防、防爆等综合救援。

台风常常伴发洪涝水灾，对生活、生产、生态环境破坏严重，卫生救援的任务紧迫而繁重，具体情况类似水灾、地震。

（五）雨雪冰冻灾害

主要问题有冻伤、心脑血管病等慢性疾病的急性发作、食物中毒、非职业性一氧化碳中毒、急性呼吸道和肠道传染病和旅途精神疾患等。

二、自然灾害相关疾病的预防与控制技术

（一）自然灾害中常见肠道传染病的预防与控制技术

自然灾害发生后，往往会带来一些公共卫生问题，历史上屡见洪涝、地震、旱灾等自然灾害后，出现霍乱、伤寒、细菌性痢疾等肠道传染病暴发流行，发病和死亡人数远远超过灾害本身造成的人员伤亡。因此，灾后必须组织有效的卫生防疫工作，防止肠道传染病的暴发流行，实现灾后无大疫的目标。

1. 灾区肠道传染病的主要流行因素

灾害发生后，灾区水电设施遭到破坏，城市严重缺水，粪便、污物得不到及时清理，病原体污染水源、厕所等，造成环境污染；大量人畜死亡，尸体清理困难，腐烂发臭，蚊蝇滋生；卫生机构瘫痪，医疗服务不能满足当时的需求。因房屋倒塌，灾民集中居住，人与人接触的机会增加，自然环境因灾害遭到破坏，正常生活、生产秩序被打乱，当地群众机体抵抗力下降，上述种种原因有机会导致霍乱、细菌性痢疾、感染性腹泻等肠道传染病的

暴发流行。

2. 灾区肠道传染病的防控措施

1）开展应急监测和预警 灾害发生后，灾区卫生行政部门因地制宜地整合卫生资源，根据灾种、灾害范围、波及的人群、医疗机构受损情况以及当地原有肠道传染病发病情况，在灾区建立或完善肠道传染病疫情监测系统，确定监测内容、报告程序和方法，开展应急监测，实行日报告制度，每天分析疫情的动态趋势，及时向有关部门发出预警，为灾后肠道传染病的防控提供科学依据。

2）加强疫情报告

（1）常规病例报告：各级各类医疗机构或责任报告人发现霍乱、细菌性痢疾等疑似、确诊病例以及病原携带者，应在 2 h 内通过传染病疫情监测信息系统进行报告。

（2）突发公共卫生事件报告：

① 报告单位、程序和方式。获得突发公共卫生事件相关信息的责任报告单位和责任报告人，应当在 2 h 内以电话短信、微信或传真等形式向灾区属地预防与控制机构报告，具备网络直报条件的责任报告单位和责任报告人，同时进行网络直报，疾病预防与控制机构同时报告同级卫生行政部门。不具备网络直报条件的应采用最快的通信方式，或建立手机疫情报告系统上报属地疾病预防与控制机构。接到报告后，疾病预防与控制机构应对信息进行审核，确定真实性，2 h 内进行网络直报，同时以电话或传真的方式报告同级卫生行政部门。

② 报告内容。包括事件名称、类别、发生时间、地点、涉及的地域范围、人数、主要症状与体征、可能的原因、已采取的措施、事件的发展趋势、下一步工作计划等。整个事件发生、发展、控制过程的信息应形成初次报告、进程报告和结案报告。

3）及时有效处置疫情 灾区卫生行政部门组织疾病预防与控制、临床等人员及时赶赴疫情发生地，按照突发事件处置的原则和方法，积极查找危险因素，采取以隔离治疗患者和带菌者、"三管一灭一宣教"（即管理食品、水、粪便，灭蝇，健康教育）、消杀、预防服药和应急接种为主的综合性防控措施，按照"早、小、严、实"的工作原则，即"时间要早，范围要小，措施要严，落在实处"，在最短的时间内将疫情控制在最小的范围，防止疫情扩散和蔓延。

4）开展健康教育 在灾区开展预防肠道传染病的宣传工作，防止"病从口入"，重点向群众宣传不喝生水；食物要彻底煮熟，剩余食品食用前要彻底再加热，并趁热吃；不吃未煮熟的食物，可削皮、剥壳者除外；不吃腐烂变质食物，熟食品要有防蝇设备；接触排泄物后，应立即彻底洗手，不要随地大小便。灾区群众在肠道传染病流行季节不吃"大席"。正确使用消毒杀菌药品；告知群众出现腹泻症状时应及时就诊、自觉隔离；鼓励群众积极配合疫情调查以及消毒杀菌工作等。

5）评估 根据灾区肠道传染病发生的种类、数量、疫情发生的范围和影响、各项救灾防病工作的进展情况，对肠道传染病的总体防控措施、实施效果进行评估。根据评估结果，及时调整防控策略和措施，指导灾区的肠道传染病防控工作，减少肠道传染病的发生，及早控制肠道传染病。

（张春莲 李万伟 罗瀛宇）

扩展性知识4 自然灾害后疫情监测与防病基本措施

自然灾害发生后的最初阶段以人员抢救和伤员救治为主，此后，为了避免大灾后出现大疫，灾区公共卫生工作应随即全面展开，加强对疫情的监测和疾病的防控。监测是指连续、系统地收集疾病或其他健康事件的数据，经分析和解释后形成信息，并将这些信息分发给那些需要的人员和机构，以采取公共卫生措施和（或）评价所采取的措施的效果。灾后灾区的饮水、环境卫生很难保障，可能加大疫病发生和传播，加之灾中和灾后人群的大量流动，更使防病、防疫工作面临复杂多变的局面。因此，作为疾病预防控制工作者，必须以高度的责任心挑起防病防疫的重担。为了及时发现灾区和灾民中发生的传染病暴发和其他突发公共卫生事件苗头，迅速采取控制措施，应及时启动灾后应急疾病监测机制。

一、疫情监测与报告

（一）加强领导、完善机构、明确职责

受灾地区的各级政府要成立相应的救灾防病领导机构，明确领导负责人，协调各有关部门，动员全社会积极参与，齐心协力做好本辖区内传染病的预防和控制等各项工作。

在灾区前线救灾防病指挥部或指挥中心设立疾病监测组，负责应急疾病监测方案的具体设计、数据收集、数据分析解释和监测报告的撰写，向指挥部报送并向各灾区指挥分中心反馈监测信息。要组织制定救灾防病技术方案，指导救灾防病工作，组织医疗卫生人员深入灾区防病治病和进行技术指导，提供所需药械品种信息，组织生产所需生物制品。要做好控制疫情所需消毒、杀虫、灭鼠药械供应的协调联系工作，根据疫情发展趋势向新闻媒体提供指导性的健康教育资料，组织有关部门搞好环境卫生，组织群众适时开展以清理环境和消毒、杀虫、灭鼠为中心的爱国卫生运动。必要时，组织疫情监测数据分析会议，研判疫情形势，提出控制措施建议。

（二）监测病种和（或）临床症候群

根据灾害发生时的季节特点、地理区域特点、灾害程度、灾民数量及年龄结构特征、灾民安置方式以及当地既往传染性疾病谱和流行水平，确定应急监测病种和（或）临床症候群。监测病种和（或）临床症候群可根据救灾工作的发展进程和需要适时调整。

（三）报告人和报告方式

报告人一般应包括尚在运转的医疗机构、灾民安置点、固定和流动医疗点、医疗队的医师、现场疾病预防与控制专业人员。为了保证监测系统能够掌握每个灾民安置点的传染病或因病死亡发生情况，在未设固定医疗点的安置点，应指定人员每天在安置点询问了解疾病症状和发生人数等信息，向指定信息收集点报告。

在灾害的初期，可采用电话报告。待通信系统恢复后，可填报报表，用传真或电子邮件向指定的信息收集单位报告。

（四）报告内容和报告收集方式

报告内容可分两类，尚在运转的医疗机构除按传染病报告规范报告法定传染病病例和聚集性传染病事件外，各灾民安置点及固定、流动医疗队应进行传染病症状及死亡报告。

（1）发现鼠疫、霍乱、炭疽、疑似传染病相关死亡病例及疑似传染病聚集性病例时，应采用最快捷的方式立刻进行报告，其他传染病或症状报告，可每日报告或每半天向指定疫情收集单位报告 1 次。

（2）发生疾病，特别是不明原因疾病暴发，责任报告人应当以最快的通信方式向当地卫生防疫机构报告疫情（城镇应于 6 h 内，农村应于 12 h 内，以最快的方式报告当地县、乡卫生防疫站），省、自治区、直辖市卫生厅接到疫情报告后 6 h 内上报卫生部和中国预防医学科学院，同时，各级卫生行政部门应立即组织现场调查处理，迅速控制和扑灭疫情。

（3）疫情报告应包括疫情发生地点、单位、时间、发病（中毒）人数和死亡人数、发生原因以及所采取的措施、需要解决的问题等。

疫情报告的收集应由各指定疫情信息收集点负责。各指定疫情信息收集点的具体任务如下：

（1）各指定疫情信息收集点应确定联络人、联络电话、电子邮件地址，通报给各报告单位（尚在运转的医疗机构、灾民安置点医疗站、流动医疗队、流动和固定防疫队等）和报告人。

（2）各疫情收集点还要及时掌握各灾民安置点的灾民人数、年龄、性别结构数据、医疗和防疫队伍的基本信息。

（3）各疫情信息收集点收到疫情报告后，要随时向指挥分中心的应急监测组报告，分中心每日完成所辖灾区疫情信息汇总后，及时向指挥中心监测组报告。

（五）数据的汇总分析

指挥中心监测组指定的数据收集单位收到鼠疫、霍乱、炭疽、疑似传染病相关死亡及疑似传染病聚集性病例时，应立即向指挥分中心和指挥中心负责现场疫情控制的负责人报告。其他报告数据应每半天和全天汇总分析一次。

分析的主要指标包括分病种和症候群新发病人数、死亡人数、罹患率和死亡率，分年龄组的发病数、死亡数、罹患率和死亡率，发生地点，变化趋势等。

各灾区应做好疫情分析工作，预测疫情发展趋势。疫情分析应有时间比较，如当年各月比、各旬比、当年与去年同期比等，疫情分析还应有地区比较，如灾区与非灾区比等。此外，还应有发生原因的分析及对今后防治工作的建议。

（六）疫情监测的评估

疫情监测的评估是指对疫情报告与监测点工作质量的评估。评估内容包括监测信息在防治工作中发挥了哪些作用，例如发现了哪些隐患和疫情苗头，还有疫情报告的内容是否完整，报告及时程度，分析与预测的质量，重报、漏报、错报的程度，各级存留的技术档案是否完好，疫情报告是否按照规定的程序进行，疫情信息的反馈与利用程度如何等。

二、需要重点采取的疾病控制工作具体措施

（一）做好饮水卫生工作

自然灾害发生后，供水设施往往遭到破坏，停水、停电。由于环境遭到严重破坏，水源可能含有很多泥沙，浑浊度高；受人畜粪便、垃圾、尸体污染，各种杂物进入水体，使细菌滋生，水质感官性状恶化，被有毒物质污染，极易造成传染病的发生和流行。为了防止介水传染病的暴发流行，各地必须搞好饮水卫生工作。其主要内容是：

（1）选择与保护饮用水水源。

（2）做好临时性供水工作。

（3）做好重点防疫区域环境的消毒、杀菌和灭蚊、灭蝇、灭鼠工作，定期消毒、清理粪便、垃圾等，设专人负责卫生监督管理。

（4）使用有效的消毒剂，使用现场快速检验设备检验余氯等消毒剂余量、不能进行现场快速检验的水质指标应通过实验室检验。

（5）重点加强集中式安置点饮用水的卫生监督工作，根据水源水质情况安装必要的水处理设备。对分散式供水，要强化个体消毒，防止二次污染。

（6）尽快恢复饮用水日常监测工作，监测项目应考虑可能存在的典型污染物，确保饮水安全。

（二）食品卫生安全与预防食物中毒

灾区的食品卫生是预防肠道传染病和食物中毒的重要内容，食物中毒的发生与灾区食物的选择、加工方法、加工人员以及食品容器设备的卫生清洁状况有重要的关系。不卫生的食品除了能引起食物中毒外，还会传播痢疾、肝炎、霍乱、伤寒等传染病和人畜共患的传染病、寄生虫病，因此需要强化食品卫生监督管理。工作重点体现在以下方面：坚持食品卫生"全程控制"的原则；对救援食品的卫生监督和管理；对灾区原有食品的清挖整理与卫生质量鉴定和处理；对灾区在简易条件下生产经营的集体食堂和饮食业单位进行严格卫生监督，采取临时控制措施；加强食品卫生知识健康教育，以居民家庭预防食物中毒为主，让群众掌握如何正确加工食品；对食物中毒事件的正确处理。

（三）环境卫生

为确保大灾之后无大疫，灾区各地必须及时动员群众搞好环境卫生，其主要内容是：

1）做好水源保护和饮水消毒工作，供给安全卫生饮用水；搭建临时窝棚住所，使灾民有地方住；设置临时厕所、垃圾堆集点，做好粪便、垃圾的消毒、清运等卫生管理工作；按灾害发生地的实际情况妥善处理人和动物尸体。灾民临时集中地、分散住所、医疗点、救灾人员临时居住地等人群集中区域是环境卫生工作的重点区域。

2）对灾民临时住所的要求

（1）必须选择对人体安全有保障的场所或地点，尤其是灾民集中救助场所的选择，避免次生灾害的发生。

（2）选用轻质建筑材料，临时住所要能遮风防雨，同时应满足通风换气和夜间照明的要求。

（3）取暖做饭要注意安全，有人看管，防止一氧化碳中毒与火灾的发生。

（4）在临时居住地设定临时厕所，禁止随地大小便；设置垃圾、污水收集点；禁止在灾民集中居住场所内饲养畜禽。

（5）注意鼠、蚊、蝇等媒介生物密度，适时进行杀灭。

（6）构建临时厕所，强化粪便处理。

（7）做好垃圾和污水的收集与处理工作。

（四）消毒工作

由于灾害改变了人们的生活环境，群众长时间处于疲劳状态，抗病能力下降，因此，消毒工作显得特别重要，要特别重视食物、饮水、居住环境和手的消毒。

1. 消毒组织工作

（1）各级卫生防疫部门应有具体分工，做好消毒组织工作。应有专人负责保护水源和进行饮水消毒，同时要搞好环境卫生消毒。如果发生的是洪涝灾害，洪水退到哪里，环境清理和消毒工作就应做到哪里，对受淹的房屋、公共场所要分类做好卫生消毒工作。

（2）要有专人负责，做好消毒剂的集中供应、配制和分发工作，做好消毒常识宣传工作，组织群众实施消毒措施，并具体指导其正确使用。

2. 常用消毒方法

（1）加热消毒　既经济又方便，消毒效果好。加热消毒包括干热消毒和湿热消毒。

（2）化学消毒　应用含氯消毒剂消毒很常见，国内市售的含氯消毒剂大部分为粉剂，漂白精和优氯净已制成片剂，便于灾区计量使用。过氧化物类消毒剂如过氧乙酸、高锰酸钾、新洁尔灭、戊二醛等以其氧化作用杀灭病原微生物。

（五）病媒生物防制

（1）各级卫生防疫部门应有具体分工，做好蚊、蝇、蚤、蜱、鼠等病媒生物监测与防制的组织工作。

（2）要有专人负责，做好杀虫灭鼠药物的集中供应、配制和分发工作，做好蚊、蝇、蚤、蜱、鼠等病媒生物预防控制常识宣传，组织专业技术人员和群众实施。

（3）灾区病媒生物监测与控制原则

常规原则：病媒生物密度不高或未发生媒介相关疾病时，加强环境治理，辅以药物杀灭，加强个人防护。

应急原则：媒介生物密度过高或媒介生物性疾病流行期，应以化学防制为主，辅以个人防护和环境治理措施。

参照全国病媒生物监测方案，因地制宜地开展病媒生物监测工作。

（六）积极开展心理卫生服务

灾民普遍存在心理问题，但大多数人缺乏心理健康知识，特别是没有寻求心理服务的意识。开展以人群为基础的心理健康教育，有助于改善全体灾民的心理健康状况及防止灾后重症心理障碍的发生。

（1）在灾民安置点和学校，以讲课、座谈、宣传资料、娱乐等形式开展人群心理健康教育，传播心理健康与心理障碍相关知识，提高灾民识别灾后正常与非正常的心理变化的能力，消除人群对心理障碍的歧视与偏见，避免灾民对心理问题的忽视或过度焦虑。

（2）对教师、安置点医务人员和管理人员等进行培训，提高他们对心理障碍的识别能力，将需要进一步干预者及时介绍给精神科医师或经过认证的心理治疗师。

（韩知峡　夏　娇　罗瀛宇）

复习思考题

第2篇

选择题题型说明

A1 题型、A2 题型、A3 题型、B1 题型、B2 题型均为单选题，X 题型为多选题

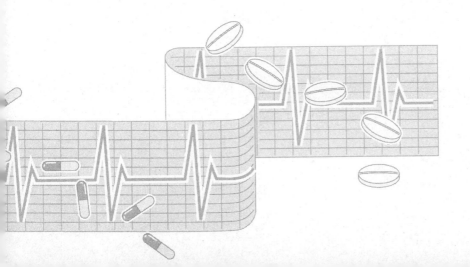

第6部分

医学统计学复习思考题

第1章 绪 论

【A1 题型】

1. 卫生统计工作的步骤为（　　）。

　　A. 统计研究调查、搜集资料、整理资料、分析资料

　　B. 统计资料收集、整理资料、统计描述、统计推断

　　C. 统计研究设计、搜集资料、整理资料、分析资料

　　D. 统计研究调查、统计描述、统计推断、统计图表

　　E. 统计研究设计、统计描述、统计推断、统计图表

2. 统计分析的主要内容有（　　）。

　　A. 统计描述和统计学检验　　　　　　　B. 区间估计与假设检验

　　C. 统计图表和统计报告　　　　　　　　D. 统计描述和统计推断

　　E. 统计描述和统计图表

3. 统计学中所说的样本是指（　　）。

　　A. 总体中有价值的一部分

　　B. 从总体中随便抽取的一部分

　　C. 研究者认为总体中有意义的一部分

　　D. 研究者认为能代表总体特征的部分

　　E. 依照随机原则抽取总体中有代表性的一部分

4. 下列说法正确的是（　　）。

　　A. 总体的指标称为参数

　　B. 样本一定具有随机性

　　C. 统计工作步骤中最重要的是分析资料

　　D. 概率是描述某现象发生的频度或强度的指标

　　E. 测定 60 名正常成年女性血小板数所得资料只能是计量资料

5. 下列有关新生儿特征的数据，属于计量资料的数据是（　　）。

　　A. 年龄、性别、身高　　　　　　　　　B. 年龄、性别、职业

C. 年龄、性别、出生体重   D. 年龄、身高、红细胞数

E. 性别、身高、出生体重

【B1 题型】

（6~8 题共用备选答案）

  A. 计量资料   B. 二项分类资料   C. 等级资料

  D. 无序多项分类资料   E. 还不能决定是计数资料还是计量资料

6. 以人为观察单位，每个人的红细胞沉降率（%）属于（   ）。

7. 以学生为观察单位，检查学生大便中蛔虫卵的有无属于（   ）。

8. 若以成年男性血红蛋白低于 120 g/L 为贫血，调查某地成年男性 1 000 人，记录每人是否患有贫血，最后清点结果，其中有 19 名贫血患者，981 名非贫血患者，则此资料为（   ）。

【B2 题型】

【案例】 某研究者对 2007 年某地成年男性的血压进行测量。

9. 该地成年男性的血压测量值属于（   ）。

  A. 计量资料   B. 二项分类资料   C. 多项分类资料

  D. 可看作计数资料，也可看作计量资料

  E. 不能决定是计量资料，还是计数资料

10. 若以舒张压＞12 kPa（90 mmHg）为高血压，调查该地有多少个高血压患者，该资料属于（   ）。

  A. 计量资料   B. 二项分类资料   C. 多项分类资料

  D. 可看作计数资料，也可看作计量资料

  E. 不能决定是计量资料，还是计数资料

（王金勇）

第 2 章 定量资料的统计描述

【A1 题型】

1. 宜用均数和标准差描述其分布特征的资料是（   ）。

  A. 正态分布   B. 任何分布   C. 对数正态分布

  D. 正偏态分布   E. 负偏态分布

2. 描述血清抗体滴度资料的平均水平宜选用（   ）。

  A. 均数   B. 中位数   C. 几何均数

  D. 标准差   E. 四分位数间距

3. 频数分布的两个重要特征是（   ）。

  A. 正态分布与偏态分布   B. 集中趋势与离散程度

C．总体与样本　　　　　D．正偏态与负偏态

E．样本均数与总体均数

4．变异系数越大，表示（　　）。

A．均数越大　　　　　B．样本含量越大　　　　　C．资料变异程度越大

D．资料变异程度越小　　E．均数的代表性越好

5．正态分布曲线下（$\mu-2.58\sigma$，$\mu+2.58\sigma$）范围内的面积（%）为（　　）。

A．90　　　　　B．95　　　　　C．97.5　　　　　D．99　　　　　E．99.5

6．某地拟制定正常学龄前儿童血铅值 99% 参考值范围，若正常学龄前儿童血铅含量服从近似对数正态分布，宜采用（　　）。

A．$\overline{X}+2.58S$

B．$\lg^{-1}(\overline{X}_{\lg X}+2.58S_{\lg X})$

C．$\overline{X}+S$

D．$\lg^{-1}(\overline{X}_{\lg X}+2.32S_{\lg X})$

E．$\overline{X}+2.32S$

7．正态分布有两个参数 μ 与 σ，（　　）相应的正态曲线的形状越扁平。

A．μ 越大　　　B．μ 越小　　　C．σ 越大　　　D．σ 越小

【A2 题型】

8．某疾病预防控制中心抽样调查了某地 100 名 10 岁男孩的生长发育情况，100 名男孩身高均数为 142.80 cm，标准差为 5.60 cm；体重均数为 28.20 kg，标准差为 5.60 kg。试比较两者的变异程度，下列结论正确的是（　　）。

A．身高变异程度大

B．体重变异程度大

C．身高与体重的变异程度相同

D．题中所给条件不足，无法判断

E．由于单位不同，无法比较两者的变异程度

【B1 题型】

（9～12 题共用备选答案）

A．P_{99}　　　　　B．$\overline{X}\pm1.64S$　　　　　C．$\overline{X}\pm1.96S$

D．$\overline{X}\pm2.58S$　　　　　E．$\lg^{-1}(\overline{X}_{\lg X}+1.64S_{\lg X})$

9．估计正常成人红细胞数的 95% 医学参考值范围宜采用（　　）。

10．估计正常成人身高的 99% 医学参考值范围宜采用（　　）。

11．估计正常成人尿汞值的 99% 医学参考值范围宜采用（　　）。

12．假定正常成人血铅含量服从对数正态分布，则估计其 95% 医学参考值范围宜采用（　　）。

【B2 题型】

【案例】某疾病预防控制中心抽样调查了某地 200 名正常人的发汞值，资料如表 2-1 所示：

表 2-1　某地 200 名正常人的发汞值频数分布

发汞值 /（μg/g）	人数
0.3～	28
0.7～	55
1.1～	45
1.5～	35
1.9～	12
2.3～	10
2.7～	7
3.1～	5
3.5～	2
3.9～4.3	1
合计	200

13. 描述该资料的集中位置，宜选用（　　　）。

　　A. 均数　　　　　　　　B. 中位数　　　　　　　　C. 标准差

　　D. 四分位数间距　　　　E. 变异系数

14. 描述该资料的离散程度，宜选用（　　　）。

　　A. 极差　　　　　　　　B. 四分位数间距　　　　　C. 方差

　　D. 标准差　　　　　　　E. 变异系数

15. 若计算发汞值的均数及中位数，则均数（　　　）。

　　A. 等于中位数　　　　　B. 大于中位数　　　　　　C. 小于中位数

　　D. 大于等于中位数　　　E. 小于等于中位数

（王金勇）

第 3 章　总体均数的估计和假设检验

【A1 题型】

1. 总体均数的 95% 置信区间的含义是（　　　）。

　　A. 总体 95% 的个体值在该区间内

　　B. 样本 95% 的个体值在该区间内

　　C. 平均每 100 个总体均数，有 95 个在该区间内

　　D. 平均每 100 个样本（样本含量相同）均数，有 95 个在该区间内

　　E. 在同一总体中重复抽 100 个样本（样本含量相同），有 95 个样本所得的区间包含总体均数

2. 关于标准误的叙述，错误的是（　　　）。

　　A. $S_{\bar{X}}$ 是样本均数的标准差

　　B. 反映样本均数抽样误差大小

　　C. 与 σ 成正比，与 $\sqrt{n}$ 成反比

D. 增加样本例数可以减小标准误

E. 其值越大, 用样本均数估计总体均数的可靠性越大

3. 关于 t 分布特征的叙述, 错误的是 ( )。

A. t 分布为单峰分布 　　B. t 分布曲线是一簇曲线

C. 以纵轴为对称轴, 左右对称

D. 自由度越大, 则 t 分布曲线越低平

E. 自由度为无穷大时, t 分布就是标准正态分布

4. 成组设计两样本均数比较, 经 t 检验差别有统计学意义时, p 值越小, 越有理由认为 ( )。

A. 两样本均数不同 　　　　　　　　　B. 两总体均数不同

C. 两样本均数差别越大 　　　　　　　D. 两总体均数差别越大

E. 样本均数与总体均数差别越大

5. 为了比较某新药与常规药治疗贫血的疗效, 将 80 名中度贫血的 10 岁男童按身高、体重相近原则配成 40 对。每对中随机抽取一人服用新药, 另一人服用常规药物。经过一定时间后, 测其血红蛋白增加量 (g/L)。假设新药组和常规药物组的血红蛋白增加量的差值服从正态分布, 应采用的假设检验方法为 ( )。

A. χ^2 检验 　　B. 配对 t 检验 　　C. 成组 t 检验

D. 配对设计差值的符号秩和检验

E. 成组设计两样本比较的秩和检验

【B1 题型】

（6～7 题共用备选答案）

A. 样本均数与总体均数比较的 t 检验 　　　　B. 配对 t 检验

C. 成组 t 检验

D. 配对设计差值的符号秩和检验

E. 成组设计两样本比较的秩和检验

6. 比较某市正常成年男性与女性的血红蛋白有无差异（假设男性和女性的血红蛋白的方差相等）, 应采用 ( )。

7. 比较某县正常成年男性的血红蛋白是否高于该省的正常水平, 应采用 ( )。

（8～9 题共用备选答案）

A. 点估计 　　B. 区间估计 　　C. 假设检验

D. 医学参考值范围 　　E. 样本均数的标准误

8. 随机抽取某市 100 名 10 岁女孩, 测得其体重均数为 35 kg, 若以一定概率估计该市 10 岁女孩体重的总体均数, 宜采用 ( )。

9. 评价某市一位 6 岁男童的身高是否正常, 宜参考 ( )。

【B2 题型】

【案例 1】 某研究者欲了解某市正常成年男性和女性的红细胞总体平均水平有无差异, 随

机抽样测定了该市 40 名正常成年男性和 40 名正常成年女性的红细胞数，算得均数分别为 $4.68 \times 10^{12}/L$ 和 $4.16 \times 10^{12}/L$，标准差分别为 $0.57 \times 10^{12}/L$ 和 $0.31 \times 10^{12}/L$。

10．该资料类型和设计类型分别是（　　）。

　　A．定量，配对　　　　　B．定量，成组　　　　　C．分类，配对

　　D．分类，成组　　　　　E．等级，成组

11．若男性和女性红细胞数的总体方差相等，欲比较男性和女性的红细胞数总体平均水平有无差异，宜选用（　　）。

　　A．χ^2 检验　　　　　B．配对 t 检验　　　　　C．成组 t 检验

　　D．配对设计差值的符号秩和检验

　　E．成组设计两样本比较的秩和检验

12．取双侧 $\alpha = 0.05$，若假设检验结果 $p < 0.01$，则可认为该市正常成年男性和女性的红细胞数（　　）。

　　A．无差异　　　　　　　B．有差异　　　　　　　C．有很大差异

　　D．差异无统计学意义　　E．差异有统计学意义

【案例 2】某医师为了解 A、B 两药疗效有无差别，将某病患者随机分为两组，分别用 A、B 两药治疗，测得治疗前后的红细胞沉降率（mm/h），见表 3-1（假定 A、B 两药各自治疗前后的血沉之差服从正态分布且方差相等）。

表 3-1　A、B 两药治疗某病时的红细胞沉降率　　　　　　　　mm/h

	序号	1	2	3	4	5	6	7	8	9	10
A 药	治疗前	33	30	27	32	30	29	27	28	31	29
	治疗后	29	26	24	29	28	25	22	24	28	25
	序号	11	12	13	14	15	16	17	18	19	20
B 药	治疗前	30	30	31	32	27	28	31	30	31	30
	治疗后	27	23	26	23	26	23	21	28	24	27

13．比较 A、B 两药各自治疗前后是否有效，宜采用（　　）。

　　A．χ^2 检验　　　　　B．配对 t 检验　　　　　C．成组 t 检验

　　D．配对设计差值的符号秩和检验

　　E．成组设计两样本比较的秩和检验

14．比较 A、B 两药疗效有无差别时，该资料类型和设计类型分别是（　　）。

　　A．分类，配对　　　　　B．分类，成组　　　　　C．定量，配对

　　D．定量，成组　　　　　E．定量，既有配对又有成组

15．比较 A、B 两药疗效是否有差别，宜采用（　　）。

　　A．χ^2 检验　　　　　B．配对 t 检验　　　　　C．成组 t 检验

　　D．配对设计差值的符号秩和检验

　　E．成组设计两样本比较的秩和检验

（郭利军　刘林华）

第4章 方 差 分 析

【A1 题型】

1. 完全随机设计与随机区组设计方差分析的 SS 及自由度各分解为（　　）部分。

　　A. 2，2　　　　　　B. 2，3　　　　　　C. 2，4　　　　D. 3，3　　　　E. 3，2

2. 完全随机设计资料的方差分析，必然有（　　）。

　　A. $SS_{组间} > SS_{组内}$　　　　　　　　　　　B. $MS_{组间} < MS_{组内}$

　　C. $MS_{总} = MS_{组间} + MS_{组内}$　　　　　　D. $SS_{总} = SS_{组间} + SS_{组内}$

　　E. $SS_{组间} \neq SS_{组内}$

3. 完全随机设计方差分析中的组间均方是表示（　　）的统计量。

　　A. 表示抽样误差大小

　　B. 表示某处理因素的效应作用大小

　　C. 表示某处理因素的效应和随机误差两者综合影响的结果

　　D. 表示随机因素的效应大小

　　E. 表示个体差异和测量误差

4. 完全随机设计的单因素方差分析中，当 $p < 0.05$ 时，可认为（　　）。

　　A. 各样本均数都不相等　　　　　　　　B. 各总体均数不等或不全相等

　　C. 各总体均数都不相等　　　　　　　　D. 各总体均数相等

　　E. 各样本均数不等或不全相等

5. 完全随机设计的方差分析中，若 $SS_{组间} > SS_{组内}$，则（　　）。

　　A. $F > 1$　　　　　　　B. $F \neq 1$　　　　　　C. $MS_{组间} > MS_{组内}$

　　D. $MS_{组间} \neq MS_{组内}$　　E. 尚不能做出结论

6. 在随机区组设计的方差分析中，$\nu_{区组}$ 等于（　　）。

　　A. $\nu_{总} - \nu_{组间}$　　　　　B. $\nu_{总} - \nu_{组内}$　　　　C. $N - 1$

　　D. $\nu_{总} - \nu_{组间} - \nu_{组内}$　　E. $\nu_{总} - (\nu_{组间} - \nu_{组内})$

7. 完全随机设计方差分析的 H_1 是（　　）。

　　A. $\bar{x}_1 \neq \bar{x}_2 \cdots \neq \bar{x}_k$　　　　　　　　B. $\bar{x}_1$、$\bar{x}_2$、$\cdots$、$\bar{x}_k$ 不全相等

　　C. $\mu_1 \neq \mu_2 \cdots \neq \mu_k$　　　　　　　D. μ_1、μ_2、$\cdots$、μ_k 不全相等

　　E. σ_1、σ_2、$\cdots \sigma_k$ 不全相等

8. 随机区组设计要求（　　）。

　　A. 区组内个体差异小，处理组间差异大

　　B. 区组内没有个体差异，处理组间差异大

　　C. 区组内个体差异大，处理组间差异小

　　D. 区组内没有个体差异，处理组间差异小

　　E. 区组间应随机化

9. 多组均数两两比较时，采用多次 t 检验不用 q 检验，则（　　）。

　　A. 结果更可信　　　　　B. 结果等价　　　　　C. 增大假阳性的概率

D. 增大假阴性的概率　　　E. 减小假阳性的概率

（朱俊洁）

第5章　分类资料的统计描述

【A1 题型】

1. 以下关于相对数的说法，不正确的是（　　）

　　A. 相对比是两个有联系的指标之比

　　B. 常用相对数包括率、构成比与相对比

　　C. 虽然率与构成比的意义不同，但性质相近，经常可以混用

　　D. 计算相对数时要求分母要足够大

2. A 地 2011 年乙型肝炎发病人数占同年传染病发病人数的 38.5%，这是一种（　　）指标。

　　A. 率　　　　　　B. 构成比　　　　　C. 发病率　　　　D. 时点患病率

3. 计算某地某年胃癌发病率，其分母应为（　　）。

　　A. 该地体检人数　　　　　　　　　　　B. 该地年平均就诊人数

　　C. 该地年平均人口数　　　　　　　　　D. 该地平均患者人数

4. 在以下描述中，不是相对比的是（　　）。

　　A. 某医院医师人数与护士人数之比

　　B. 某医院医护人员总数与病床数之比

　　C. 某医学院男生人数与女生人数之比

　　D. 某医学院男生人数与男生平均身高

5. 一种新的治疗方法可以延长生命，但不能治愈其病，则（　　）。

　　A. 该病发病率将增加　　　　　　　　　B. 该病患病率将增加

　　C. 该病患病率将减少　　　　　　　　　D. 与患病率和发病率均无关

6. 某地区某种疾病在某年的发病人数为 a_0，以后历年为 $a_1, a_2, \cdots, a_n$，则该疾病发病人数的年平均发展速度为（　　）。

　　A. $\dfrac{a_0 + a_1 + \cdots + a_n}{n+1}$　　　　　　　　B. $\sqrt[n+1]{a_0 \times a_1 \times a_n}$

　　C. $\sqrt[n]{\dfrac{a_n}{a_0}}$　　　　　　　　　　　　　　D. $\sqrt[n]{\dfrac{a_n}{a_0}} - 1$

7. 在使用相对数时，容易犯的错误是（　　）。

　　A. 将构成比当作率看待　　　　　　　　B. 将构成比当作相对比看待

　　C. 将率当作构成比看待　　　　　　　　D. 将率当作相对比看待

8. 某项关于某种药物的广告声称："在服用本制剂的 1 000 名上呼吸道感染的儿童中，有970 名儿童在 72 h 内症状消失。"据此推断此药治疗儿童的上呼吸道感染是非常有效的，可以推广应用。这项推论是（　　）。

　　A. 不正确，因所做的比较不是按率计算的

　　B．不正确，因未设对照组或对比组

　　C．正确，因为比较的是症状消失率

　　D．正确，因为有效率达到 97.0%

9．在实际工作中，容易发生把构成比当作率分析的错误，主要原因是由于（　　）。

　　A．构成比指标与率的计算方法一样

　　B．构成比较率容易计算

　　C．构成比指标用得最多

　　D．计算构成比的原始资料较率容易得到

10．某医院收集到某病患者 200 人，其中城镇居民 180 人，农村居民 20 人，则结论为（　　）。

　　A．该病好发于城镇居民　　　　　　　　　B．该病好发于农村居民

　　C．该病发病特点无地区差异　　　　　　　D．尚不能得出结论

11．经调查得知甲、乙两地的冠心病粗死亡率均为 45/10 万，按年龄构成标化后，甲地冠心病标化死亡率为 48/10 万；乙地为 40/10 万，因此可以认为（　　）。

　　A．甲地年龄别人口构成较乙地年轻

　　B．乙地年龄别人口构成较甲地年轻

　　C．甲地冠心病的诊断较乙地更准确

　　D．甲地年轻人患冠心病较乙地多

12．某市交警部门统计了近 5 年的交通事故情况，发现 70% 以上的交通事故发生于中速行驶状态。造成这一现象的原因可能是（　　）。

　　A．中速行驶时更易发生交通事故　　　　　B．交警部门信息统计错误

　　C．中速行驶的车辆比较多　　　　　　　　D．以上都不正确

13．要比较甲、乙两厂某工种工人某种职业病患病率的高低，采取标准化法的原理是（　　）。

　　A．假设甲、乙两厂的工人数相同

　　B．假设甲、乙两厂患某种职业病的工人数相同

　　C．假设甲、乙两厂某工种工人的工龄构成比相同

　　D．假设甲、乙两厂某种职业病患病率相同

14．某市高中男生近视率为 70%，女生近视率为 76%，已知该市高中生男生比女生更多，则以下列出的该市高中生近视率可能正确的是（　　）。

　　A．73%　　　　　B．72%　　　　　C．74%　　　　　D．以上皆有可能

15．对率的标准化法理解不正确的是（　　）。

　　A．校正后得到的标化率能更好地反映实际水平

　　B．样本间存在不同的内部构成，标准化的实质是去除研究因素以外的混杂因素

　　C．由于被比较因素会受到内部构成的影响，当两组资料的内部构成明显不同时，资料具有不可比性

　　D．标准化法的目的是均衡两组资料混杂因素的影响水平，增强可比性

（王金勇　王宇婵）

第6章 分类资料的统计推断

【A1 题型】

1. 已知某高校学生近视的患病率为50%，从该高校随机抽取3名学生，其中3人均患近视的概率为（　　）。

    A．0.125　　　　B．0.375　　　　C．0.25　　　　D．0.5

2. 率的标准误的计算公式是（　　）。

    A．$\sqrt{p(1-p)}$　　　　　　　　　　　　B．$\dfrac{p(1-p)}{n}$

    C．$\sqrt{\dfrac{p}{n-1}}$　　　　　　　　　　　D．$\sqrt{\dfrac{p(1-p)}{n}}$

3. 以下说法正确的是（　　）。

    A．两个样本率的比较可用 Z 检验，也可用 χ^2 检验

    B．两个样本均数的比较可用 Z 检验，也可用 χ^2 检验

    C．对于多个率或构成比的比较，Z 检验可以替代 χ^2 检验

    D．对于两个样本率的比较，χ^2 检验比 Z 检验可靠

4. 当四格表的周边合计数不变时，如果某格的实际频数增大，则其理论频数（　　）。

    A．增大　　　　B．减小　　　　C．不变　　　　D．不确定

5. 四格表的自由度（　　）。

    A．不一定等于1　　　　　　　　　　　B．一定等于1

    C．等于行数 × 列数　　　　　　　　　D．等于样本量 -1

6. 对于总合计数 n 为200的4个样本率的资料做 χ^2 检验，其自由度为（　　）。

    A．199　　　　B．196　　　　C．3　　　　D．1

7. χ^2 值的取值范围（　　）。

    A．$-\infty < \chi^2 < +\infty$　　　　　　　　B．$0 < \chi^2 < +\infty$

    C．$\chi^2 \geqslant 1$　　　　　　　　　　　　D．$-\infty \leqslant \chi^2 \leqslant 0$

8. 用5个样本率做比较，$\chi^2 > \chi^2_{0.01,4}$，则在 $\alpha = 0.05$ 检验水准下，可认为（　　）。

    A．5个样本率各不相同　　　　　　　　B．至少有两个样本率有差别

    C．各总体率均不等　　　　　　　　　　D．各总体率不全等

9. 四格表资料的卡方检验无须校正，应满足的条件是（　　）。

    A．总例数大于40　　　　B．理论频数大于5

    C．实际频数均大于1　　　D．总例数大于40且理论频数均大于或等于5

10. R×C 列联表 χ^2 检验时，如果某些格子的理论频数太小，以下处理方式中最好的是（　　）。

    A．增大样本含量，以达到增大理论频数的目的

    B．删去理论频数太小的各自所对应的行或列

    C．将理论频数太小的行或列合并，使相应的实际频数相加

D．采用四格表连续性校正的公式进行校正

11．从甲、乙两篇论文中，查到同类研究的两个率比较的四格表资料以及 χ^2 检验结果，甲论文 $\chi^2 > \chi^2_{0.01,1}$，乙论文 $\chi^2 > \chi^2_{0.05,1}$。若甲、乙两论文的样本含量相同，则可认为（　　）。

  A．两论文结果基本一致   B．甲论文结果更可信

  C．乙论文结果更可信   D．甲、乙论文两总体差别大

12．下列不能用卡方检验的是（　　）。

  A．多个均数的比较   B．多个率的比较

  C．多个构成比的比较   D．单样本分布的拟合优度检验

【B2 题型】

【案例】 用两种方法检查已确诊的乳腺癌患者 120 名，甲法检出率为 85%，乙法检出率为 75%，两法一致的检出率为 65%。

13．整理为四格表后，表中 d（两法均无检出者）为（　　）。

  A．6   B．12   C．24   D．42

14．比较甲、乙两法检出率有无差异应选择的统计方法是（　　）。

  A．完全随机设计的方差分析   B．四格表资料 χ^2 检验

  C．配对设计 χ^2 检验   D．行 × 列表资料 χ^2 检验

15．比较两法检出率有无差异，应选用的公式为（　　）。

  A．$\chi^2 = \sum \dfrac{(A-T)^2}{T}$ B．$\chi^2 = \dfrac{(b-c)^2}{b+c}$

  C．$\chi^2 = \dfrac{(\,|b-c\,|-1)^2}{b+c}$ D．$\chi^2 = \dfrac{(\,|ad-bc|-n/2)^2 n}{(a+b)(c+d)(a+c)(b+d)}$

（杨　慧）

第 7 章　秩 和 检 验

【A1 题型】

1．两随机样本比较的秩和检验要求的条件是（　　）。

  A．计量资料   B．两总体均服从正态分布

  C．两总体方差相等   D．两样本例数要足够大   E．以上均不做要求

2．采用秩和检验与采用 t 检验比较两随机样本，则（　　）。

  A．秩和检验比 t 检验好   B．检验效能相同

  C．t 检验比秩和检验好   D．应根据资料决定优劣

  E．以上均不对

3．在配对秩和检验中，如有两个差值为 0，则编秩时（　　）。

  A．不考虑 0   B．其平均秩次为 1.5，分别编为 +1.5 和 −1.5

  C．分别编为 2 和 −2   D．分别编为 1 和 −1

  E．以上均不对

4．两随机样本比较的秩和检验中，如相同秩次太多，应对统计量 u 做校正，校正结果使（　　）。

  A．u 值增大，P 值减小   B．u 值增大，P 值增大

  C．u 值减小，P 值增大   D．u 值减小，P 值减小

  E．视具体资料而定

5．在秩和检验中，统计量 T 与 p 的关系是（　　）。

  A．T 落在界值范围内，则 p 小于相应概率

  B．T 落在界值范围内，则 p 大于相应概率

  C．T 落在界值范围外，则 p 大于相应概率

  D．T 落在界值范围上，则 p 大于相应概率

  E．T 与 p 无关

6．两随机样本比较的秩和检验，$n_1=9$，$n_2=10$，编秩时有问题的选项是（　　）。

  A．$T_1=80.0$，$T_2=110.0$ B．$T_1=60.5$，$T_2=80.5$

  C．$T_1=75.0$，$T_2=115.0$ D．$T_1=45.5$，$T_2=144.5$

  E．$T_1=90.5$，$T_2=99.5$

7．有 9 对数据的某配对资料经秩和检验，得 $T_+=16.5$，经查表得 $T_{0.01,9}$ 为 1～44，$T_{0.05,9}$ 为 5～44，$T_{0.1,9}$ 为 8～37，则下列结果正确的是（　　）

  A．$p<0.01$ B．$p<0.05$ C．$p<0.10$

  D．$p>0.10$ E．p 值不能确定

【B1 题型】

（8～10 题共用备选答案）

  A．χ^2 检验   B．t 检验   C．秩和检验 D．$M_d=0$ E．$\mu_d=0$

8．配对设计资料的秩和检验的 H_0 假设是（　　）。

9．属于参数统计方法的是（　　）。

10．样本含量均为 20 的两随机样本，数据分别为 1.3 ± 5.6、2.2 ± 15.8，欲比较两样本有无差异，应采用（　　）。

（陈大杰）

第 8 章　直线相关与回归分析

【A1 题型】

1．已知 $r=1$，则一定有（　　）。

  A．$b=1$ B．$s_Y=0$ C．$s_{Y.X}=0$ D．$a=0$ E．$s_Y=s_{Y.X}$

2．直线回归方程中，若自变量（X）乘以一个不为 0 或 1 的常数，则（　　）。

  A．截距改变   B．回归系数改变   C．两者都改变

  D．两者都不改变   E．以上情况都有可能

3. 经拟合得到 X 对 Y 的回归方程后，需对回归方程做假设检验，其目的是对 ( ) 做出统计推断。

　A．样本回归系数　　　　B．总体回归系数　　　　C．资料的正态性

　D．总体均数　　　　　　E．变量的分布

【A2 题型】

4. 某人计算了甲组资料的相关系数为 r_1，检验得 $p<0.05$，乙组资料的相关系数为 r_2，检验得 $p<0.01$，则可以认为 ( )。

　A．甲组资料两变量间密切程度比乙组资料高

　B．乙组资料两变量间密切程度比甲组资料高

　C．很难说哪一组资料两变量间密切程度高

　D．至少能说明两组资料两变量间的密切程度不一样

　E．以上均不正确

5. 某医师根据有 10 对数据的某资料求出其回归方程为 $\hat{Y}=10.562+0.465X$，且 X 与 Y 的相关系数 $r=0.867$。现原始数据已经丢失，问提供 ( )，就可以判断上述回归方程是否有统计意义。

　A．至少 8 对 (X, Y)　　　B．F 界值表　　　　C．χ^2 界值表

　D．r 界值表　　　　　　　E．H 界值表

【B1 题型】

(6～8 题共用备选答案)

　A．$\beta=0$　　　B．$\rho=0$　　　C．$r=1$　　　D．$r=0$　　　E．$r\neq0$

6. 相关系数假设检验的 H_0 假设是 ( )。

7. 当残差平方和为 0 时，则一定有 ( )。

8. 当绘制 X 与 Y 的散点图时发现图形呈椭圆状，则有 ( )。

【B2 题型】

【案例】 某人欲研究 X 与 Y 有无线性关系，搜集了 20 对 (X, Y)。

9. 下列说法错误的是 ( )。

　A．应先绘制两变量的散点图　　　　　　B．应分析两变量的正态性

　C．无须从专业上考虑分析的合理性

　D．应先做相关分析，再考虑回归分析

　E．做相关分析发现有统计学意义，也可认为两变量间有回归关系

10. 拟合 X 与 Y 的回归方程时需利用最小二乘法原理，该原理是 ( )。

　A．各观测点距直线的纵向距离相等

　B．各观测点距直线的纵向距离平方和最小

　C．各观测点距直线的垂直距离相等

　D．各观测点距直线的垂直距离平方和最小

　　E．各观测点距直线的纵向距离最小

11．X 与 Y 的相关系数 r 假设检验的自由度为（　　）。

　　A．20　　　　　　B．19　　　　　　C．39　　　　　　D．18　　　　　E．38

（朱俊洁）

第 9 章　统 计 图 表

【A1 题型】

1．关于统计表的制作，不正确的叙述是（　　）。

　　A．统计表不用竖线和斜线分隔表、标目和数据

　　B．统计表的标题放在表的上方

　　C．统计表包含的内容越多越好

　　D．统计表一般用纵标目和横标目说明数字的意义和单位

2．统计表中资料暂缺或未记录时，其空缺处通常用（　　）表示。

　　A．—　　　　　　B．…　　　　　　C．0　　　　　　D．什么也不写

3．关于统计图的制作，正确的叙述是（　　）。

　　A．统计图的标题放在图的上方　　　　　　B．条图的纵轴必须从零开始

　　C．线图中的线条越多越好　　　　　　　　D．直方图的组距不必相等

4．为表示某地近 10 年来新生儿死亡率的变化情况，宜绘制（　　）。

　　A．普通线图　　　B．直方图　　　C．条图　　　D．圆图

5．为表示 15 岁男孩身高与体重的关系，宜绘制（　　）。

　　A．条图　　　　　B．复式条图　　　C．散点图　　　D．普通线图

6．表示某调查人群中 A、B、O、AB 四种血型的构成情况，宜选用（　　）。

　　A．条图　　　　　B．面积图　　　C．线图　　　D．圆图

7．直方图适用于（　　）。

　　A．双变量资料　　　　　　　　　　　　B．连续性变量的频数表资料

　　C．各自独立的分类资料　　　　　　　　D．构成比资料

8．条图适用于（　　）。

　　A．双变量资料　　　　　　　　　　　　B．连续性变量的频数表资料

　　C．各自独立的分类资料　　　　　　　　D．构成比资料

9．比较某地两个年份几种传染病的发病率可用（　　）。

　　A．构成比条图　　　　　　　　　　　　B．复式条图

　　C．线图　　　　　　　　　　　　　　　D．圆图

10．欲比较两地 20 年来冠心病和恶性肿瘤死亡率的上升速度，最好选用（　　）。

　　A．普通线图　　　B．直方图　　　C．条图　　　D．半对数线图

（宋正蕊　王金勇）

第7部分

流行病学复习思考题

第10章 绪 论

【A1 题型】

1．流行病学研究疾病的范围是（　　　）。

　　A．传染病　　　　　　　　B．流行病　　　　　　C．非传染病

　　D．各种疾病和健康状况　 E．以上都不对

2．流行病学研究可分为（　　　）。

　　A．描述性研究、分析性研究和理论性研究

　　B．观察性研究、实验性研究和理论性研究

　　C．描述性研究、分析性研究和实验性研究

　　D．观察性研究、分析性研究和理论性研究

　　E．观察性研究、描述性研究和实验性研究

3．（　　　）不是流行病学的特征。

　　A．群体特征　　　　　　　　　　　　　B．以分布为起点的特征

　　C．预防为主的特征　　　　　　　　　　D．对比的特征

　　E．以治疗疾病为主的特征

4．描述流行病学包括（　　　）。

　　A．横断面调查、队列研究、监测

　　B．横断面调查、生态学研究、疾病监测

　　C．观察法、实验法、数理法

　　D．横断面调查、生态学研究、社区干预

　　E．横断面调查、队列研究、病例对照研究

5．（　　　）不是流行病学与临床医学的区别。

　　A．流行病学以人群为研究对象，而临床医学以个体为研究对象

　　B．流行病学以描述疾病和健康的分布为起点并分析决定分布因素，而临床医学从个体的症状、体征和各种理化检查入手以作出临床诊断

　　C．流行病学以预防疾病和促进健康为目的，而临床医学以治疗疾病为目的

D．从学科特征上讲，流行病学具有宏观性，而临床医学属于微观范畴

E．流行病学主要研究传染病的特征，而临床医学的重心在非传染病

6．流行病学中的群体是指（　　）。

　　A．有典型症状的患者　　　　　　　　　　B．无症状的健康人

　　C．在一定范围内的人群，可以小到一个家庭，大到全人类

　　D．传染病患者　　　　　　　　　　　　　E．病原携带者

7．流行病学的研究对象是（　　）。

　　A．疾病　　　　　　　　B．患者　　　　　　　C．人群

　　D．健康人　　　　　　　E．亚临床型患者

8．流行病学与临床医学的区别在于流行病学（　　）。

　　A．在群体水平上研究疾病现象　　　　　　B．研究疾病的病因学

　　C．提供诊断依据　　　　　　　　　　　　D．不涉及药物治疗

　　E．不研究疾病预后

9．关于流行病学，说法正确的是（　　）。

　　A．从个体的角度研究疾病和健康状况及其影响因素

　　B．只研究传染病的流行和防治

　　C．只研究慢性病的危险因素

　　D．研究人群中疾病和健康状况的分布及其影响因素

　　E．只研究疾病的防制措施

10．流行病学研究的观察法与实验法的根本区别在于（　　）。

　　A．设立对照组　　　　B．不设立对照组　　　C．是否采取人为的干预措施

　　D．盲法　　　　　　　E．统计学检验

11．流行病学研究的主要用途是（　　）。

　　A．进行统计学检验　　B．探讨病因与影响流行的因素及确定预防方法

　　C．研究疾病发生概率　　D．研究疾病的死亡情况

　　E．研究疾病的临床表现

12．流行病学的主要研究方法是（　　）。

　　A．实验室方法　　　　　　　　　　　　　B．临床诊治方法

　　C．现场调查与现场实验观察研究方法　　　D．临床诊治与统计学方法

　　E．统计学方法

13．流行病学研究主要解决的问题是（　　）。

　　A．疾病分布及影响分布的因素　　　　　　B．疾病的防制措施

　　C．疾病病因　　　　　　　　　　　　　　D．增进人群健康的策略

　　E．以上都对

14．（　　）不是流行病学的主要用途。

　　A．病因的探索　　　　B．预防措施的效果评价　　C．临床疗效研究

　　D．人群患病情况分析　　E．补充临床观察之不足

15．关于流行病学的描述，正确的是（　　）。

A．流行病学从分子水平认识疾病

B．流行病学从基因水平认识疾病

C．流行病学从群体水平认识疾病

D．流行病学从细胞水平认识疾病

E．流行病学从个体水平认识疾病

16．关于流行病学研究方法的叙述，错误的是（　　）。

A．人群现场是流行病学主要的实验室

B．理论流行病学研究又称数理流行病学研究

C．分析性研究可人为控制研究条件

D．流行病学研究可应用于疾病的诊断及预后评价

E．病例对照研究可提供病因线索

17．国内目前广泛接受的流行病学定义为（　　）。

A．研究传染病在人群中的分布及其影响因素的学科

B．研究非传染病在人群中的分布及其影响因素的学科

C．研究慢性病在人群中的分布和影响分布的因素，以及防制对策的学科

D．研究疾病和健康状况在人群中的分布及防制对策的学科

E．流行病学是研究疾病和健康状态在人群中的分布及其影响因素，以及制定和评价预防、控制和消灭疾病及促进健康的策略与措施的科学

18．流行病学的主要用途有（　　）。

A．研究疾病的病因

B．研究人群的健康状况，作出"群体诊断"

C．研究疾病的防制策略和措施

D．评价疾病的防制效果

E．以上均是

19．关于流行病学，不正确的是（　　）。

A．可用来研究疾病完整的自然史　　　　B．以个体为研究的落脚点

C．可以用于探讨原因未明疾病的病因　　D．可以评价疫苗的预防效果

E．可以为卫生决策提供素材

【B1 题型】

（20～22 题共用备选答案）

A．普查　　　　　　B．抽样调查　　　　　C．队列研究

D．现患调查　　　　E．生态学研究

20．流行病学的描述性研究不包括（　　）。

21．（　　）属于流行病学的分析性研究。

22．以人群为单位开展的流行病学研究是（　　）。

（饶朝龙）

第 11 章　疾病的分布

【A1 题型】

1．流行病学分布的概念是指疾病在（　　）。

　　A．年龄、性别、职业上的分布　　　　　B．时间、地区、人群的分布

　　C．季节、地区、人群的分布　　　　　　D．年龄、性别、季节上的分布

　　E．以上答案都不对

2．疾病流行是指（　　）。

　　A．某病发病率虽然低，但在该地区或人群中常年不断

　　B．某种疾病的发病数明显超过往年同期发病数

　　C．罹患率大于 10/1 000

　　D．呼吸系统疾病的季节性升高

　　E．某病发病率与前几年相似

3．描述一个人群中某种疾病的频率指标，最常用的三个指标为（　　）。

　　A．发病率、死亡率、病死率　　　　　　B．发病率、死亡率、患病率

　　C．发病率、死亡率、感染率　　　　　　D．发病率、患病率、生存率

　　E．死亡率、患病率、续发率

4．当一种新疗法只能延长寿命而不能治愈该病时，（　　）。

　　A．该病的患病率会降低　　　　　　　　B．该病的发病率会升高

　　C．该病的患病率会升高　　　　　　　　D．该病的患病率会降低

　　E．该病的发病率和患病率均降低

5．可通过（　　）来测量人群中患病的危险性。

　　A．发病率　　　　　　B．病死率　　　　　　C．患病率

　　D．罹患率　　　　　　E．发病率除以患病率

6．某病的病死率指的是（　　）。

　　A．每 10 万人口的粗死亡率

　　B．某病患者中因该病死亡的百分比　　　C．特殊原因引起的某病死亡率

　　D．某病在所有死因中的比例　　　　　　E．任何疾病的死亡结局

7．某病患病率是指（　　）。

　　A．某病新发病例数 / 同期暴露人口数

　　B．某病曾患病的总人数 / 同期平均人口数

　　C．某病新旧病例数 / 同期平均人口数

　　D．所有疾病患病人数 / 年平均人口数

　　E．某病新发病例数 / 同期平均人口数

8．疾病的发病率下降，主要是由于（　　）。

　　A．医疗水平提高的结果　　　　　　　　B．诊断水平提高的结果

　　C．治愈率提高的结果　　　　　　　　　D．预防医学水平提高的结果

E．新药物的使用

9．流行曲线是根据流行期间发病者的（ ）绘制而成。

A．暴露日期 B．发病日期 C．诊断日期 D．报告日期 E．住院日期

10．一个地区数十年已无某病的发生，一旦再次传入，其发病表现为（ ）。

A．职业性人群发病率高

B．各年龄人群发病率均高，差异无显著性

C．医务人员发病率高 D．婴幼儿发病率高 E．以上都对

11．移民流行病学研究疾病与（ ）的关系。

A．遗传因素与环境因素 B．移民对疾病的影响

C．病原体 D．宿主因素 E．移民中疾病的流行

【A2 题型】

12．在 200 名血吸虫患者中，120 名有游泳戏水的历史，据此可以推断（ ）。

A．游泳戏水是血吸虫最主要的感染方式

B．该组血吸虫患者中，60% 有游泳戏水的历史

C．游泳戏水引起的血吸虫病发病率为 60%

D．避免在疫水中游泳戏水可使 60% 的人不患血吸虫病

E．游泳戏水得血吸虫病的可能性较其他途径高 60%

13．某地交警统计，高速公路发生车祸的司机 65% 都是酒后驾车。因此，认为酒后驾车是高速公路发生车祸的主要原因，该结论（ ）。

A．正确

B．不正确，因为比较不是在率的基础上

C．不正确，因为没有比较组

D．不正确，因为没有进行显著性检验

E．不正确，因为患病率代替了发病率

【B1 题型】

（14～17 题共用备选答案）

A．大流行 B．散发 C．季节性 D．暴发 E．流行

14．某地区某种疾病的发病率明显超过历年的散发发病率水平，则认为该病（ ）。

15．我国发生的严重急性呼吸综合征（SARS）很快波及许多省市（ ）。

16．某地区有 40 万人，伤寒发病率经常维持在 10/10 万左右，今年该地区发生 30 例伤寒，这种情况属于（ ）。

17．2008 年 5 月，简阳市某小学有大批学生发生不明原因的腹泻，这种发病情况称为（ ）。

【B2 题型】

【案例】某社区有 100 000 人，1997 年全死因死亡 1 000 人。共发现结核病例 300 人，其中男性 200 人，女性 100 人，全年死于结核病 60 人，其中 50 人为男性。

18. 该社区粗死亡率为（　　）。

    A. 300/100 000 B. 60/1 000   C. 10/1 000   D. 100/1 000

19. 1997年男性结核病的死亡专率为（　　）。

    A. 0.5/1 000   B. 25%   C. 50/300   D. 以上资料不能计算

20. 结核病的病死率为（　　）。

    A. 6%   B. 20%   C. 2%   D. 由上述资料不能计算

21. 1997年结核病死亡专率为（　　）。

    A. 60/100 000 B. 300/100 000 C. 50/1 000   D. 20%

（王良君）

第12章　现况调查

【A1 题型】

1. 现况调查研究的目的不包括（　　）。

    A. 描述疾病和健康状况

    B. 观察某疗法的远期疗效

    C. 描述疾病的人群分布

    D. 描述某种因素与疾病之间的关系

    E. 进行疾病监测，早期发现患者

2. 有人利用体检资料分析了不同职业人群高血压病的患病情况，这属于（　　）。

    A. 描述流行病学   B. 分析流行病学   C. 实验流行病学

    D. 理论流行病学   E. 队列调查

3. 一个地区通过首次高血压普查，可计算出当地的（　　）。

    A. 高血压发病率   B. 高血压罹患率   C. 高血压患病率

    D. 高血压病死率   E. 家庭续发率

4. 进行现况研究时，调查时间通常确定在（　　）。

    A. 一年内   B. 若干年内   C. 短时期内或某个时点

    D. 间隔一定时间重复一次   E. 对时间没有要求

5. 普查适用于（　　）。

    A. 发病率低的疾病   B. 诊断手段复杂的疾病   C. 没有有效治疗方法的疾病

    D. 发病率高或诊断手段简单、预后良好的疾病   E. 任何疾病

6. 描述性流行病学研究的统计频率指标是（　　）。

    A. 患病率   B. 期间患病率 C. 发病率   D. 死亡率   E. 病死率

7. 现况研究的类型包括（　　）。

    A. 暴发调查、个案调查   B. 暴发调查、抽样调查

    C. 普查、抽样调查   D. 普查、筛查   E. 随访、筛查

8. 整群抽样的优点是（　　）。

　　A．便于组织、节约人力、物力　　　　　　B．抽样效率高

　　C．抽样误差小　　　　D．资料分析简单　　E．统计效能高

9．适用于抽样调查的是（　　　）。

　　A．为了发现某病全部病例并提供相应治疗

　　B．为早期发现癌症患者以降低其死亡率

　　C．欲调查的人群人数很少

　　D．欲知道某地一定时间内某病的患病情况

　　E．要了解各种疾病的常年发病情况

10．关于普查的目的，不正确的是（　　　）。

　　A．早期发现病例　　　B．检验病因　　　　C．了解疾病的分布

　　D．为病因研究提供线索　　　　　　　　　E．普及医学知识

11．描述流行病学研究与病因的关系是（　　　）。

　　A．提出初步病因假说　　B．验证病因假说　　C．病因统计学推断

　　D．病因与疾病因果推断　　　　　　　　　E．确定因果关系

12．生态学研究最基本的特征是（　　　）。

　　A．以群体为单位　　　B．提供病因假设　　C．评估人群干预措施的效果

　　D．分析暴露与疾病的关联　　　　　　　　E．可以了解某疾病的动态变化

13．普查妇女乳腺癌时，测量疾病的频率指标应选用（　　　）。

　　A．发病率　　　　　　B．发病专率　　　　C．罹患率

　　D．时点患病率　　　　E．期间患病率

14．临床医师进行社区诊断时最常使用的流行病学调查方法是（　　　）。

　　A．个案调查　　B．典型调查　　　C．现况研究　　D．生态学研究　E．暴发调查

15．进行现况研究时，正确的说法是（　　　）。

　　A．可计算出发病率　　B．需要设立对照组进行比较

　　C．可以发现因果联系　　D．可以计算出现患率　　E．可以验证病因假设

16．欲了解某病在某地区的危害状况，进行现况调查时宜选用（　　　）。

　　A．普查　　　　　　　B．抽样调查　　　　C．典型病例调查

　　D．住院病例调查　　　E．个案调查

17．为研究老年人的糖尿病患病率，拟进行抽样调查，（　　　）不是抽样调查中决定样本含量的因素。

　　A．预期现患率　　　　B．调查者的数量　　C．容许误差

　　D．检验水准　　　　　E．α

18．综合描述疾病"三间分布"的最经典的流行病学方法是（　　　）。

　　A．出生队列研究　　　B．横断面研究　　　C．移民流行病学

　　D．血清流行病学　　　E．遗传流行病学

19．某市为调查本月流感发病情况，选择 n 名居民为观察对象，观察期内有 m 人发病，其中有 q 人感染了两次，则期间流感的发病率为（　　　）

　　A．m/n　　　　B．n/m　　　　C．$(m+q)/n$　D．$m/(n-q)$　E．$n/(m-q)$

20．现况调查中常见的偏倚不包括（   ）。

A．失访偏倚 　　　B．无应答偏倚 　　　C．调查对象引起的偏倚

D．测量偏倚 　　　E．调查员偏倚

【A2 题型】

21．某调查机构对某工厂 2 500 名男性职工做初次体检，按冠心病标准分组，每三年复查一次，以发现该病的患病者，逐次计算各组的现患率，这种研究属于（   ）。

A．前瞻性队列研究 　　B．实验性研究 　　　C．临床实验研究

D．横断面研究 　　　E．队列研究

【B1 题型】

（22～25 题共用备选答案）

A．系统抽样 　　　B．分层抽样 　　　C．整群抽样

D．多阶段抽样 　　　E．单纯随机抽样

22．按照一定的顺序，机械地每隔一定数量抽查一个观察单元进入样本的抽样方法称为（   ）。

23．抽样误差最小的方法是（   ）。

24．大型流行病学调查中常用（   ）。

25．在一个城市进行小学生体质健康状况的调查时一般采用（   ）。

（朱俊洁　熊　伟　王金勇）

第 13 章　病例对照研究

【A1 题型】

1．病例对照研究中匹配过度会造成（   ）。

A．对研究结果无影响 　　B．高估影响因素的作用 　　C．低估研究因素的作用

D．降低研究效率 　　　E．提高研究效率

2．在病例对照研究中，（   ）最佳。

A．死亡病例 　　　B．现患病例 　　　C．新发病例

D．死亡和现患病例 　　　E．死亡和新发病例

3．一项病例对照研究中，某研究因素的 OR 值的 95% 置信区间为 0.3～0.75，那么该研究因素可能为（   ）。

A．危险因素 　　　B．保护因素 　　　C．混杂因素

D．无关因素 　　　E．以上均不是

4．以医院为基础的病例对照研究，最常见的偏倚是（   ）。

A．信息偏倚 　　B．混杂偏倚 　　　C．选择偏倚 　　D．测量偏倚 　　E．失访偏倚

5．关于病例对照研究，不正确的是（   ）。

　　A．属于观察法　　　　　B．适用于常见病　　　　C．由果及因

　　D．能计算 OR 值　　　　E．需设立对照组

6．在配比病例对照研究中，采用 1 : M 配比方法，M 的取值一般不超过（　　）。

　　A．2　　　　　　B．3　　　　　　C．4　　　　　　D．5　　　　　　E．6

【A2 题型】

7．在 500 名病例与 500 名对照的配对病例对照研究中，有 400 名病例和 100 名对照有暴露史，OR 值为（　　）。

　　A．1.8　　　　B．16　　　　　C．20　　　　　D．10　　　　　E．无法计算

8．在研究口服避孕药与心肌梗死的关系时，因怀疑年龄是混杂因素，因此只选择 35～45 岁的妇女作为研究对象，这种控制混杂偏倚的方法是（　　）。

　　A．限制　　　　　　　　B．匹配　　　　　　　　C．随机化抽样

　　D．便于资料分析　　　　E．盲法收集资料

9．为研究新生儿黄疸的病因，某研究者选择了 100 例确诊为新生儿黄疸病例，同时选择了同期同医院确诊没有黄疸的新生儿 100 例，然后查询产妇的分娩记录，了解分娩及产后的各种暴露情况，这种研究是（　　）。

　　A．病例对照研究　　　　B．队列研究　　　　　　C．实验研究

　　D．临床随访　　　　　　E．现场调查研究

10．用病例对照研究方法探讨口服避孕药引起心肌梗死的危险时，可选作对照的是（　　）。

　　A．高血压患者　　　　　B．乳腺增生患者　　　　C．脑血管意外患者

　　D．腹泻患者　　　　　　E．子宫肌瘤患者

11．一项雌激素与子宫内膜癌关系的配对病例对照研究，病例与对照共 63 例，病例组与对照组两组均有雌激素暴露史者 27 对，两组均无暴露史者 4 对，病例组有暴露史而对照组无暴露史者 29 对，其余为对照组有暴露而病例组无暴露史者。OR 为（　　）。

　　A．10.67　　　　B．9.67　　　　C．2.24　　　　D．1.24　　　　E．4.47

（王金勇　　刘振中）

第 14 章　队　列　研　究

【A1 题型】

1．在进行某病的队列研究中，最初选择队列组成是（　　）。

　　A．患疾病的人　　　　　B．未患该病的人　　　　C．具有该病家族史的人

　　D．具有所要调查该因素的人　　　　　　　　　　E．不具有所要调查该因素的人

2．前瞻性队列研究和回顾性队列研究的主要区别在于（　　）。

　　A．样本含量不同　　　　B．研究目的不同　　　　C．观察的起点不同

　　D．研究的疾病种类不同　　E．观察暴露与结局的时间顺序不同

3．队列研究最大的优点是（　　）。

    A．对较多的人进行长期随访　　　　　　B．发生偏倚的机会少

    C．较直接地验证病因与疾病的因果关系　D．较易控制混杂因子

    E．研究结果常能代表全人群

4．相对危险度是（　　）。

    A．暴露组发病率或死亡率与非暴露组发病率或死亡率之比

    B．暴露组发病率或死亡率与非暴露组发病率或死亡率之差

    C．病例组有某因素的比例与对照无某因素比例之比

    D．病例组有某因素的比例与对照组无某因素比例之差

    E．以上都不是

5．下列有关队列研究的叙述，错误的是（　　）。

    A．属于分析性研究　　　　B．暴露与疾病在时间上必须是前瞻性的

    C．一般需要计算人年　　　D．随访期间还需要继续收集有关暴露的资料

    E．观察终点就是观察终止时间

【A2 题型】

6．从 1945 年至 1975 年，对青年石棉作业工人 500 人和当地居民 1 000 人进行观察，结果前者发生肺癌 20 例，后者发生肺癌 4 例，这种性质研究属于（　　）。

    A．病例对照研究　　　B．队列研究　　　　　C．实验性研究

    D．横断面研究　　　　E．对比研究

7．1945 年 8 月，美军在日本广岛和长崎分别爆炸了一颗原子核后，科研人员于 20 世纪 50 年代开始研究射线照射与白血病的关系，并进行了长期的调查研究（1945—1965 年），这种研究属于（　　）。

    A．现况研究　　　　　B．历史队列研究　　　C．病例对照研究

    D．前瞻队列研究　　　E．双向队列研究

【B2 题型】

【案例】有研究者对吸烟与心血管疾病的关系做如下研究，观察吸烟者发生心血管疾病的发病率是 300/10 万人年，不吸烟者的发病率是 100/10 万人年，总人群的心血管发病率是 150/10 万人年。

8．该研究是（　　）。

    A．比较研究　　　　　B．暴露优势比研究　　C．队列研究

    D．病例对照研究　　　E．描述性研究

9．该研究可计算的相对危险度是（　　）。

    A．3　　　　　B．2　　　　　C．6　　　　　D．2/3　　　　　E．1/3

10．根据该研究得出的 AR，其含义是（　　）。

    A．200/10 万人年，吸烟人群较一般人群所增加的疾病发生数量

    B．200/10 万人年，吸烟人群较不吸烟人群所增加的疾病发生数量

    C．66.7%，吸烟人群中归因于吸烟所致心血管疾病的百分比

D．50/10 万人年，吸烟人群较一般人群所增加的疾病发生数量

E．50/10 万人年，一般人群归因于吸烟所增加的疾病发生数量

（朱俊洁　梁海荣）

第 15 章　实验流行病学

【A1 题型】

1．在实验流行病学研究中，实验组与对照组人群的不同之处在于（　　）。

A．目标人群不同　　　　B．调查方式不同　　　　C．干预措施不同

D．观察指标不同　　　　E．分析方法不同

2．适宜作为流行病学实验研究的对象是（　　）。

A．依从性较低的人群　　B．对疾病不易感的人群　　C．脆弱人群

D．发病率较低的人群　　E．可从研究中受益的人群

3．不属于流行病学实验研究的试验是（　　）。

A．治疗试验　　B．自然试验　　　C．预防性试验　　D．干预试验　　E．社区试验

4．分析性和实验性流行病学方法的基本区别是（　　）。

A．病例需经公认的标准加以诊断

B．需计算样本量

C．同时对病例和对照进行调查

D．由研究者决定哪一组接受某项研究措施，哪一组作为对照

E．以上都不是

5．评价人群疫苗接种效果最关键的指标是（　　）。

A．安全性　　　　B．接种后反应率　　C．临床表现　　D．保护率　　　E．抗体水平

6．流行病学实验研究最常见的分析指标是（　　）。

A．发病率、患病率、病死率　　　　　　B．发病率、治愈率、保护率

C．发病率、死亡率、病死率　　　　　　D．发病率、有效率、续发率

E．发病率、流行率、罹患率

7．（　　）流行病学研究可以随机分组。

A．现场试验　　　　　　B．队列研究　　　　　　C．横断面研究

D．病例对照研究　　　　E．个案调查

8．脊髓灰质炎活疫苗现场试验结果表明：接种疫苗组儿童脊髓灰质炎的发病率是 16/10 万，接受安慰剂组儿童的发病率是 57/10 万，因此该疫苗的效果指数是（　　）。

A．72%　　　　B．0.28　　　　C．72　　　　D．3.6　　　　E．41

【A2 题型】

9．某药物治疗高血压患者 100 例，观察 1 个疗程 1 个月，服药后 70% 患者血压降至正常且无不良反应，正确的结论是（　　）。

A．该药有效

B．很难下结论，因为观察时间太短

C．样本太小，不能下结论

D．尚不能下结论，没有进行统计学检验

E．不能做结论，因未设平行可比对照

【B1 题型】

（10～12 题共用备选答案）

A．在易感儿童中进行疫苗接种的效果观察

B．在碘缺乏地区进行碘盐的实验和对照组实验

C．在医院评价某种新疗法的效果

D．在流行性脑膜炎流行区儿童广泛进行中草药制剂漱口的预防效果观察

E．孕妇抽烟情况对新生儿发育影响的观察

10．属于临床试验的是（　　）。

11．属于现场试验的是（　　）。

12．属于社区试验的是（　　）。

（王金勇）

第 16 章　偏倚控制及病因推断

【A1 题型】

1．因果关联是指（　　）。

A．暴露 - 疾病有较强的统计学关联

B．暴露 - 疾病分类资料存在相关

C．暴露 - 疾病排除偏倚后的关联

D．暴露 - 疾病有时间先后的无偏关联

E．暴露 - 疾病有时间先后的直接关联

2．在流行病学研究中，偏倚的种类包括（　　）。

A．入院率偏倚、选择偏倚和信息偏倚

B．失访偏倚、选择偏倚和混杂偏倚

C．选择偏倚、回忆偏倚和混杂偏倚

D．选择偏倚、信息偏倚和测量偏倚

E．选择偏倚、信息偏倚和混杂偏倚

3．队列研究最常见的偏倚是（　　）。

A．混杂偏倚　　　　B．信息偏倚　　　　C．失访偏倚

D．选择偏倚　　　　E．入院率偏倚

4．某个（些）因素的存在掩盖或夸大了研究因素与疾病之间的真实联系，称为（　　）。

A．信息偏倚　　　　　B．失访偏倚　　　　　C．混杂偏倚

D．选择偏倚　　　　　E．随机误差

【A2 题型】

5．某人报道 450 名一氧化碳中毒儿童，这些病例的 70% 是无外婆或外婆不在一起生活的，于是他们推断儿童照顾不佳与发生一氧化碳中毒有联系（　　）。

A．该推论不正确，未做显著性检验

B．该推论不正确，因未设对照

C．该推论不正确，因未用率表示

D．该推论不正确，因样本有偏差

E．以上答案均不正确

6．对某大城市 20～25 岁妇女进行宫颈癌现患率普查，调查发现，在服用口服避孕药者中，宫颈癌的发病率为 5/10 万，而未服用者为 2/10 万，差异具有统计学显著性（$p<0.05$）。据此研究者确定，服用口服避孕药是引起宫颈癌的危险因素。此结论（　　）。

A．正确，率的差异具有显著性

B．正确，调查基于普查人群

C．不正确，因为没有进行年龄标化

D．不正确，因为本研究无法确定暴露与发病的时间关系

E．不正确，因为没有关联指标。

7．某研究者对女性被动吸烟与乳腺癌的关系进行研究，随机选取现患乳腺癌患者 300 人（年龄 40～65 岁），同时在健康体检人群中选取同一年龄段并且职业相同的女性 400 名进行调查。采用这种方法选择样本人群的目的及方法是（　　）。

A．控制年龄和职业的混杂偏倚，限制

B．控制年龄和职业的选择偏倚，限制

C．控制年龄和职业的混杂偏倚，匹配

D．控制年龄和职业的选择偏倚，匹配

E．方便调查，限制纳入标准

【B1 题型】

（8～11 题共用备选答案）

A．选择偏倚　　　　　B．观察偏倚　　　　　C．混杂偏倚

D．选择偏倚和混杂偏倚　E．失访偏倚

8．进行配比研究可减少（　　）。

9．用住院患者做研究对象易发生（　　）。

10．调查者事先知道谁是病例、谁是对照，易发生（　　）。

11．进行分层分析可减少（　　）。

【B2 题型】

【案例】20 世纪 70 年代初期，我国出现了一组原因未明的脑炎，散发于全国各地区，受

累人数超过 2 万，1976 年将其命名为"散发性脑炎"。为探明病因，做了以下研究：①病前相关事件暴露率调查：病例调查发现病例病前服用咪唑类驱虫药的比例为 47.2%，病毒感染 22.8%，毒物接触 5.7%，精神刺激 4.9%。②采用 1∶1 配比病例对照研究，结果服用咪唑类驱虫药物史 $OR = 7.25, p < 0.05, 95\%CI (3.34 \sim 16.40)$。③对治愈的首次患"散发性脑炎"212 名病例进行长期随访，观察再发情况，随访结果如下：第二次自服咪唑类驱虫药，17 人复发率 100%；195 名未再服用该类药物者复发率为 0。

12. 针对第 1 项研究的初步分析结果，正确的说法是（　　）。

    A. 驱虫药、病毒感染、毒物接触和精神刺激是散发性脑炎的充分病因

    B. 不能获得病因线索，因为没有一种因素是所有患者共有的

    C. 可以获得病因结论，因为服咪唑类驱虫的暴露率最高，所以服咪唑类驱虫药是"散发性脑炎"的病因

    D. 提示服咪唑类驱虫药可能是"散发性脑炎"的病因，但还需要分析性研究加以验证

    E. 上述说法均不正确

13. 可以为该病因研究提供暴露和疾病关联强度证据的研究是（　　）。

    A. 第 1 项研究   B. 第 2 项研究   C. 第 3 项研究

    D. 第 2 项和第 3 项研究   E. 第 1 项和第 2 项研究

14. 从病因推断必须达到的标准判断，上述三个研究的病因验证强度最强的是（　　）。

    A. 第 1 项研究   B. 第 2 项研究   C. 第 3 项研究

    D. 第 2 项和第 3 项研究   E. 第 1 项和第 2 项研究

（王金勇　查雨欣）

第 17 章　筛检和诊断试验

【A1 题型】

1. 关于筛查的概念，正确的是（　　）。

    A. 应用可靠、可行的诊断方法，从表面上无病的人群中查出某病的阳性者和可疑阳性者

    B. 应用快速、简便的实验或其他方法，从表面上无病的人群中查出某病的阳性者和可疑阳性者

    C. 应用先进、可靠的诊断方法，从表面上无病的人群中确诊出某病的阳性者

    D. 应用简便的实验、检查和其他方法，从表面上无病的人群中查出某病的阳性者和可疑阳性者，并与标准诊断方法比较

    E. 应用简便的实验、检查和其他方法，从经治疗的人群中查出某病的阳性者和可疑阳性者，再进行巩固治疗

2. 反映筛检真实性的指标不包括（　　）。

    A. 灵敏度   B. 特异度   C. 假阳性率   D. 假阴性率   E. 比值比

3．筛检的可靠性的含义是（　　　）。

 A．指在相同条件下重复试验获得相同结果的稳定程度

 B．指在相同条件下测量值和真实值的吻合程度

 C．指在不同条件下测量值和真实值的吻合程度

 D．指在不同条件下重复试验获得相同结果的稳定程度

 E．指在不同条件下重复试验获得不同结果的稳定程度

4．反映筛检效益的指标是（　　　）。

 A．患病率 B．假阳性率 C．假阴性率 D．预测值 E．约登指数

5．筛检中联合试验采用串联时的结果判定是（　　　）。

 A．全部结果阴性定为阴性   B．全部结果阳性定为阳性

 C．只要一项结果阴性定为阴性   D．只要一项结果阳性定为阳性

 E．以上均不全面

6．关于筛检试验的叙述，正确的是（　　　）。

 A．筛检试验的假阴性率即为误诊率

 B．筛检试验的假阳性率即为漏诊率

 C．筛检试验的假阴性率即为漏诊率

 D．筛检试验的灵敏度是筛选试验真阴性率

 E．筛检试验的特异度是真阳性率

7．影响诊断试验的阳性结果预测值的主要因素是（　　　）。

 A．灵敏度 B．重复性 C．患病率 D．受检人数 E．可靠性

【A2 题型】

8．假定某病的患病率为 10‰，用某项灵敏度为 80%、特异度为 90% 的筛检试验检查 1 000 人的人群，则误诊人数为（　　　）。

 A．99   B．198   C．2   D．891   E．107

9．某社区人口为 1 万人，现拟用血糖试验（≥7.0 mmol/L）来筛检糖尿病。假设该社区人群糖尿病患病率为 10%。其中有 80 例糖尿病患者血糖浓度≥7.0 mmol/L，7 900 例非患者血糖＜7.0 mmol/L，则该试验的约登指数为（　　　）。

 A．不能计算，因为没有患者人数

 B．不能计算，因为没有非患者人数

 C．能计算，因为具备条件

 D．能计算，因为计算约登指数不需要患者和非患者人数

 E．不能计算，因为不知道试验的灵敏度和特异度

【B1 题型】

（10～13 题共用备选答案）

 A．灵敏度、特异度都高   B．灵敏度、特异度都低

 C．灵敏度高 D．特异度高 E．误诊率低

10. 在实际筛检工作中，一般来说应当要求 .（　　）。

11. 对漏诊后果严重的病，要求筛选试验（　　）。

12. 筛检阳性后进一步确诊和治疗费用高，要求筛检方法（　　）。

13. 为尽量发现患者，在制定筛检方法标准过程中，常采用（　　）。

（14～18题共用备选答案）

　　A．灵敏度　　　　　　　　B．特异度　　　　　　　　C．A＋B

　　D．灵敏度升高，特异度降低　　　　　　　　　　　　E．灵敏度降低，特异度升高

14. 真阳性率就是（　　）。

15. 真阴性率就是（　　）。

16. （　　）用来评价试验的真实性。

17. 系列试验与单一试验比较，（　　）。

18. 平行试验与单一试验比较，（　　）。

（19～23题共用备选答案）

　　A．并联试验　　　　　　　B．串联试验　　　　　　　C．可靠性

　　D．阳性预测值　　　　　　E．阴性预测值

19. 一系列试验中所有试验均为阳性，其结果才判为阳性（　　）。

20. 一系列试验中任何一试验呈阳性，其结果即判为阳性（　　）。

21. 运用同一方法在相同条件下重复多次试验得到相同结果的程度（　　）。

22. 受试者试验结果阳性时，患该病的可能性（　　）。

23. 受试者试验结果阴性时，无该病的可能性（　　）。

（24～26题共用备选答案）

　　A．高灵敏度　　　　　　　B．高特异度　　　　　　　C．高阳性预测值

　　D．高约登指数　　　　　　E．高稳定性

24. 对于一些严重疾病，如能早期诊断可获得较好治疗效果的，则要求试验具有（　　）。

25. 对于治疗效果不理想，且确诊及治疗费用又较昂贵的疾病，则要求试验具有（　　）。

26. 当误诊和漏诊的重要性相同时，则要求诊断试验具有（　　）。

【B2 题型】

【案例】应用一种筛检乳腺癌的试验，活检证实患有乳腺癌的 1 000 名妇女和未患乳腺癌的 1 000 名妇女，检查结果：患癌组中有 900 名阳性，未患癌组中有 200 名阳性。

（27～32题共用备选答案）

　　A．90%　　　　　　　　　B．80%　　　　　　　　　C．10%

　　D．20%　　　　　　　　　E．900/1 100　　　　　　F．800/900

27. 该试验的灵敏度是（　　）。

28. 该试验的特异度是（　　）。

29. 该试验的阳性预测值是（　　）。

30. 该试验的阴性预测值是（　　）。

31. 该试验的漏诊率是（　　）。

32. 该试验的误诊率是（   ）。

（王金勇　崔　琰）

第18章　传染性疾病的预防与控制

【A1 题型】

1. 从病原体侵入机体到出现临床症状的这段时间称为（   ）。
   A. 传染期　　　　B. 潜伏期　　　　C. 非传染期　　D. 隔离期　　　E. 检疫期

2. 传染期是指（   ）。
   A. 患者排出病原体的整个时期　　　　　　B. 患者的整个病程
   C. 患者的潜伏期＋恢复期　　　　　　　　D. 患者的临床症状期
   E. 自排出病原体到完全康复的整个时期

3. 决定患者隔离期限的重要依据是（   ）。
   A. 有无临床症状　　　　B. 能否排出大量病原体　　C. 活动范围的大小
   D. 疾病的传染期　　　　E. 疾病的潜伏期

4. 对甲类传染病接触者隔离的时限是（   ）。
   A. 开始接触之日算起，相当于该病的最长潜伏期
   B. 最后接触之日算起，相当于该病的平均潜伏期
   C. 开始接触之日算起，相当于该病的平均潜伏期
   D. 最后接触之日算起，相当于该病的最短潜伏期
   E. 最后接触之日算起，相当于该病的最长潜伏期

5. 接触者的留验、检疫和医学观察时限，取决于疾病的（   ）。
   A. 传染期　　　B. 恢复期　　　C. 临床症状期　　D. 潜伏期　　　E. 隔离期

6. 传染源是指（   ）。
   A. 体内有病原体的人
   B. 体内有病原体的人和动物
   C. 体内有病原体繁殖的人和动物
   D. 体内有病原体繁殖并能排出病原体的人和动物
   E. 能排出病原体的人

7. 病原携带者作为传染源的意义大小，更重要取决于（   ）。
   A. 排出病原体数量　　　　　　　　　　　B. 携带病原体的时间长短
   C. 携带者的家庭人口数　　　　　　　　　D. 接触携带者的易感人口数
   E. 携带者的职业、社会活动范围、个人卫生习惯及卫生防疫措施

8. 病原携带者作为传染源意义的大小，不取决于（   ）。
   A. 是潜伏期、恢复期还是健康病原携带者
   B. 携带者排出病原体的数量及毒力
   C. 携带者的疾病类型

　　D．携带的病原体流行

　　E．携带者排出病原体的持续时间

9．传染源及其排出的病原体向周围传播所能波及的范围称为（　　）。

　　A．疫点　　　　　B．疫区　　　　　C．疫源地　　　　D．自然疫源地　E．传染区

10．疫源地是指（　　）。

　　A．传染源所在地　　　　　B．患者所在地　　　　　C．疫点或疫区

　　D．病原携带者所在地　　E．以上均错

11．构成传染病流行过程的基本单位是（　　）。

　　A．疫点　　　　B．疫区　　　　　C．疫源地　　　　D．家庭　　　　E．社团

12．（　　）不能作为传染源。

　　A．临床症状患者　　　　B．受感染的动物　　　　C．病原携带者

　　D．恢复期患者　　　　　E．受污染的食物

13．在传染源预防中，首先应对传染源采取措施。这些措施的实施对象包括（　　）。

　　A．患者及疑似患者

　　B．患者、疑似患者和病原携带者

　　C．患者、疑似患者和接触者

　　D．患者、疑似患者、病原携带者和动物传染源

　　E．以上都不对

14．构成传染病流行的三个基本环节是（　　）。

　　A．传染源、传播途径、易感者

　　B．传染源、传染途径、易感者

　　C．传染来源、传播途径、易感人群

　　D．传染来源、传染途径、易感人群

　　E．传染源、传播途径、易感人群

15．传染病在人群中传播及流行，必须具备的基本环节（　　）。

　　A．传染源　　　　　　B．传播途径　　　　　　C．易感人群

　　D．宿主　　　　　　　E．A＋B＋C

16．传染病流行过程的定义是（　　）。

　　A．各种传染源不断向外界排出病原体

　　B．病原体侵袭易感者

　　C．病原体在宿主中的传代

　　D．病原体通过一定的传播途径，不断更迭其宿主的过程

　　E．病原体在宿主体内生长、繁殖的过程

17．传染病的流行需具备的基本条件是（　　）。

　　A．有病原体存在　　　　B．有病原体存在，并且传播容易实现

　　C．有易感人群即可流行　D．有传染源，传播途径易实现，人群易感性低

　　E．有传染源，有能实现的传播途径，有易感性高的人群存在

18．影响传染病流行过程的因素包括（　　）。

A．自然因素　　　　B．社会因素　　　　C．自然因素和社会因素

D．病原体毒力　　　E．以上均不是

19．受自然因素影响最明显的是（　　）。

A．传播途径　　　　B．传染源　　　　C．易感人群

D．传染源和易感人群　　E．传播途径和易感人群

20．传播途径是指（　　）。

A．病原体更换宿主在外界环境所经历的途径

B．传染病在人群群体或个体间的传播

C．病原体由母亲到后代间的传播

D．传染病在人群中发生的过程

E．病原体侵入机体，与机体相互作用、相互斗争的过程

21．（　　）途径传播的传染病大多见于儿童。

A．经空气传播　　　B．经食物传播　　　C．经媒介节肢动物传播

D．日常生活接触　　E．经饮水传播

22．（　　）不是水平传播。

A．空气传播　　　　　　　　B．经水传播

C．产前期从母亲到后代之间的传播　　D．经食物传播

E．经媒介节肢动物传播

23．经间接接触传播的传染病不具备（　　）流行病学特征。

A．病例一般呈散发性出现，可形成家庭或同室性传播

B．多呈暴发

C．个人卫生习惯不良，卫生条件差的地区发病较多

D．流行过程缓慢，病例四季均可发生，无明显季节性高峰

E．加强传染源管理及严格消毒制度后可减少病例发生

24．（　　）不是经食物传播的传染病流行病学特征。

A．患者有进食某共同食物的病史，不食者不发病

B．如属一次性大量污染，用餐者中可发生疾病暴发，并且患者临床症状往往较重

C．停供该食物，暴发即可平息

D．冬季多发

E．无职业、性别差异

25．在人群中最容易实现的传播途径是（　　）。

A．经水传播　　　　B．经食物传播　　　C．经土壤传播

D．经空气传播　　　E．经接触传播

26．（　　）不符合间接接触传播的流行病学特征。

A．加强传染源管理，讲究个人卫生可减少传播

B．一般呈散发，有家庭聚集性

C．无明显季节性，流行过程缓慢

D．卫生条件差的地区易发病

E. 有明显地区性及季节性

27.（   ）符合经食物传播传染病的流行病学特征。

A. 以散发为主 　　　　　B. 多发生在冬季 　　　　C. 儿童多见

D. 有周期性 　　　　　　E. 发病者有共同的不洁饮食史，未食者不发病

28.（   ）可经过垂直传播。

A. 麻疹 　　　　　　　　B. 猩红热 　　　　　　　　C. 甲型肝炎

D. 流行性乙型脑炎 　　　E. 病毒性乙型肝炎

29. 经土壤传播的意义取决于（   ）。

A. 病原体在土壤内的存活力 　　　　　　　　B. 个体与土壤的接触机会

C. 个人卫生习惯 　　　　D. B+C 　　　　　　　E. A+B+C

30. 消毒可消灭停留在环境中的（   ）。

A. 细菌 　　　B. 芽胞 　　　　　C. 细菌＋病毒 　D. 病原体 　　E. 微生物

31. 终末消毒是指（   ）。

A. 对现在存在或曾经存在过传染源的疫源地进行消毒

B. 传染源因住院、转移、死亡而离开疫源地后对疫源地进行的消毒

C. 在未发现传染源的情况下对有可能被病原微生物污染的物品、场所等进行的消毒

D. 消除或杀灭外界环境中存活的病原体

E. 传染源还在疫源地时进行的消毒

32. 使人群易感性升高的主要因素有（   ）。

A. 有计划、有步骤地开展预防接种工作

B. 流行后免疫人群增加

C. 隐性感染后免疫人群增加

D. 大于6个月的婴儿在人群中的比例增加

E. 免疫人口的迁入

33. 可降低人群易感性的因素是（   ）。

A. 新生儿的增加 　　　　B. 易感人群的迁入 　　　C. 免疫人群的死亡

D. 免疫人群免疫力的自然消退 　　　　　　E. 疾病流行后，免疫人群增加

34. 疫情责任报告人包括（   ）。

A. 医疗保健人员

B. 医疗保健人员和卫生防疫人员

C. 医疗保健人员、个体医师、卫生防疫人员

D. 医疗保健人员、个体医师、卫生防疫人员和饭店职工

E. 医疗保健人员、个体医师、卫生防疫人员和饭店、旅店职工

35. 农村发现甲类传染病疑似病例的报告时间为（   ）h。

A. 2 　　　　　　B. 6 　　　　　　　C. 12 　　　　　D. 24 　　　　　E. 48

36.《中华人民共和国传染病防治法》中规定的法定传染病有（   ）。

A. 3大类23种 　　　　　B. 2大类23种 　　　　　　C. 3大类35种

D. 2大类35种 　　　　　E. 3大类39种

37．我国规定报告的甲类传染病为（　　）。

　　A．病毒性肝炎　　　　　B．霍乱　　　　　　　C．传染性非典型肺炎

　　D．流行性感冒　　　　　E．麻疹

38．《中华人民共和国传染病防治法》规定的甲类法定传染病报告时限在城镇最多不超过（　　）h。

　　A．4　　　　　B．6　　　　　C．8　　　　D．10　　　　E．2

39．评价疫苗接种效果的最关键指标是（　　）。

　　A．接种不良反应发生率　　　　　　　　　B．接种的安全性评价

　　C．接种的安全性和临床效果评价　　　　　D．接种的临床效果评价

　　E．接种的流行病学效果和免疫学评价

40．（　　）是被动免疫生物制品。

　　A．全病原体疫苗　　　B．减毒活疫苗　　　　C．DNA 疫苗

　　D．成分毒素　　　　　E．破伤风抗毒素

41．（　　）是主动免疫生物制品。

　　A．卡介菌　　　　　　B．抗狂犬病免疫血清　　C．丙种球蛋白

　　D．破伤风抗毒素　　　E．胎盘球蛋白

42．医院感染最重要的传染来源是（　　）。

　　A．各种感染患者　　　B．病原携带者　　　　　C．动物

　　D．血液制品　　　　　E．食品

43．判断某传染病患者是否为医院感染引起的主要依据是（　　）。

　　A．传染期　　　　　　B．病程　　　　　　　　C．临床症状期

　　D．潜伏期　　　　　　E．检查结果

【A2 题型】

44．某县卫生局组织人员对全县麻风病进行普查，在一个月内查毕全县 40 万人口，共查出麻风患者 80 人，因此，得出该病在该时期麻风的（　　）。

　　A．发病率为 20/10 万　　B．罹患率为 20/10 万　　C．患病率为 20/10 万

　　D．生存率为 20/10 万　　E．继发率为 20/10 万

45．某单位有 19 人吃了某冷饮店的冰棒后感染了痢疾，同时疾病预防控制中心从冰棒中分离到痢疾杆菌，从而确定冰棒是（　　）。

　　A．传染源　　　B．传播途径　　　C．传播媒介　　D．带菌者　　　E．以上都不是

46．某单位会餐的 100 人中，有 30 人因食用被副溶血弧菌污染的食物，于会餐后的两天内发生腹泻、腹痛，这 30% 是（　　）。

　　A．发病率　　　B．患病率　　　C．罹患率　　　D．感染率　　　E．相对危险度

47．某女，20 岁，6 月 10 日与其正在发热的父亲共同进餐，6 月 13 日其父亲被确诊为重症急性呼吸综合征（传染性非典型肺炎），对该女应采取的措施是（　　）。

　　A．医学观察　　　　　B．治疗　　　　　　　　C．隔离

　　D．注射丙种球蛋白　　E．合理营养预防发病

48．孕妇感染风疹病毒后，引起胎儿畸形。此传播方式为（　　）。

    A．上行性传播　　　　　B．水平传播　　　　　　C．垂直传播

    D．产时传播　　　　　　E．医源性传播

49．从某厨师粪便中培养出伤寒杆菌，但该厨师无任何伤寒症状，应对该厨师采取（　　）措施。

    A．隔离　　　　　　　　B．调离接触食品工作　　C．继续工作的同时积极治疗

    D．接种伤寒疫苗　　　　E．医学观察

50．某人被狂犬咬伤，医师对他进行如下处理：清洗伤口、接种狂犬疫苗和抗狂犬病免疫血清。对该患者的免疫接种属于（　　）。

    A．人工自动免疫　　　　B．人工被动免疫　　　　C．被动自动免疫

    D．自然自动免疫　　　　E．自然被动免疫

51．某学生的同寝室同学被确诊为病毒性乙型肝炎，恐被传染患病求助于医师，医师为其注射高效价乙型肝炎免疫球蛋白，此注射属于（　　）。

    A．人工自动免疫　　　　B．人工被动免疫　　　　C．被动自动免疫

    D．自然自动免疫　　　　E．自然被动免疫

52．某儿童接种卡介苗后当天下午出现发热症状，体温37.8℃，无其他症状，该儿童的情况极可能为（　　）。

    A．感冒　　　　　　　　B．预防接种全身反应　　C．预防接种局部反应

    D．预防接种过敏反应　　E．异常反应

53．某市级医师确诊一例病毒性乙型肝炎，该医师应该在（　　）h发出疫情报告。

    A．4　　　　　B．6　　　　　C．8　　　　　D．12　　　　　E．24

【B1题型】

（54～56题共用备选答案）

    A．潜伏期　　B．传染期　　　C．临床症状期

    D．前驱期　　E．恢复期

54．医学检疫期限的确定是根据（　　）。

55．传染病患者隔离的期限是依据（　　）。

56．免疫接种时间的确定是根据（　　）。

（57～61题共用备选答案）

    A．通过空气飞沫传播　　B．直接接触传播　　　　C．经接触疫水传播

    D．经吸血节肢动物传播　E．经节肢动物机械携带作用传播

57．传染性非典型肺炎的主要传播途径是（　　）。

58．钩端螺旋体的主要传播途径是（　　）。

59．流行性乙型脑炎的传播途径是（　　）。

60．性传播疾病的主要传播途径是（　　）。

61. 痢疾的传播途径之一是（　　）。

（62～66 题共用备选答案）

　　A．人工自动免疫　　　　B．人工被动免疫　　　　C．被动自动免疫

　　D．自然主动免疫　　　　E．自然被动免疫

62. 接种卡介苗属于（　　）。

63. 接种破伤风抗毒素属于（　　）。

64. 接种狂犬疫苗和抗狂犬病免疫血清属于（　　）。

65. 患甲型肝炎痊愈后获得免疫属于（　　）。

66. 胎儿从母体获得抗 HAV 属于（　　）。

（67～71 题共用备选答案）

　　A．春季　　　　　　　　B．夏季　　　　　　　　C．夏秋季

　　D．冬春季　　　　　　　E．无明显季节性

67. 流行性感冒的高发季节是（　　）。

68. 乙型肝炎的高发季节是（　　）。

69. 霍乱的高发季节是（　　）。

70. 痢疾的高发季节是（　　）。

71. 乙型脑炎的高发季节是（　　）。

（72～75 题共用备选答案）

　　A．终末消毒　　　　　　B．随时消毒　　　　　　C．预防性消毒

　　D．生物消毒　　　　　　E．灭菌

72. 霍乱患者已死亡，对其住所进行一次全面消毒，以清除疫源地内的病原体称为（　　）。

73. 鲜奶的高温瞬间消毒属于（　　）。

74. 饮用水的氯化消毒属于（　　）。

75. 迅速杀灭传染病患者排泄物或分泌物中的病原体属于（　　）。

【B2 题型】

【案例 1】 某女，4 月 13 日在北京某医院 ICU 病房做陪护。4 月 15 日出现畏寒症状，4 月 17 日发热伴头昏，全身肌肉酸痛，乏力，后来被确诊为重症急性呼吸综合征（重症非典）。

（76～77 题共用备选答案）

　　A．医学观察　　　　　　B．隔离治疗　　　　　　C．隔离

　　D．注射丙种球蛋白　　　E．合理营养预防发病

76. 对该女应采取（　　）。

77. 对接触该女未采取防护措施的医务人员应采取（　　）。

78. 对该女居留过的场所应采取（　　）。

　　A．终末消毒　　　　　　B．随时消毒　　　　　　C．预防性消毒

　　D．通风消毒　　　　　　E．不用消毒

【案例 2】观察某疫苗的预防效果，结果见表 18-1。

表 18-1　某疫苗的预防效果

分组	总人数	病例数
接种组	200	5
对照组	200	50

79. 该疫苗的保护率是（　　）。

　　A. 25%　　　　B. 10%　　　　C. 50%　　　　D. 90%　　　　E. 75%

80. 该疫苗的效果指数是（　　）。

　　A. 0.10　　　　B. 9.00　　　　C. 10.00　　　　D. 0.75　　　　E. 0.90

（王良君　夏　娇　王金勇）

第 19 章　慢性非传染性疾病的预防与控制

【A1 题型】

1. （　　）是慢性病的特点。

　　A. 绝大多数都可以治愈

　　B. 绝大多数都不可以预防

　　C. 绝大多数都不可以治疗

　　D. 绝大多数都可以治疗，也可以治愈

　　E. 绝大多数都可以治疗，但不可以治愈

2. 心脑血管疾病、恶性肿瘤、糖尿病和呼吸系统疾病的共同的危险因素是（　　）。

　　A. 吸烟、饮酒、不健康饮食、静坐生活方式

　　B. 吸烟、不健康饮食、静坐生活方式

　　C. 吸烟、饮酒、静坐生活方式

　　D. 饮酒、不健康饮食、静坐生活方式

　　E. 吸烟、饮酒、不健康饮食

3. 据世界卫生组织估计，2005 年全死因死亡数为 5 800 万，其中约 60% 是死于（　　）。

　　A. 慢性病　　　　　　B. 传染性疾病　　　　　　C. 精神病

　　D. 车祸　　　　　　　E. 以上都不是

4. 慢性病中不可改变的危险因素是（　　）。

　　A. 吸烟　　　　B. 饮酒　　　　C. 血脂异常　　　　D. 遗传　　　　E. 高血压

5. 在开展心脑血管疾病风险预测和评估时，应该（　　）。

　　A. 仅考虑可控制、可干预的危险因素

　　B. 仅考虑不可改变的危险因素

　　C. 仅考虑高血压、吸烟、血脂异常、糖尿病

　　D. 仅考虑年龄、性别和心脑血管疾病家族史

E．同时考虑可控制、可干预和不可改变的危险因素

6．关于血脂异常，错误的是（　　）。

A．血浆中的胆固醇升高

B．血浆中的三酰甘油升高

C．血浆中的高密度脂蛋白升高

D．血浆中的低密度脂蛋白升高

E．增加动脉硬化和心血管疾病的风险

7．关于血清胆固醇，正确的是（　　）。

A．从食物吸收的胆固醇约占 20%，体内合成的胆固醇约占 80%

B．从食物吸收的胆固醇约占 80%，体内合成的胆固醇约占 20%

C．从食物吸收的胆固醇约占 50%，体内合成的胆固醇约占 50%

D．全部从食物吸收

E．全部由体内合成

8．我国血脂异常的类型是（　　）。

A．以高总胆固醇血症为主

B．以高密度脂蛋白血症为主

C．以低密度脂蛋白血症为主

D．以高三酰甘油、低密度脂蛋白血症为主

E．高总胆固醇血症和高三酰甘油比例基本一致

9．关于我国血脂异常的患病率，错误的是（　　）。

A．城市人群高于农村人群　　　　　　　B．女性高于男性

C．中老年患病率明显高于青年　　　　　D．随年龄增加而升高

E．总患病率为 18.6%

10．（　　）人群患高脂血症的危险性最大。

A．中年男性　　　　　B．中年女性　　　　　C．80 岁以上的老年人

D．青少年　　　　　E．婴幼儿

11．关于吸烟，说法错误的是（　　）。

A．我国烟草生产和消费均占全球 1/3 以上

B．可导致高密度脂蛋白升高，低密度脂蛋白降低

C．可使体内处于慢性缺氧状态

D．可引起血管内皮细胞损伤

E．可加速动脉硬化

12．进行有氧运动的适宜运动强度为（　　）。

A．极高强度　　B．高强度　　　　C．中等强度　　D．低强度　　E．极低强度

13．2005 年国际糖尿病联盟提出的代谢综合征全球共识定义中，中国人中心性肥胖的标准是（　　）。

A．腰围男性≥90 cm，女性≥80 cm

B．腰围男性≥90 cm，女性≥85 cm

  C．腰围男性≥94 cm，女性≥80 cm

  D．腰围男性≥94 cm，女性≥85 cm

  E．腰围男性≥85 cm，女性≥80 cm

14．可使总胆固醇、低密度脂蛋白升高的因素是（ ）。

  A．不饱和脂肪、身体活动不足、超重、吸烟

  B．食物纤维、身体活动不足、超重、吸烟

  C．饱和脂肪、食物纤维、身体活动不足、超重

  D．不饱和脂肪、食物纤维、身体活动不足、超重

  E．饱和脂肪、身体活动不足、超重、吸烟

15．冠心病第一级预防的目的是（ ）。

  A．积极治疗高危个体，防止其发展为疾病

  B．降低复发事件危险及减少介入治疗

  C．改善患者的生活质量

  D．积极治疗以降低其风险

  E．减少人群总体的行为危险因素，并积极治疗高危个体，防止其发展为疾病

16．冠心病第一、第二级防治内容是指（ ）。

  A．运动、控制血压、控制体重指数

  B．运动、教育、情绪

  C．运动、合理饮食、情绪

  D．运动、合理饮食、控制糖尿病

  E．运动、戒烟、教育

17．冠心病的3个可控制的主要的独立的危险因素是（ ）。

  A．糖尿病、高胆固醇血症、吸烟

  B．糖尿病、高胆固醇血症、肥胖

  C．高血压、高胆固醇血症、吸烟

  D．高血压、糖尿病、吸烟

  E．高血压、糖尿病、高胆固醇血症

18．不属于慢性病流行病学研究范围的是（ ）。

  A．血吸虫病 B．精神病 C．肿瘤 D．糖尿病 E．心血管病

19．在我国高发癌谱中，死亡率下降最明显的是（ ）。

  A．肺癌 B．肝癌 C．乳腺癌 D．食管癌 E．宫颈癌

20．我国高发癌谱中死亡率上升最明显的是（ ）。

  A．肺癌 B．肝癌 C．乳腺癌 D．食管癌 E．宫颈癌

21．肿瘤第一级预防的主要措施为（ ）。

  A．改变不健康的生活方式   B．基因治疗

  C．提供高质量的卫生服务   D．防止近亲结婚

  E．肿瘤的姑息疗法

22．不是肺癌危险因素的是（ ）。

A．遗传因素　　　　　　B．吸烟

C．接触石棉　　　　　　D．长期饮用含藻类毒素的井水

E．长期吸入含苯并（a）芘的污染空气

23．全球恶性肿瘤死因顺位之首的是（　　　）。

A．肺癌　　　　B．肝癌　　　　　C．胃癌　　　　D．食管癌　　　　E．直肠癌

24．幽门螺杆菌可引起（　　　）癌症的发生。

A．癌　　　　　B．食管癌　　　　C．肝癌　　　　D．胃癌　　　　　E．宫颈癌

25．能引起宫颈癌的生物因素是（　　　）。

A．乙肝病毒　　　　　　B．血吸虫　　　　　　C．EB病毒

D．丙肝病毒　　　　　　E．人乳头状瘤病毒

26．不适合进行早期筛检的肿瘤是（　　　）。

A．肺癌　　　　B．乳腺癌　　　　C．直肠癌　　　　D．宫颈癌　　　　E．结肠癌

27．控制吸烟可减少总癌症死亡率约（　　　）。

A．10%　　　　B．20%　　　　　C．30%　　　　D．40%　　　　E．50%

28．不是慢性阻塞性肺病危险因素的是（　　　）。

A．职业接触粉尘和烟雾　　　　　　　　　B．吸烟

C．童年时期频发呼吸系统感染　　　　　　D．爱吃过热的食品

E．α-抗胰蛋白酶缺乏

29．早期干预慢性阻塞性肺病最经济有效的手段是（　　　）。

A．控制职业因素　　　B．消除大气污染　　　C．药物治疗

D．戒烟　　　　　　　E．以上都不是

30．（　　　）人群的高血压患病率最高。

A．保洁人员　　　　　B．建筑工人　　　　　C．家庭主妇

D．保安人员　　　　　E．软件工程师

31．高血压防治的限盐目标，世界卫生组织建议的每人每日钠盐的摄入量和我国建议的摄入量为（　　　）。

A．6 g以下，8～10 g　　B．8 g以下，10 g以下　　C．6 g以下，10 g以下

D．8～10 g，8 g以下　　E．10 g以下，6 g以下

32．在高血压患者的饮食习惯中，错误的是（　　　）。

A．多吃蔬菜和水果　　　B．吃面条，喝面条汤　　　C．喝茶，喝粥

D．适度饮酒　　　　　　E．多吃咸菜

33．高血压患者不应从事的运动为（　　　）。

A．慢跑　　　　B．举重　　　　C．游泳　　　　D．骑车　　　　E．广播操

34．任何高血压患者都应该接受（　　　）。

A．行为生活方式的调整　　　　　　　　　B．药物治疗

C．手术治疗　　　　　D．卧床休息　　　　　E．以上都是

35．在高血压的病因中，生活方式的比重占（　　　）。

A．20%～30%　　B．30%～40%　　C．40%～50%　　D．50%～60%　　E．60%～70%

36．患者发生脑卒中的首要的危险因素是（　　）。

  A．高脂血症 B．高血压   C．吸烟   D．酗酒   E．糖尿病

37．脑卒中的流行特点不包括（　　）。

  A．高发病率 B．高死亡率   C．高致残率 D．高住院率 E．高复发率

38．关于脑卒中的防治，属于第一级预防的措施有（　　）。

  A．积极进行高血压、血糖和血脂等相关疾病的治疗

  B．尽快将患者送至附近具有神经科治疗条件的大型综合医院

  C．保持良好的思想情绪

  D．尽早进行神经功能锻炼，加快和促进脑卒中患者各方面的康复

  E．合理饮食，控制体重

39．2 型糖尿病的危险因素中不包括（　　）。

  A．营养与膳食不合理 B．肥胖   C．高龄

  D．饮酒   E．长期精神紧张

40．在糖尿病的膳食治疗中，理想的每日糖类的摄入量应占总能量的（　　）。

  A．55%～60% B．60%～65% C．65% 以上 D．60% 以上 E．65% 以下

41．在糖尿病的膳食治疗中，理想的每日脂肪（包括植物油）的摄入量应占总能量的
（　　）。

  A．25% 以下 B．30% 以下   C．25%～30% D．25% 以上 E．30% 以上

42．2002 年中国居民营养与健康状况调查结果显示，在我国各类慢性非传染性疾病中，
现患率最高的是（　　）。

  A．糖尿病   B．肥胖（不含超重） C．高血压

  D．冠心病   E．慢性阻塞性肺疾病

43．下列关于慢性病流行趋势，叙述错误的是（　　）。

  A．国内慢性病发病率逐年上升

  B．发达国家的慢性病发病率及死亡率占疾病负担主要成分

  C．我国的慢性病主要由营养不良引起的

  D．发达地区慢性病主要由不良习惯引起的

  E．在慢性病中，癌症、心脑血管病占很大比重

44．在下列危险因素中，不属于慢性病危险因素的是（　　）。

  A．吸烟、喝酒   B．脂肪的摄入太多   C．体力劳动、运动过少

  D．工作中接触的毒物太多   E．肥胖的增加

45．不属于慢性流行病学研究范围的是（　　）。

  A．慢性病的预防策略 B．慢性病的治疗   C．慢性病的分布

  D．慢性病的防治效果评价   E．慢性病的病因研究

46．慢性病患者需要承担疾病自我管理任务的主要原因是（　　）。

  A．绝大多数慢性病都无法治愈、需要患者在日常生活中自己照顾自己

  B．慢性病患者不靠医师，自己完全能照顾好自己

  C．医师对慢性病无能为力

D．医师对患者态度不好

E．患者比医师做得更好

【A2 题型】

47．某男，40 岁，身高 1.7 米，体重 85 千克。其父亲也患有肥胖症。该男子的日常食物摄入量不高，不愿参加运动。有效的减肥措施是（　　）。

A．以减少能量摄入为主　B．采用适当的减肥药物　　C．减少能量摄入＋减肥药物

D．低脂肪饮食＋规律运动　　　　　　E．上述都可以

48．某学生，女，16 岁，平日喜欢看书，几乎每天都长时间坐着，不喜锻炼，体重超标。请问她将来可能比别人更容易得（　　）。

A．心脑血管疾病　　　　B．糖尿病　　　　　　C．肿瘤

D．肺部疾病　　　　E．以上都是

49．王某，40 岁，某机关干部，每天抽烟 3 包，也不喜欢锻炼，请问他将来可能比别人更容易得（　　）。

A．心脑血管疾病　　　　B．糖尿病　　　　　　C．肺癌

D．胃癌　　　　E．以上都是

50．某妇女，46 岁，近日被查出患有高血压病，于是心理非常紧张，担心将来可能得更多的病。请问她将来可能比别人更容易得（　　）。

A．心脑血管疾病　　　　B．胃溃疡　　　　　　C．肿瘤

D．肺部疾病　　　　E．以上都是

51．某男，67 岁，已发生过卒中，但仍然抽烟，医师劝其戒烟以预防再发生卒中。请问这属于（　　）。

A．第一级预防　　　　B．第二级预防　　　　C．第三级预防

D．原生级预防　　　　E．以上都不是

52．张某，45 岁，某机关干部，平日工作以坐在办公室为主，也不喜欢锻炼，前日单位健康体检，被发现患有糖尿病。请问与他得糖尿病无关的因素是（　　）。

A．吸烟　　　　　　B．饮酒　　　　　　C．缺乏体力活动

D．遗传　　　　　　E．高血压

53．某男，56 岁，糖尿病患者，他妻子经常劝其进行规律锻炼，合理饮食，以预防发生冠心病，这属于（　　）。

A．第一级预防　　　　B．第二级预防　　　　C．第三级预防

D．原生级预防　　　　E．以上都不是

54．李某，51 岁，冠心病患者，在其进行规律锻炼、合理饮食的基础上，他妻子经常劝他规律服药，这属于（　　）。

A．第一级预防　　　　B．第二级预防　　　　C．第三级预防

D．原生级预防　　　　E．以上都不是

55．某男，48 岁，经常饮酒，吸烟，近日被查出患肝炎，其心理非常紧张，担心将来可能得更多的病。请问他将来可能比别人更容易得（　　）。

A．心脑血管疾病　　　　B．胃溃疡　　　　　　　C 肿瘤

D．肺部疾病　　　　　　E．以上都是

56．李先生，49岁，经理，吸烟（10支/天），体重超重，血胆固醇 9.25 mmol/L。其最优先干预的危险因素是（　　）。

A．吸烟　　　　　　　　B．体重超重　　　　　　C．高胆固醇血症

D．体力活动过少　　　　E．上述各危险因素均应优先处理

57．某慢性病患者被要求要尽量承担管理自己所患疾病的责任，但他不知道要做些什么，请问你认为他应该（　　）。

A．定期去就诊　　　　　B．负责报告药物效果　　C．学会监测自己的病情

D．养成锻炼的习惯　　　E．以上都是

58．某30岁的女白领，平时喜欢吃快餐，不爱吃蔬菜，爱吃零食（巧克力、蛋糕等），不爱上楼梯，喜欢乘电梯。上班是坐在办公室工作，下班回家一般也是看电脑或者看电视。她若想为自己的健康加分，作为社区医师，你给她的建议是（　　）。

A．学会调整饮食结构，增加每天蔬菜、水果的摄入量

B．定期进行全面的体检

C．养成良好的就餐习惯，饮食规律，少吃零食

D．上班和下班期间都要尽量找机会让自己规律地进行体力活动，少坐电梯，多爬楼梯

E．以上都是

59．某2型糖尿病患者，已开始注射胰岛素进行治疗，他若要成为一个积极的自我管理者，他应该（　　）。

A．完全听医师安排，自己什么也不要做

B．学会调整不合理饮食及注射胰岛素

C．完全靠自己进行管理

D．尽量不要外出与人交往

E．以上都是

60．一位45岁的男性高血压患者，他在管理自己疾病方面，不正确的做法是（　　）。

A．定期去就诊　　　　　B．学会控制情绪变化　　C．购买血压计

D．辞职在家养病　　　　E．积极锻炼

61．对糖尿病患者制定的三级预防管理措施中，不正确的是（　　）。

A．筛检和管理糖耐量损伤者

B．定期监测血糖、血脂、血压等代谢控制情况

C．对患者的饮食、运动等进行指导，采取综合治疗措施

D．对患者进行规范化的治疗和管理

E．定期检查，及时发现并发症

62．某健康管理人员想为他所在社区的高血压患者制定一套三级预防的干预措施，请问，他的设计中不应包括（　　）。

A．进行规范化的治疗

B．定期随访，监测患者血压

C．开展健康教育，指导高血压患者进行自我管理

D．对高血压患者并发冠心病、脑卒中等进行积极地治疗和管理

E．对患者的亲属也定期监测血压

63．孙老师，男，40 岁，血清总胆固醇（serum total cholesterol，TC）浓度为 5.72 mmol/L，无其他合并症，请问他应坚持进行的适宜运动强度是（　　　）。

　　A．极高强度　　B．高强度　　　　C．中等强度　　D．低强度　　　E．极低强度

64．某妇女，身体肥胖，上周测量过一次血脂，结果三酰甘油（triglyceride，TG）浓度为 17.5 mmol/L，请问她控制血脂异常的最好方法是（　　　）。

　　A．膳食疗法＋规律运动　　　　　　　　B．膳食疗法＋药物治疗

　　C．规律运动＋药物治疗　　　　　　　　D．减轻体重

　　E．以上都不是

【B1 题型】

（65～67 题共用备选答案）

　　A．吸烟　　　　B．饮酒　　　　　C．高血脂　　D．遗传　　　E．高血压

65．不属于糖尿病危险因素的是（　　　）。

66．属于心脑血管疾病、糖尿病、肺部疾病及肿瘤的共同危险因素是（　　　）。

67．属于不可改变的危险因素是（　　　）。

（68～71 题共用备选答案）

A．心血管疾病　　　　　　B．脑血管疾病　　　　　C．恶性肿瘤

D．呼吸系统疾病　　　　　E．糖尿病

68．我国城市死因顺位首位的是（　　　）。

69．我国农村死因顺位首位的是（　　　）。

70．致残率最高的是（　　　）。

71．血脂异常不是其危险因素的是（　　　）。

（72～73 题共用备选答案）

　　A．进行危险度分层

　　B．评价该患者的危险因素，了解靶器官损害等

　　C．建立良好生活方式的措施

　　D．药物的治疗

　　E．加强监测

72．对于一个血压偶测收缩压为 18.62～22.6 kPa（140～170 mmHg），舒张压为 11.31～12 kPa（85～90 mmHg）的患者，首先应该做的是（　　　）。

73．对上述患者第二步要采取的是（　　　）。

（74～77 题共用备选答案）

　　A．80%～90%　　　　B．60%～65%　　　　C．20%～30%

　　D．10%～15%　　　　E．10%～20%

74．血清总胆固醇从食物中吸收的约占（　　　）。

75. 血清总胆固醇从体内肝脏合成的约占（　　　）。

76. 在糖尿病患者的膳食预防中，糖类摄入量应占总能量的（　　　）。

77. 在糖尿病患者的膳食预防中，饱和脂肪酸摄入量不超过总脂肪量的（　　　）。

（78～81题共用备选答案）

    A．250～300 g　B．400～500 g　　C．250～400 g　D．200～300 g　E．300～400 g

78. 一般情况下，糖尿病患者每日合理的主食量是（　　　）。

79. 消瘦者和重体力劳动的糖尿病患者每日合理的主食量是（　　　）。

80. 轻体力劳动的糖尿病患者每日合理的主食量是（　　　）。

81. 肥胖的糖尿病患者每日合理的主食量是（　　　）。

（82～86题共用备选答案）

    A．18.62/11.7 kPa（140/88 mmHg）

    B．14.63/9.31 kPa（110/70 mmHg）

    C．22.08/12 kPa（166/90 mmHg）

    D．25.14/13.97kPa（189/105 mmHg）

    E．17/11kPa（128/83 mmHg）

82. 属于理想血压的是（　　　）。

83. 属于正常血压的是（　　　）。

84. 属于1级高血压的是（　　　）。

85. 属于2级高血压的是（　　　）。

86. 属于3级高血压的是（　　　）。

【B2题型】

【案例1】某男，41岁，身高1.7米，体重85 kg，腰围92 cm。血压18.89/10.51 kPa（142/79 mmHg），血脂TC为220 mg/dL。其父亲也患有肥胖症。该男子的日常喜食肉类食品，不愿参加运动。

87. 他的血压属于（　　　）。

    A．正常　　　　　　　　B．临界高血压　　　　　　C．1级高血压

    D．2级高血压　　　　　E．3级高血压

88. 他的体重属于（　　　）。

    A．理想　　　　B．偏轻　　　　　C．超重　　　　D．肥胖　　　　E．中心性肥胖

89. 你认为该男子为了自己的健康应该（　　　）。

    A．以减少能量摄入为主　　　　　　　　　B．采用适当的减肥药物

    C．减少能量摄入＋减肥药物　　　　　　　D．低脂肪饮食＋规律运动

    E．上述都可以

90. 他将来可能比别人更容易得（　　　）。

    A．心脑血管疾病　　　　B．胃溃疡　　　　　　　C．肿瘤

    D．肺部疾病　　　　　　E．以上都是

【案例2】李某，男，40岁，TC为240 mg/dL，LDL-C 110 mg/dL，平日饮食口味很重且

喜食鸡蛋，每日至少摄入 2 个鸡蛋，不愿参加运动。

91．你认为该男子为了自己的健康应该（　　）。

A．减少能量摄入为主

B．减少食盐摄入为主

C．减少能量摄入＋减少食盐摄入

D．低脂肪、低胆固醇、低盐饮食＋规律运动

E．上述都可以

92．他将来可能比别人更容易得（　　）。

A．心脑血管疾病　　　B．胃溃疡　　　　　　C．肿瘤

D．肺部疾病　　　　　E．以上都是

【案例 3】某女，41 岁，身高 1.60 米，体重 65 kg，腰围 78 cm，血压 18.62/10.64 kPa（140/80 mmHg），血脂 TC 为 240 mg/dL。平日喜欢吃甜食，不愿参加运动。

93．该女子体重属于（　　）。

A．理想　　　B．偏轻　　　　C．超重　　　D．肥胖　　　E．中心性肥胖

94．你认为该女子应该（　　）。

A．减少能量摄入为主　　B．采用适当的减肥药物　　C．减少热量摄入＋减肥药物

D．低糖、低脂饮食＋规律运动　　　　　　E．规律运动

【案例 4】某男，50 岁。身高 1.75 m，体重 81 kg，腰围 85 cm。每天吸烟一包。血压 17.3/12 kPa（130/90 mmHg），空腹血糖为 7.5 mmol/L，平时运动很少。

95．该男子现阶段最需要干预的是（　　）。

A．吸烟　　　B．高血压　　　C．超重　　　D．运动太少　　E．糖尿病

96．他的体重属于（　　）。

A．理想　　　B．偏轻　　　　C．超重　　　D．肥胖　　　E．中心性肥胖

97．你认为该男子为了自己的健康应该（　　）。

A．减少能量摄入为主　　B．每天规律的运动　　　C．定期监测血压、血糖

D．戒烟　　　　　　　　E．上述都可以

【案例 5】王某，50 岁，男，近日连续测量 3 次血压，其收缩压为 19.29～21.3 kPa（145～160 mmHg），舒张压为 12～13.3kPa（90～100 mmHg）。

98．他的血压属于（　　）。

A．正常　　　B．临界高血压　　C．1 级高血压　D．2 级高血压　E．3 级高血压

99．对王某应首先采取的措施是（　　）。

A．改变不良的行为生活方式　　　　　　　B．药物治疗

C．随访观察　　　　D．无须处理　　　　　E．针灸

100．他将来可能比别人更容易得（　　）。

A．心脑血管疾病　　　B．胃溃疡　　　　　　C．肿瘤

D．肺部疾病　　　　　E．以上都是

（李万伟　何仁江　蒋学君　查雨欣　罗瀛宇　辜丽红　王金勇）

第8部分

卫生学复习思考题

第20章 绪 论

【A1题型】

1. 预防医学的研究对象是（　　）。

    A. 个体　　　　　　　　　B. 患者　　　　　　　　　C. 健康人

    D. 确定的群体　　　　　　E. 个体和确定的群体

2. 预防医学是（　　）。

    A. 独立于医学以外的学科　　　　　　　　　　　B. 医学的基础学科

    C. 医学的一门应用学科　　D. 又综合又独立的学科　　E. 以防治为主的学科

3. 生态健康模式是（　　）。

    A. 环境 - 健康　　　　　　B. 环境 - 人群　　　　　　C. 环境 - 生物

    D. 环境 - 人群 - 健康　　　E. 环境 - 生物 - 健康

4. 预防医学经历了（　　）。

    A. 个体医学 - 群体 - 预防医学的阶段

    B. 个体 - 群体 - 生态大众健康的阶段

    C. 个体 - 群体 - 社区医学阶段

    D. 群体 - 大卫生 - 社会医学阶段

    E. 个体 - 群体 - 社会医学阶段

5. 在疾病三级预防中，健康促进的重点在（　　）。

    A. 第一级预防甚至更早阶段　　　　　　　　　　B. 第二级预防

    C. 第三级预防　　　　　　D. 第二和第三级预防　　　E. 第一和第二级预防

6. （　　）不是预防医学有别于临床医学的特点。

    A. 预防医学的研究对象主要是健康和亚健康人群

    B. 预防医学具有更积极的人群健康效益

    C. 预防医学研究重点是人类环境

    D. 工作对象包括个体和群体

    E. 研究方法上注重微观和宏观结合

7. 第二次卫生革命的主要任务是预防（　　）。

    A．急性病　　　　B．慢性病　　　　C．传染病　　　D．常见病　　　E．地方病

8. 第一次卫生革命的主要任务是预防（　　）。

    A．传染病　　　　B．急性病　　　　C．常见病　　　D．慢性病　　　E．血吸虫病

9. 个体的免疫接种（　　）。

    A．仅起保护个体的作用　　　　　　　　　　B．仅起保护家庭的作用

    C．仅起保护群体的作用　　　　　　　　　　D．既能保护个体也能保护群体

    E．以上均不是

10. 公共卫生体系的支柱是（　　）。

    A．各级的医院　　　　B．各级政府的公共卫生机构

    C．全科医疗服务机构　　D．教育、体育促进机构和组织　　　E．妇幼保健机构

11. 以下各项中不适合采取第一级预防的是（　　）。

    A．职业病　　　　　　　　　　　　　　　B．心血管疾病

    C．病因不明且难以觉察预料的疾病　　　　D．脑卒中

    E．糖尿病

12. （　　）重点在第一级预防，还应兼顾第二级和第三级预防。

    A．病因不明难以觉察预料的疾病　　　　　B．心脑血管疾病

    C．肺癌　　　　　　D．食物中毒　　　　E．流感

13. 正确的健康概念是（　　）。

    A．身体上、精神上和社会适应上的完好状态，而不仅仅是没有疾病和虚弱。

    B．身体上和精神上的完好状态　　　　　C．无病就是健康

    D．没有疾病和虚弱　　　　　　　　　　E．有健康的躯体和正常的智商

14. 我国新时期的卫生工作方针不包括（　　）。

    A．预防为主，以农村为重点　　　　　　B．保护环境

    C．依靠科技进步，动员全社会参与　　　D．中西医并重

    E．为人民健康和社会主义现代化服务

15. 属于二级预防措施的是（　　）。

    A．防止并发症和伤残　　B．控制环境有害因素　　C．恢复劳动和生活能力

    D．高危人群重点项目检查　　　　　　　E．促进康复

16. 不属于初级卫生保健任务的是（　　）。

    A．卫生健康教育　　　B．计划免疫接种　　　C．做好计划生育

    D．供应基本药物　　　E．恢复劳动能力

【B1 题型】

（17～20 题共用备选答案）

    A．儿童卡介苗的接种　　B．食品卫生法制定、食物中毒、患者抢救

    C．通过国际检疫防止埃博拉病毒的传入

    D．乳腺癌的筛检　　　E．残疾患者的康复护理指导

17. 属根本性预防的是（　　）。

18. 属第一级预防的是（　　）。

19. 属第二级预防的是（　　）。

20. 属第三级预防的是（　　）。

（21～23 题共用备选答案）

  A. 预防为主   B. 监测、评价和分析卫生状况   C. 调整卫生服务方向
  D. 人人享有卫生保健 E. 群众性的自我保健

21. （　　）属于卫生工作方针范畴。

22. （　　）为公共卫生必需的职能。

23. （　　）为健康促进策略。

（24～26 题共用备选答案）

  A. 预防为主和自我保健相结合   B. 公共卫生
  C. 临床预防   D. 预防医学
  E. 以社区为范围，以群体为对象

24. 社区卫生（　　）。

25. 医疗工作与预防保健工作相结合称为（　　）。

26. 通过有组织的社区力量，高效率地预防疾病、延长寿命、促进健康的科学和艺术是（　　）。

（27～28 题共用备选答案）

  A. 预防为主   B. 三级预防   C. 强化社区行动
  D. 人人享有卫生保健 E. 群众性自我保健

27. 体现了新公共健康精神的项目是（　　）。

28. 属于健康观内容的项目是（　　）。

【X 题型】

29. 健康促进的策略是（　　）。

  A. 制定健康的公共政策   B. 创造支持性环境
  C. 强化社区行动 D. 发展个人技能   E. 调整社会消费

30. 现代医学模式的特点是（　　）。

  A. 强调人类疾病与生物因素的关系   B. 从医学整体出发
  C. 提示医师诊疗模式需调整   D. 提示医疗保健模式需改革
  E. 使预防为主的方针能得到更好的贯彻

31. （　　）属于公共卫生措施。

  A. 预防性卫生服务 B. 疾病的预防和控制 C. 健康教育及健康促进
  D. 社区建设   E. 妇幼保健和老年保健

32. 影响健康的主要因素是（　　）。

  A. 物质环境因素   B. 社会经济、教育、文化等
  C. 各种有害健康的行为   D. 卫生服务

E. 生物遗传

33. 我国新时期工作方针是（　　）。

A. 预防为主　　　　　　　　　　　　B. 中西医并重

C. 依靠科技与教育，动员全社会参与

D. 大力发展城市医院　　　　　　　　E. 加强农村工作

34. 公共卫生的使命包括（　　）。

A. 预防疾病的发生和传播　　　　　　B. 正确处理疑难病症

C. 促进和鼓励健康行为　　　　　　　D. 制定健康的公共政策

E. 对灾难做出应急反应，并帮助社会从灾难中恢复

35. 公共卫生与预防医学的研究目的是（　　）。

A. 预防疾病　　　　　B. 消除各种致病因素　　　C. 提高生命质量

D. 促进健康　　　　　E. 使人类不患病

36. 生物 - 心理 - 社会医学模式的特征是（　　）。

A. 承认心理、社会因素是致病的重要原因

B. 全面了解患者，包括他们的心理状态，是诊断、治疗的重要前提

C. 致力于寻找疾病的生理病理变化

D. 良好的医患关系可以提高治疗效果

E. 应用心理治疗和心理护理，是提高医疗质量的重要措施

（崔　琰　陈承志）

第 21 章　环境卫生学

【A1 题型】

1. 一般所说的环境因素按其属性可分为（　　）。

A. 地质性、化学性、生物性因素

B. 化学性、物理性、地质性因素

C. 物理性、化学性、生物性因素

D. 化学性、地理性、地质性因素

E. 物理性、生物性、地质性因素

2. 属于一次污染物的是（　　）。

A. 臭氧　　　　　　　B. 过氧酰基硝酸酯　　　C. 二氧化碳

D. 醛类　　　　　　　E. 酸雨

3. biomarker of effect 指（　　）。

A. 暴露生物标志物　　B. 效应标志物　　　　　C. 效应生物标志物

D. 反应标志物　　　　E. 以上均不对

4. 环境因素对人体健康的影响具有（　　）。

A. 单一性　　　　B. 单独性　　　　C. 简单性　　　　D. 双重性　　　　E. 短暂性

5. 关于环境污染物生物学效应，叙述正确的是（　　）。

    A．不同污染物对同一个体可产生相同或类似效应

    B．某些物质在低剂量时对机体有刺激作用，而高剂量时对机体有抑制作用

    C．污染物的生物学效应多种多样

    D．同一污染物对不同个体可产生不同效应

    E．以上均正确

6. 暴露生物标志物反映（　　）。

    A．污染物对机体的影响　　B．机体接触污染物的水平　　C．机体对污染物反应的差异

    D．机体对污染物的易感性　　　　　　　　　　　　　　E．污染物在机体内的代谢

7. 全球气候变暖可导致（　　）。

    A．疟疾发生率增加　　　　B．乙型脑炎发生率增加　　C．冰川融化

    D．海平面上升　　　　　　E．以上均是

8. 易感性生物标志物反映（　　）。

    A．污染物对机体的影响　　B．机体接触污染物的水平　　C．机体对污染物反应的差异

    D．机体负荷污染物的程度　　　　　　　　　　　　　　E．污染物在机体内的代谢

9. 属于二次污染物的是（　　）。

    A．二氧化硫　　　　　　　B．二氧化氮　　　　　　　C．过氧酰基硝酸酯

    D．一氧化碳　　　　　　　E．二氧化碳

10. 效应生物标志物反映（　　）。

    A．污染物对机体的影响　　　　　　　　　　B．机体接触污染物的水平

    C．机体对污染物反应的差异　　　　　　　　D．机体对污染物的易感性

    E．污染物在机体内的代谢

11. secondary environment 是指（　　）。

    A．受动物活动影响的天然环境

    B．未受人类活动影响的天然环境

    C．无动植物生存而仅有少量微生物存在的环境

    D．受人为活动影响形成的环境

    E．以人类为中心的环境

12. 全球气候变暖主要是由于人类活动排放的温室气体所致，如（　　）。

    A．一氧化碳　　B．一氧化氮　　　C．二氧化硫　　D．二氧化氮　　E．二氧化碳

13. 关于二次污染物，以下叙述正确的是（　　）。

    A．一次污染物在环境中转变形成的新污染物

    B．直接从污染源排入环境未发生变化的污染物

    C．与一次污染物存在形式相同

    D．与一次污染物性质相同

    E．与一次污染物的毒性相同

14. 关于一次污染物，以下叙述正确的是（　　）。

    A．直接从污染源排入环境未发生变化的污染物

B．与二次污染物性质相同

C．与二次污染物存在形式相同

D．是在环境中转变后形成的

E．与二次污染物的毒性相同

15．primary environment 是指（　　）。

A．天然形成的环境条件未受动物活动的影响

B．受人为活动影响的环境条件

C．天然形成的未受或少受人为因素影响的环境

D．无动植物生存仅有少量微生物活动的环境条件

E．以上都不是

16．生物多样性是指（　　）。

A．地球上的动物及其存在的生态综合体

B．地球上的动植物及其存在的生态综合体

C．地球上的微生物及其存在的生态综合体

D．地球上的动物、植物和微生物及其存在的生态综合体

E．地球上的植物和微生物及其存在的生态综合体

17．机体不断与环境进行物质、能量和信息交换和转移说明（　　）。

A．机体对环境的适应性

B．人对环境的能动改造

C．人与环境在物质上的统一性

D．人类的健康疾病与外界环境因素有关

E．环境因素对人体健康影响的双重性

18．环境污染物可引起（　　）。

A．急性毒性　　　　　B．死亡　　　　　　C．慢性危害

D．远期效应　　　　　E．以上均可以

19．属于环境污染造成的严重公害事件的是（　　）。

A．英国伦敦烟雾事件　　B．日本水俣病　　　　C．美国洛杉矶光化学烟雾事件

D．日本神通川流域痛痛病　　　　　　　　　　E．以上均是

20．环境有害因素可引起不同程度的健康效应，效应从弱到强可分为（　　）。

A．6 级　　　　B．5 级　　　　　C．4 级　　　　D．3 级　　　　E．2 级

21．在人群健康效应谱中，占比例最少的效应是（　　）。

A．死亡　　　　　　　　B．患病　　　　　　C．生理负荷增加

D．生理代偿性变化　　　E．生理反应异常

22．在暴露测量中，被检测的剂量有（　　）。

A．暴露剂量、内剂量、生物有效剂量

B．外剂量、暴露剂量、生物有效剂量

C．外剂量、内剂量、生物有效剂量

D．外剂量、内剂量、暴露剂量

E．内外剂量、暴露剂量、生物有效剂量

23．在人群健康效应谱中，亚临床状态的变化是（　　）。

　　A．生理代偿的变化　　　B．体内负荷增加的变化　　　C．正常调节的变化

　　D．出现严重中毒　　　　E．生理反应异常的变化

24．两种化学物质同时进入机体后，相互干扰，使其联合效应的强度低于各自单独作用强度的总和称为（　　）。

　　A．单独作用　　B．拮抗作用　　　C．相加作用　　D．协同作用　　E．增强作用

25．环境污染引起致癌危害的体现有（　　）。

　　A．城市和乡村肺癌发生率和死亡率的差异

　　B．云南宣威县室内空气污染与肺癌

　　C．江苏某肝癌高发区与水污染　　　　　　　D．广西某地区水污染与肝癌

　　E．以上均可体现

26．某一化学物对机体无毒，另一化学物对机体有毒，当同时进入机体时，使后者毒性大为增强称为（　　）。

　　A．协同作用　　B．联合作用　　　C．增强作用　　D．相加作用　　E．拮抗作用

27．评价暴露与健康效应关系时应特别注意（　　）。

　　A．混杂因素控制　　　B．因果关系判断　　　　C．临床指标敏感性

　　D．A 和 B　　　　　　E．A、B 和 C

28．健康危险度评价的危害鉴定中，有害效应包括（　　）。

　　A．致癌（包括体细胞致突变）性　　　　　　B．致生殖细胞突变

　　C．器官或细胞病理学损伤　　　　　　　　　D．发育毒性（致畸性）

　　E．以上全是

29．健康危险度评价的核心是（　　）。

　　A．危险度特征分析　　　B．暴露评价　　　　　C．剂量 - 反应关系评价

　　D．危害鉴定　　　　　　E．以上均不是

30．多种化学物联合效应的强度为各单独作用强度的总和称为（　　）。

　　A．联合作用　　B．加强作用　　　C．协同作用　　D．相加作用　　E．拮抗作用

31．环境污染对人群健康的影响主要是（　　）。

　　A．急慢性中毒、"三致"作用

　　B．慢性中毒、亚急性中毒、慢性中毒　　　　　C．慢性中毒、致癌作用

　　D．致癌、致畸、致突变　　　　　　　　　　　E．慢性中毒、"三致"作用

32．不属于环境污染特异性损害的是（　　）。

　　A．致癌作用　　　　　B．致敏作用　　　　　　C．致畸作用

　　D．急性中毒　　　　　E．降低人群免疫力

33．在（　　），肺癌发生率一般较高。

　　A．乡村居民中　　　B．城市居民中　　　　　　C．使用天然气的居民中

　　D．使用煤气的居民中　　E．空气中苯并（a）芘浓度较高的居民中

34．环境毒理学的特殊毒性方法是（　　）。

A．急性、亚急性、慢性毒性试验

B．急性、亚慢性、慢性毒性试验

C．致癌、致突变、致畸测试方法

D．致癌、致突变、慢性毒性试验

E．致突变、致畸、慢性毒性测试方法

35．生物标志物在环境污染与人体健康关系研究中可用于（　　　）。

A．内剂量的测定　　　　B．宿主易感性的评价　　　C．生物有效剂量的测定

D．早期效应的测量　　　E．以上都是

36．健康危险度评价的内容不包括（　　　）。

A．危害鉴定　　　　　　B．暴露评价　　　　　　　C．污染来源鉴定

D．危险度特征分析　　　E．剂量 - 反应关系评定

37．当今环境污染的主要原因是（　　　）。

A．天然污染物　　　　　B．化学性污染物　　　　　C．物理性污染物

D．生物性污染物　　　　E．内分泌干扰物

38．大气污染的人为来源中最主要的是（　　　）。

A．工业污染　　　　　　B．农业污染　　　　　　　C．生活废弃物污染

D．交通运输污染　　　　E．生产事故造成的污染

39．当前造成我国大气污染的主要原因是（　　　）。

A．工业生产过程排出的有害物质　　　　　　B．汽车废气

C．生活炉灶和采暖锅炉　　　　　D．燃料燃烧　　　E．地面扬尘

40．在交通运输工具中，产生污染危害最严重的是（　　　）。

A．火车　　　　B．轮船　　　　C．飞机　　　　D．汽车　　　　E．电车

41．紫外线 B（UV-B）是指波长为（　　　）的射线。

A．>400 nm　　　　　　B．320～400 nm　　　　　C．200～275 nm

D．290～320 nm　　　　E．>760 nm

42．可吸入颗粒物的粒径为（　　　）。

A．≤10 μm　　　　　　B．≥5 μm　　　　　　　　C．5～15 μm

D．1～5 μm　　　　　　E．0.1～4 μm

43．（　　　）不是酸雨的有害作用。

A．使皮肤癌的发生率增加　　　　　　B．破坏农田和植被的化学组成

C．增加土壤中重金属的水溶性　　　　D．影响土壤中生物的生存

E．增加输水管材中金属化合物的溶出

44．SO_2 的作用不包括（　　　）。

A．局部刺激作用　　　　B．促癌作用　　　　　　　C．影响血红蛋白携氧

D．致敏作用　　　　　　E．引起呼吸道炎症

45．我国大城市首要大气污染物是（　　　）。

A．飘尘　　　　　　　　B．颗粒物　　　　　　　　C．氮氧化物

D．一氧化碳　　　　　　E．光化学烟雾

46．下列属于大气污染并对健康有直接危害的是（　　）。

    A．烟雾事件　　　　　　B．酸雨　　　　　　　　C．气候变暖

    D．冷化效应　　　　　　E．臭氧层变薄

47．对于眼睛和上呼吸道的刺激较小，但容易进入深部呼吸道的大气污染物是（　　）。

    A．氯气　　　　　　　　B．二氧化硫　　　　　　C．氮氧化物

    D．硫化氢　　　　　　　E．光化学烟雾

48．最重要的大气污染物是（　　）。

    A．二氧化硫、烟尘　　　B．二氧化碳、铅　　　　C．汽车废气

    D．地面扬尘　　　　　　E．植物花粉

49．室内空气中的甲醛主要来源于（　　）。

    A．室外空气污染　　　　B．生活炉灶　　　　　　C．烹调油烟

    D．家具和室内装饰装修　　　　　　　　　　　　E．人体代谢废物

50．室内的氡主要来自（　　）。

    A．地基土壤和建筑材料　　　　　　　　　　　　B．装饰材料和物品

    C．室外空气　　　　　　D．燃料燃烧　　　　　　E．香烟燃烧产物

51．军团菌对室内空气的污染主要通过（　　）。

    A．室外空气　　　　　　B．室内人员呼出的气体　C．咳嗽、打喷嚏时的飞沫

    D．宠物毛屑、排泄物　　E．淋浴喷头、空气加湿器

52．（　　）不是紫外线的作用。

    A．色素沉着作用　　　　B．杀菌作用　　　　　　C．红斑作用

    D．抗佝偻病作用　　　　E．镇静作用

53．关于大气中的空气离子，下列说法正确的是（　　）。

    A．空气阴离子可引起失眠、烦躁和血压升高

    B．空气阳离子对机体有镇静、催眠和降压作用

    C．新鲜的清洁空气中轻离子浓度低

    D．污染的空气轻离子浓度低　　　　　　　　　　E．污染的空气中重离子浓度低

54．（　　）是光化学烟雾事件的特点。

    A．污染物主要来自汽车尾气　　　　　　　　　　B．多发生在早晨

    C．多发生在冬春季　　　　　　　　　　　　　　D．主要污染物是 SO_2

    E．多发生在南北纬度 60° 以上的地区

55．酸雨是指降水的 pH 值小于（　　）。

    A．7.0　　　　B．6.5　　　　C．5.6　　　　D．5.0　　　　E．4.6

56．我国酸雨的形成主要是由于（　　）。

    A．燃烧石油　　　　　　B．烧煤　　　　　　　　C．森林失火过多

    D．硫酸厂排出废气过多　　　　　　　　　　　　E．硝酸厂排出废气过多

57．粒径≤10 μm 的大气颗粒物称为（　　）。

    A．TSP　　　B．气溶胶　　　　C．细颗粒物　　　D．IP　　　　E．降尘

58．对眼睛具有最强烈催泪作用的光化学烟雾剂是（　　）。

A. O_3 B. PAN   C. PBN   D. PPN   E. NO

59. 具有内分泌干扰作用的污染物是（　　）。

    A. 可吸入颗粒物   B. 铅化合物   C. 多环芳烃

    D. 过氧化物   E. 二噁英

60. 最能代表水中有机物质的含量是（　　）。

    A. COD   B. BOD   C. DO   D. 总固体   E. 以上都不是

61. 总大肠菌群指标反映水体（　　）。

    A. 有无病原体存在   B. 受有害毒物污染的程度   C. 水质的清洁程度

    D. 受粪便污染的程度   E. 自净效果

62. 作为水质被粪便污染最合适的细菌学指标是（　　）。

    A. 总大肠菌群   B. 伤寒杆菌   C. 细菌总数

    D. 厌氧芽胞菌   E. 痢疾杆菌

63. 水体藻类污染的重要原因是（　　）。

    A. 大量含氮、硫、氯的污水进入水体

    B. 大量含钾、钠、磷的污水进入水体

    C. 大量含氮、磷、钠的污水进入水体

    D. 大量含氮、磷的污水进入水体

    E. 大量含硫、镁、磷的污水进入水体

64. 深层地下水含水层的位置是在地球的（　　）。

    A. 第一个不透水层以上   B. 地表 15 m 以下

    C. 第一个不透水层以下   D. 与泉水同一个含水层

    E. 位于溶洞内

65. 多氯联苯对人危害的最典型例子是（　　）。

    A. 1979 年发生在我国台湾彰化县的"油症事件"

    B. 1968 年发生在日本的"米糠油中毒事件"

    C. A 和 B

    D. 1948 年发生在美国宾州的"多诺拉事件"

    E. B 和 D

66. （　　）含氮和磷过多时，会引起淡水水体富营养化。

    A. 江河，湖泊   B. 湖泊，水库水   C. 江河，水库水

    D. 海洋，湖泊   E. 海洋，江河

67. 永久硬度是指水中的（　　）。

    A. 溶解性固体和悬浮性固体   B. 锰的盐类

    C. 钙、镁的硫酸盐、硝酸盐和氯化物

    D. 水净化处理所不能除去的盐类   E. 钙、镁的碳酸盐和重碳酸盐

68. 影响地面水水质最主要因素是（　　）。

    A. 气候   B. 流量

    C. 未处理生活污水、工业废水排入   D. 自然因素

E. 季节

69. 浅层地下水含水层的位置是在地球的（　　　）。

A. 第一个不透水层以上　　　　　　　　B. 第一个不透水层以下

C. 地表　　　　　　　D. 与泉水同一个含水层　　　E. 位于溶洞内

70. 地球上的天然水资源可分为（　　　）。

A. 降水、河水和深层地下水　　　　　　　　B. 雨水、雪水和雹水

C. 降水、地表水和地下水　　　　　　　　D. 冰川水、江河水和泉水

E. 以上都不是

71. 目前我国饮用水消毒大部分地区最常用的方法是（　　　）。

A. 二氧化氯消毒法　　　B. 氯化消毒法　　　　C. 紫外线消毒法

D. 臭氧消毒法　　　E. 以上都不是

72. 地表水的卫生学特征是（　　　）。

A. 水质较好，矿物质较低，水量无保证，容易受到大气质量的影响

B. 水质较好，浑浊度较大，细菌含量较高，溶解氧较高，水量大，取用方便，自净
能力强，但易受污染

C. 硬度较大，细菌含量较少，溶解氧较高，自净能力较差，但不易受污染

D. 水质好，溶解氧较低，硬度大，细菌数较少，自净能力差，但少受污染

E. 水质较好，矿物质较低，水量大，容易受到大气质量的影响

73. 有的污染物在水环境中浓度极低且极为稳定，该污染物通过水生生物摄取进入食物
链系统，使生物体内污染物浓度大大增加，这种现象被称为（　　　）。

A. 生物放大作用　　　B. 生物转化作用　　　C. 生物降解作用

D. 生物富集作用　　　E. 生物对污染物的自净作用

74. 如果湖水呈现特殊的绿色、红色或黄绿色时，表明（　　　）。

A. 水中藻类大量繁殖生长

B. 含氯化钠的污水大量排入湖内

C. 含低铁的水排入湖内

D. 含硫酸盐的污水排入湖内

E. 含硝酸盐的污水排入湖内

75. 引起水体藻类污染，出现水体富营养化的主要原因是（　　　）。

A. 大量含氮、硫、磷的有机物污染水体

B. 大量含钠、钾的污染物污染水体

C. 大量含氮、磷的污染物污染水体

D. 大量含氨、钠的污水进入水体

E. 大量含氨、磷的污染物进入水体

76. 水俣病的病因是（　　　）。

A. 慢性铬中毒　　　B. 慢性镉中毒　　　C. 慢性甲基汞中毒

D. 慢性汞中毒　　　E. 慢性铅中毒

77. 多氯联苯进入人体后，可蓄积在各个组织中，其中含量最高的组织是（　　　）。

A．肝脏　　　　B．肾脏　　　　C．血液　　　　D．淋巴　　　E．脂肪

78．目前水质净化处理中最常用的混凝剂是（　　）。

A．漂白粉　　　　　　B．硫酸钙　　　　　　C．臭氧

D．硫代硫酸钠　　　　E．硫酸铝

79．HOCl 和 OCl⁻ 的杀菌效果为（　　）。

A．HOCl 和 OCl⁻ 的杀菌效果相同

B．HOCl 的杀菌效果为 OCl⁻ 的 1/10

C．HOCl 的杀菌效果比 OCl⁻ 高 10 倍

D．HOCl 的杀菌效果比 OCl⁻ 高 80 倍

E．HOCl 的杀菌效果为 OCl⁻ 的 1/80

80．需氯量等于（　　）。

A．加氯量－余氯量　　B．加氯量＋余氯量　　C．加氯量×余氯量

D．加氯量÷余氯量　　E．以上均错

81．当生活饮用水水源受到严重污染时，应采取（　　）。

A．普通氯化消毒法　　B．折点氯消毒法　　　C．过量氯消毒法

D．氯胺消毒法　　　　E．以上都不是

82．在氯化消毒法中，杀菌能力最强的物质是（　　）。

A．漂白粉加入水中后水解成的次氯酸（HOCl）

B．次氯酸在水中电离反应生成的次氯酸根（OCl⁻）

C．漂白粉消毒时生成的氢氧化钙

D．漂白粉加入水中后水解形成的氯离子（Cl⁻）

E．以上都不是

83．在选择水源时，为了保证水质良好，要求只经过加氯消毒即可供作生活饮用水的水源水，每 100 mL 水样中总大肠菌群值不超过（　　）。

A．20　　　　B．50　　　　C．100　　　　D．不得检出　　E．2 000

84．饮用水卫生标准中的"游离性余氯"属于（　　）。

A．感官性状指标　　　B．消毒剂指标　　　　C．毒理学指标

D．细菌学指标　　　　E．放射性指标

85．通常把水中能与氯形成的有机物称为（　　）。

A．有机前体物　　B．富里酸　　C．氨基酸　　D．蛋白质　　E．腐殖酸

86．与饮水硬度关系最为密切的健康问题是（　　）。

A．肿瘤　　　　　　　B．呼吸系统疾病　　　C．心血管疾病

D．生殖系统疾病　　　E．神经系统疾病

87．饮用水深度净化的目的是（　　）。

A．去除水中的病原体　　B．去除水中的有机物　　C．去除水中的化学物质

D．去除水中的低分子盐类　　　　　　　　　E．获得优质饮用水

88．有效氯是指含氯化合物分子团中氯的价数（　　）。

A．＞+1 价　　B．＜-1 价　　C．＞-1 价　　D．＞-2 价　　E．＞-3 价

89. 介水传染病一般多见于（　　）。

　　A．中毒性疾病　　　　　B．肠道传染病　　　　　C．呼吸道传染病

　　D．皮肤病　　　　　　　E．免疫性疾病

90. 我国现行饮用水卫生标准规定，管网末梢水中游离性余氯不应低于（　　）。

　　A．0.05 mg/L　　B．0.03 mg/L　　C．0.01 mg/L　　D．0.3 mg/L　　E．0.5 mg/L

91. 我国现行饮用水卫生标准规定，水中氟化物含量不得超过（　　）。

　　A．0.05 mg/L　　B．0.03 mg/L　　C．1.0 mg/L　　D．0.3 mg/L　　E．0.7 mg/L

92. 评价氯化消毒的简便指标是（　　）。

　　A．加氯量　　B．需氯量　　C．余氯量　　D．细菌总数　　E．大肠菌群

93. 土壤的工业污染主要是（　　）。

　　A．人畜粪便　　　　　　B．生活垃圾　　　　　　C．汽车尾气

　　D．农药化肥　　　　　　E．废水、废气、废渣

94. 一般来说，镉污染土壤的最主要方式是（　　）。

　　A．通过污水灌溉　　　　B．经大气沉降　　　　　C．化肥农药的使用

　　D．工业废渣　　　　　　E．以上都不是

95. 土壤污染引起钩端螺旋体病和炭疽病的危害途径是（　　）。

　　A．动物→土壤→人　　　B．人→土壤→人　　　　C．土壤→人

　　D．动物→人　　　　　　E．以上都不对

96. 土壤中吸附作用最强的物质是（　　）。

　　A．土壤中的胶体颗粒　　B．土壤矿物质胶体　　　C．土壤中的沙砾

　　D．土壤中的有机物残体　E．土壤中的腐殖质

97. 痛痛病就是（　　）。

　　A．慢性汞中毒　　　　　B．慢性铅中毒　　　　　C．慢性铬中毒

　　D．慢性镉中毒　　　　　E．慢性镍中毒

98. 目前我国预防地方性甲状腺肿的最主要措施是（　　）。

　　A．多食含蛋白质丰富的食物　　　　　　　　B．提倡喝开水

　　C．多吃海带　　　　D．供给碘化食盐　　　　　E．改善居住条件

99. 除了缺碘外，引起地方性甲状腺肿的物质还有（　　）。

　　A．黄瓜　　　　B．红薯　　　　C．芥菜　　　　D．木瓜　　　　E．番茄

100. IDD临床表现为（　　）。

　　A．地方性甲状腺肿　　B．地方性克汀病　　　　C．亚临床克汀病

　　D．流产　　　　　　　E．以上都是

101. 我国氟中毒病区分布的特点是（　　）。

　　A．中西部以燃煤污染型为主

　　B．北方以饮水型为主，南方以燃煤污染型为主

　　C．沿海地区以饮茶型为主

　　D．内蒙古地区以燃煤型为主

　　E．以上都不对

102. 地方性砷中毒可能发生的症状是（　　）。
　　A. 全身皮肤瘙痒　　B. 恶心呕吐，全身不适　　C. 骨质疏松
　　D. 心脏肥大　　　　E. 皮肤色素沉着和过度角化

103. 氟骨症最常见的自觉症状是（　　）。
　　A. 肢体麻木蚁走感　　B. 疼痛　　　　　　C. 肢体变形
　　D. 头昏乏力　　　　　E. 关节功能障碍

104. 砷中毒的解毒剂是（　　）。
　　A. 维生素D　　　　B. 蛇纹石　　　　　C. 二巯基丙磺酸钠
　　D. 硒盐　　　　　　E. 以上都是

105. 下列属于氟骨症X线特征表现的是（　　）。
　　A. 骨小梁分布不均，疏松为主　　　　　B. 软组织钙化有骨棘形成
　　C. 关节软骨未改变　　D. 骨皮质消失　　E. 骨小梁消失

106. 慢性地方性氟中毒的发病机制是（　　）。
　　A. 干扰钙磷代谢　　B. 影响牙齿正常发育　　C. 干扰骨吸收和骨形成
　　D. 抑制酶的活性　　E. 以上都是

107. 地方性氟中毒的防治措施包括（　　）。
　　A. 替代砖茶　　B. 饮水除氟　　C. 改换水源　　D. 改良炉灶　　E. 以上都是

108. 室内小气候包括（　　）。
　　A. 气温、气湿、气压和热辐射
　　B. 气温、风速、气流和热辐射
　　C. 气温、气湿、气流和热辐射
　　D. 气温、风速、气压和热辐射
　　E. 气压、气湿、气流和热辐射

109. 室内空气中氡的最主要健康效应是（　　）。
　　A. 中毒　　　　　　B. 致癌　　　　　　C. 免疫抑制
　　D. 致畸　　　　　　E. 非特异效应

110. 下列属于空调引起的室内空气污染的是（　　）。
　　A. 甲醛中毒　　B. 军团菌病　　C. CO中毒　　D. CO_2中毒　　E. 致癌

111. 判断热平衡是否受到破坏最直接的指标是（　　）。
　　A. 皮温　　　　B. 出汗量　　　　C. 温热感　　D. 脉搏　　E. 体温

112. 室内烹调油烟中主要含（　　）。
　　A. 甲醛　　B. 苯并（a）芘　　C. 氡　　D. SO_2　　E. CO

113. 属于室内生物性污染的是（　　）。
　　A. 吸烟烟气　　B. 甲醛　　　　C. 烹调油烟　　D. 尘螨　　E. 氡

114. 关于人与环境之间的辩证统一关系，描述不正确的是（　　）。
　　A. 机体与环境相互作用
　　B. 环境因素对人体健康影响具有双重性
　　C. 机体对环境有一定适应性

  D．机体对环境不适应

  E．人与环境在物质上的统一性

115．（ ）不是全球气候变暖带来的危害。

  A．海平面上升   B．皮肤癌发生率增加   C．病媒昆虫活动范围扩大

  D．病原体繁殖力增强 E．冰川融化

116．健康危险度评价的危害鉴定中，有害效应包括以下四种类型，除了（ ）。

  A．致癌（包括体细胞致突变）性   B．致生殖细胞突变

  C．器官、细胞病理学损伤   D．器官非特异损伤

  E．发育毒性（致畸性）

117．下面是环境污染产生的急性危害，除了（ ）。

  A．地方性氟中毒   B．伦敦烟雾事件   C．日本四日市哮喘

  D．印度博帕尔发生的异氰酸甲酯泄漏事件

  E．苏联发生过的核电站泄漏事故

118．不属于健康危险度评价基本内容的是（ ）。

  A．危害鉴定   B．暴露评价   C．污染来源鉴定

  D．剂量 - 反应关系的评定   E．危险度特征分析

119．不属于化学物质的联合作用的类型是（ ）。

  A．相减作用 B．增强作用   C．相加作用 D．协同作用 E．拮抗作用

120．在下列环境流行病学叙述中，不正确的是（ ）。

  A．研究已知环境暴露因素对人群的健康效应

  B．不能采用实验性流行病学研究

  C．探索引起健康异常的环境有害因素

  D．进行暴露剂量 - 反应关系的研究

  E．可采用描述性、分析性和实验性流行病学研究

121．某城镇一电影院春节期间放映新片，场场爆满，每场 3 h，场次间隔仅 15 min，而且管理混乱，吃东西、抽烟相当普遍。大多数观众散场后均感到疲乏、头晕、头痛，甚至恶心不适等，其原因最可能是（ ）。

  A．CO 中毒   B．室内通风不好，CO_2 浓度过高

  C．放映时间过长 D．电影院建筑质量差 E．传染病流行

122．下列有关多环芳烃的说法，错误的是（ ）。

  A．大气中的大多数多环芳烃吸附在颗粒物表面

  B．主要来源于各种含碳有机物的热解和不完全燃烧

  C．不同地区大气多环芳烃谱差别很大

  D．不同类型多环芳烃的致癌活性不同

  E．一些多环芳烃有免疫、生殖和发育毒性

123．人们在生产和生活过程中不断地向环境中排放成千上万种污染物，致使环境的质量不断发生变化，逐渐形成环境污染，对人群产生的健康危害为（ ）。

  A．慢性危害 B．急性危害   C．致畸   D．致突变   E．致癌

124．某生产氯气的工厂，由于管道的溢漏，致使当地主导风向下风侧居民出现头痛、头昏、恶心、呕吐等现象，此种情况应判断为（　　）。

    A．排放事故　　　　　　B．中毒危害　　　　　　C．大气污染事件

    D．急性中毒　　　　　　E．亚慢性中毒

125．1984年印度博帕尔农药厂发生泄漏事故，造成严重污染，导致数十万人中毒，两万多人死亡，5万人失明，成为世界环境污染史上最严重的一次污染事件，此次事件是由（　　）。

    A．有机磷引起　　　　　B．氨基酸甲酯引起　　　C．异氰酸甲酯引起

    D．艾氏剂引起　　　　　E．氯丹引起

126．在阳光照射强烈的夏天，某交通繁忙的城市居民，尤其是心脏病及肺部疾病的患者，出现了不同程度的眼睛红肿、流泪、咽喉痛、喘息、咳嗽、呼吸困难、头痛、胸闷、心脏功能障碍等症状，出现这些症状可能的原因是（　　）。

    A．某种传染病流行　　　B．光化学烟雾　　　　　C．煤烟型烟雾事件

    D．CO急性中毒　　　　　E．附近火山喷发烟雾

127．水体污染物吸附于悬浮物和颗粒物后，逐渐下沉进入水体底质，在微生物的作用下可转变成毒性更大的理化性质完全不同的新的化学物质，这种情况最常见于水体（　　）。

    A．镉污染　　　　　　　B．有机氯农药污染　　　C．多氯联苯污染

    D．酚污染　　　　　　　E．汞污染

128．下列不是热污染危害的是（　　）。

    A．降低水中溶解氧的含量

    B．增加水体中悬浮物的沉降速度

    C．增加水中化学反应速度

    D．加剧水体富营养化

    E．富集水中溶解氧

129．下列不是水质化学性状指标的是（　　）。

    A．总硬度　　B．BOD　　　　C．总固体　　　D．水温　　　　E．pH值

130．下列不是水体被微生物污染的判断指标的是（　　）。

    A．细菌总数　　　　　　B．总大肠菌群　　　　　C．粪大肠菌群

    D．游离性余氯　　　　　E．肠球菌

131．某地区人群一段时间以来出现皮肤瘙痒、腹泻及恶心等症状，水源可能受到（　　）。

    A．砷污染　　　　　　　B．甲基汞污染　　　　　C．苯污染

    D．酚污染　　　　　　　E．氰污染

132．饮用水卫生要求在流行病学上安全，主要是为了确保不发生（　　）。

    A．消化道疾病　　　　　B．介水传染病　　　　　C．食物中毒

    D．急慢性中毒　　　　　E．饮水型地方病

133．关于二次供水，表述不正确的是（　　）。

    A．二次供水主要用于高层建筑供水

    B．二次供水水质较集中式供水水质好

    C．二次供水水质易受到污染

D．二次供水污染可导致介水传染病的发生

E．对二次供水应定期消毒和进行水质检验

134．20世纪60年代，某山区陆续出现不少骨骼变形以致丧失劳动能力的人，后经上级派员调查，发现这些患者除肢体骨骼变形外，还有明显的黑褐色斑牙。当时初步诊断为氟骨症，但水及土壤氟含量并不高。在这种情况下，最应进一步检测的项目是（　　　）。

A．进行卫生调查　　　　B．村民吸烟情况调查　　　　C．核查饮水中氟含量

D．检测燃料中氟含量　　　　　　　　　　　　E．检测蔬菜中氟含量

135．在我国新疆、内蒙古等地一些偏远农村，居民的躯干、四肢皮肤发生色素沉着和脱色斑点，伴有周围神经炎症状，患者的手掌和脚跖皮肤过度角化。甚至发展到四肢和躯干，严重者可发展成皮肤癌。调查发现，当地居民饮用的井水中某种化学物质含量过高。该种地方性疾病很可能是（　　　）。

A．硒中毒　　　B．砷中毒　　　　C．氟中毒　　　D．镍中毒　　　E．铊中毒

136．下列关于氟中毒的错误论述是（　　　）。

A．发病与性别无关

B．成人迁入氟病区后一般不患氟斑牙

C．患氟斑牙不一定伴氟骨症

D．氟骨症发病率不随年龄增加而升高

E．迁入重氟病区者的氟骨症发病早，且病情重

137．关于地方性克汀病的临床表现，描述错误的是（　　　）。

A．智力低下　　　　　B．身材矮小　　　　　C．性发育不受影响

D．甲状腺功能低下　　　E．下肢瘫痪

138．不属于生物地球化学性疾病的是（　　　）。

A．克山病　　　B．氟斑牙　　　　C．乌脚病　　　D．水俣病　　　E．克汀病

139．关于碘缺乏病流行病学特征，描述不正确的是（　　　）。

A．山区高于平原，内陆高于沿海，农村高于城市

B．地方性甲状腺肿仅发生在青春期

C．女性患病率一般高于男性

D．补碘干预后可迅速控制

E．水碘含量越低，疾病就越重

140．新装修的房屋中，常常有一种可使人眼红、流泪和咳嗽的刺激性气体，这很可能是（　　　）。

A．SO_2　　　　B．CO　　　　C．CO_2　　　　D．甲醛　　　　E．氮氧化物

【B1题型】

（141～142题共用备选答案）

A．二氧化硫　　B．颗粒物　　　C．氮氧化物　　　D．一氧化碳　　　E．二氧化碳

141. （   ）属于刺激性气体，易引起哮喘。

142. 最常见的由于冬季取暖不当引起人群中毒的环境毒物是（   ）。

（143～144 题共用备选答案）

    A．二氧化碳   B．非电离辐射   C．甲醛   D．烹调油烟   E．一氧化碳

143. （   ）可诱发哮喘。

144. （   ）产生苯并（a）芘致癌物。

（145～146 题共用备选答案）

    A．≤100 μm   B．≤10 μm   C．≤2.5 μm   D．≤0.1 μm   E．≥1 μm

145. 可吸入颗粒物直径为（   ）。

146. 能进入小支气管和肺泡的颗粒其直径为（   ）。

（147～148 题共用备选答案）

    A．消炎和镇静作用   B．杀菌   C．调节中枢神经

    D．提高视觉   E．平衡兴奋和镇静

147. （   ）是紫外线的作用。

148. （   ）是红外线的作用。

（149～150 题共用备选答案）

    A．铅   B．臭氧   C．CO   D．NO_x E．CO_2

149. 可形成光化学烟雾的是（   ）。

150. （   ）是光化学烟雾的主要成分。

（151～152 题共用备选答案）

    A．地基和建筑材料   B．装饰、装修材料   C．室外空气

    D．燃料燃烧   E．香烟燃烧产物

151. 室内氡主要来源是（   ）。

152. 室内甲醛主要来源是（   ）。

（153～154 题共用备选答案）

    A．二氧化硫   B．二氧化氮   C．过氧酰基硝酸酯

    D．氯气   E．硫化氢

153. 属于二次污染物的是（   ）。

154. 对眼睛和上呼吸道的刺激较小，但容易进入深部呼吸道的大气污染物是（   ）。

（155～157 题共用备选答案）

    A．生物放大作用   B．生物蓄积作用   C．生物浓缩作用

    D．生物相互作用   E．生物降解作用

155. 一种生物对某种物质的摄入量大于其排出量，随着生物生命过程的延长，该物质在生物体内的含量逐渐增加，称为（   ）。

156. 某种生物摄取环境中的某些物质或化学元素后，在生物体内的某个部位或器官逐步浓缩起来，使其浓度大大超过环境中原有的浓度，称为（   ）。

157. 随着食物链的延长，高位级生物体内的重金属毒物和某些难降解的毒物浓度比低位级

生物体内的浓度逐渐增大，称为（　　）。

（158～161 题共用备选答案）

　　A．氟氯烃　　　　　　B．颗粒物　　　　　　C．CO_2

　　D．SO_2、颗粒物　　　E．SO_2、氮氧化物

158．酸雨形成的主要污染物是（　　）。

159．引起温室效应的主要污染物是（　　）。

160．能够降低紫外线的生物学作用，使儿童佝偻病发病率升高的污染物是（　　）。

161．导致臭氧层破坏而出现空洞的化合物是（　　）。

（162～164 题共用备选答案）

　　A．听觉系统　　　　　B．造血系统　　　　　C．急慢性疾病和某些癌变

　　D．免疫力　　　　　　E．血液循环

162．环境噪声常影响（　　）。

163．微波辐射影响（　　）。

164．放射性污染影响机体（　　）。

（165～166 题共用备选答案）

　　A．物理净化作用　　　B．化学净化作用　　　C．生物净化作用

　　D．高温无害化作用　　E．发酵作用

165．水体自净中的氧化还原、分解化合、酸碱中和等方式的作用形式属于（　　）。

166．有机物在溶解氧的参与下，经需氧微生物氧化分解为简单无机物，其作用形式属于（　　）。

（167～168 题共用备选答案）

　　A．硬度　　　　　　　B．浑浊度　　　　　　C．细菌总数

　　D．余氯　　　　　　　E．总大肠菌群

167．以上各水质性状指标中属于化学性状指标的是（　　）。

168．以上各水质性状指标中属于感官性状指标的是（　　）。

（169～170 题共用备选答案）

　　A．生化需氧量　　　　B．氯化物　　　　　　C．溶解氧

　　D．总固体　　　　　　E．总大肠菌群

169．可评价水体被有机物污染的状况的指标是（　　）。

170．可评价水体被病原微生物污染的状况的指标是（　　）。

（171～172 题共用备选答案）

　　A．赤潮　　　B．绿潮　　　C．水华　　　D．赤湖　　　E．赤华

171．水体富营养化发生在淡水时称（　　）。

172．水体富营养化发生在海湾时称（　　）。

（173～174 题共用备选答案）

　　A．1 mg/L　　　B．2 mg/L　　　C．0.3 mg/L　　　D．0.05 mg/L　　　E．0.03 mg/L

173．饮用水标准规定自来水厂出厂水游离性余氯不应低于（　　）。

174．饮用水标准规定管网末稍水游离性余氯不应低于（　　）。

（175～176 题共用备选答案）

    A．流行病学上安全　　B．水中的化学组成对人体有益无害

    C．感官性状良好　　　D．水量充足使用方便　　　E．水生生物生长良好

175．为防止肠道传染病介水传播和流行，饮用水必须达到（　　）。

176．为防止饮用水引起急慢性中毒，饮用水必须满足（　　）。

（177～178 题共用备选答案）

    A．经食物链传递而富集最终影响人体健康

    B．胚胎期和婴儿发育早期机体严重缺乏碘

    C．污水灌溉农田使农作物受污染而危害人体健康

    D．引起居民以斑釉齿和骨骼损害为特征的疾病

    E．以皮肤损害为显著特点的生物地球化学性疾病

177．地方性砷中毒是（　　）的。

178．地方性克汀病是（　　）导致的。

（179～180 题共用备选答案）

    A．末梢神经炎症状　　B．脚趾疼痛　　　　　C．食欲缺乏

    D．皮肤色素异常　　　E．失眠健忘

179．慢性砷中毒的早期多表现为（　　）。

180．慢性砷中毒的特异性体征是（　　）。

（181～182 题共用备选答案）

    A．智力低下　　　　　B．骨质硬化与骨质疏松　　C．多发性病理骨折

    D．视野缩小　　　　　E．皮肤色素沉着

181．碘缺乏患者可出现（　　）。

182．地方性氟中毒可表现为（　　）。

（183～186 题共用备选答案）

    A．脊柱受压缩短变形，终日疼痛呼叫

    B．视野向心性缩小，感觉障碍

    C．氟斑牙

    D．黑脚病

    E．脱发（斑秃或全秃）

183．水俣病的典型症状是（　　）。

184．地方性砷中毒可造成（　　）。

185．痛痛病重症患者常出现的症状是（　　）。

186．土壤重金属镉污染可造成（　　）。

【B2 题型】

【案例 1】 1986 年 4 月 26 日凌晨 1 时许，苏联切尔诺贝利核电站发生爆炸，造成自 1945 年日本广岛、长崎遭原子弹袭击以来世界上最为严重的核污染。反应堆放出的核裂变产物主要有 ^{131}I、^{103}Ru、^{137}Cs 以及少量的 ^{60}Co。周围环境中的放射剂量达 200 rad/h，为人体允许剂量的 2 万倍。此

次核事故造成 13 万居民急性暴露，31 人死亡，233 人受伤，经济损失达 35 亿美元。

187．试问该事件污染来源主要为（　　）。

　　A．放射性污染　　　　B．化学性污染　　　　C．生物性污染

　　D．一次污染　　　　　E．二次污染

188．此次污染引起的健康损害可能有（　　）。

　　A．急性损伤　B．致癌作用　　C．致突变效应　D．致畸作用　　E．以上都是

189．预防类似事件的发生要（　　）。

　　A．加强领导和组织管理　　　　　　　　B．加强健康教育

　　C．加强设备维护、检修　　　　　　　　D．增强安全意识

　　E．以上都是

【案例 2】40 多年前，在我国贵州一个叫回龙村的山村里，出现了一种奇怪的病症。患者最明显的特征就是在一个星期内掉光全部头发，民间俗称"鬼剃头"。回龙村在 40 年间先后有 700 多人患此病症，60 多人不幸死亡。

190．导致这么奇怪的现象的可能原因是（　　）。

　　A．空气污染　　　　　B．水污染　　　　　　C．土壤污染

　　D．热污染　　　　　　E．电磁辐射

191．如要进一步确定病因，不需要进行（　　）。

　　A．环境中污染现状调查　　　　　　　　B．居民摄入量监测

　　C．人群生物学暴露水平监测

　　D．暴露和健康效应之间的相关性分析　　E．气象因素监测

【案例 3】某市为一南北向盲肠状峡谷小盆地，人口 12 万，常年风向以南风为主。市区西北侧有一锡冶炼厂，下风侧有两个居民区，约 13 个居民点。该厂以生产精锡为主，主要污染物有砷、铅和氟等。该厂每年排入环境中的砷约 9.5 t，砷排出量占投入量 19%，如以污染面积 3 km^2 计算，环境中砷负荷约 3.18 t/（km^2·年）。根据当地卫生部门资料，该市曾数次发生急性、亚急性人畜砷中毒事件，严重影响该市居民的生产、生活。为了解该市环境砷污染对居民健康的影响，科研人员开展了以下工作。

一、环境中砷污染现状的调查结果

采集污染区和对照区大气、室内空气、水源水、地下水及土壤，分别测定其中砷的含量，其测定结果见表 21-1、表 21-2。

表 21-1　某市污染区和对照区大气、室内空气中砷的含量

调查区	大气			室内空气 /（μg/m^3）		
	日均浓度范围 /（μg/m^3）	日均超标率 /%	年均浓度 /（μg/m^3）	厨房	卧室	
				秋	秋	冬
污染区 A	0.0～8.0	20.0	1.2	2.0	1.0	0.9
污染区 B	0.1～6.8	30.0	2.3	3.0	2.7	1.2
对照区	0.0～1.0	0.0	0.2	0.0	0.0	0.0

表 21-2　某市污染区和对照区水源水、地下水及土壤中砷的含量

调查区	水源水 / （mg/L）		地下水 / （mg/L）		土壤 / （μg/g）	
	最大值	平均值	最大值	平均值	最大值	平均值
污染区 A	52.37	25.40	0.003	0.002	238.0	95.19
污染区 B	50.53	21.33	0.003	0.002	221.4	80.70
对照区	0.07	0.03	0.005	0.002	264.0	85.43

192．该市环境砷污染的主要来源是（　　　）。

　　A．大气　　　　B．室内空气　　　C．水源水　　　D．地下水　　　E．土壤

二、居民砷摄入量的调查结果

在距污染源不同距离的 5 个居民点和对照区，随机抽取 10 户作为砷摄入量调查对象，以户为单位逐日连续调查 5 天，调查其空气、水及各种食物的平均摄入量，同时采集各种食物、水及空气等样品，分别测定其砷的含量，计算不同途径每个标准人每天平均砷摄入量。结果见表 21-3。

表 21-3　居民砷不同途径摄入量　　　　　　　　　　　　　　　　　μg/（d·标准人）

调查区	总摄入量	食物	饮水	空气
污染区 A				
a	285.3	259.8	13.9**	11.6**
b	392.6	371.9	11.5*	9.2**
污染区 B				
a	526.9**	492.8**	10.0	24.1**
b	672.3**	612.3**	45.7	14.3**
c	359.5*	346.0	6.3	7.2**
对照区	262.7	258.4	4.3	0.0

* 与对照比较，$p < 0.05$；** 与对照比较，$p < 0.01$

193．该市污染区 A 的环境砷污染类型是（　　　）。

　　A．食物　　　　　　　B．空气　　　　　　　　C．饮水

　　D．食物和空气　　　　E．饮水和空气

194．该市污染区 B 的环境污染类型是（　　　）。

　　A．食物　　　　　　　B．空气　　　　　　　　C．饮水

　　D．食物和空气　　　　E．饮水和空气

三、人群生物学砷暴露水平的调查

研究者调查了污染区及对照区居民的发砷、尿砷平均水平，测定结果见表 21-4。

表 21-4　调查区居民发砷、尿砷测定值

调查区	发砷 / (µg/g)			尿砷 / (µg/g)		
	调查人数	范围	中位数	调查人数	范围	中位数
污染区 A	346	1.18~113.59	7.76**	586	0.01~0.60	0.13**
污染区 B	850	0.00~160.35	13.40**	804	0.07~1.65	0.12**
对照区	351	0.00~18.00	0.98	348	0.00~0.27	0.05

** 与对照比较，$p < 0.01$

195．发砷和尿砷属于（　　　）。

　　A．暴露生物标志物　　　B．效应生物标志物　　　C．易感生物标志物

　　D．环境接触剂量　　　E．有害作用剂量

196．该市人群生物学砷暴露水平调查结果为（　　　）。

　　A．发砷超标　　　　　B．尿砷超标　　　　　C．发砷和尿砷都超标

　　D．发砷正常　　　　　E．尿砷正常

【案例 4】1984 年 12 月 3 日，美国联合碳化公司在印度博帕尔市的农药厂因管理混乱，操作不当，致使地下储罐内剧毒的异氰酸甲酯因压力升高而爆炸外泄。45 t 毒气形成一股浓密的烟雾，以每小时 5 000 m 的速度袭击了博帕尔市区。死亡两万多人，20 多万人受到伤害，5 万人失明，孕妇流产或产下死婴，受害面积 40 km^2，数千头牲畜被毒死。

197．试问该事件属于空气污染引起的（　　　）。

　　A．急性中毒事件　　　B．间接危害　　　　　C．慢性中毒

　　D．非特异性危害　　　E．远期危害

198．此次污染引起的健康损害称为（　　　）。

　　A．公害病　　　　　　B．职业病　　　　　　C．地方病

　　D．食源性疾病　　　　E．传染病

199．大气污染的间接危害不包括（　　　）。

　　A．酸雨　　　　　　　B．臭氧空洞　　　　　C．致癌作用

　　D．影响太阳辐射和微小气候　　　　　　　　E．温室效应

【案例 5】2006 年 9 月 8 日 15 时，岳阳市环境监测中心站在对岳阳县城饮用水源新墙河进行水质例行监测时，发现砷浓度为 0.31~0.62 mg/L，超标 10 倍左右。新墙河是岳阳县城 8 万多居民的自来水取水口。

200．试问该事件污染来源主要为（　　　）。

　　A．物理性污染　　　　B．化学性污染　　　　C．生物性污染

　　D．交通污染　　　　　E．电磁辐射

201．我国《生活饮用水水质标准》（GB5749—2006）规定了的水质常规检测指标是（　　　）。

　　A．微生物指标　　　　B．毒理学指标　　　　C．放射性指标

　　D．感官性状和一般化学指标　　　　　　　　E．以上都是

【案例 6】1956 年，水俣湾附近发现了一种奇怪的病。这种病症最初出现在猫身上，被称为"猫舞蹈症"。病猫步态不稳，抽搐、麻痹，甚至跳海死去，被称为"自杀猫"。随后不久，此地也发现了患这种病症的人。患者由于脑中枢神经和末梢神经被侵害，出现了与病猫类似

的症状。当时由于这种病病因不明而被叫作"怪病"。这种"怪病"就是日后轰动世界的"水俣病",是最早出现的由于工业废水排放污染造成的公害病。

202．引起该事件的污染物是（ ）。

    A．镉   B．铅   C．汞   D．酚   E．氰化物

203．该污染物进入水体，在微生物的作用下可转变成毒性更大的理化性质完全不同的新的化合物，这种现象称为（ ）。

    A．生物放大作用   B．生物活化作用   C．生物合成作用

    D．生物解毒作用   E．生物富集作用

（柏 珺 韩知峡 蒋学君）

第 22 章 职业卫生与职业医学

【A1 题型】

1．生产过程中的职业性有害因素按性质可分为（ ）。

    A．异常气象条件、噪声与震动、辐射线

    B．化学性因素、物理性因素、生物性因素

    C．生产过程性有害因素、劳动过程有害因素、劳动环境有害因素

    D．细菌、病毒、真菌

    E．劳动组织不合理、劳动强度过大、工具性因素

2．不属于职业性有害因素作用条件的是（ ）。

    A．职业性有害因素种类   B．职业性有害因素接触机会

    C．职业性有害因素接触方式   D．职业性有害因素接触时间

    E．职业性有害因素接触浓度

3．关于职业性有害因素，概念错误的是（ ）。

    A．可存在于生产过程中   B．可存在于劳动过程中   C．可存在于生产环境中

    D．泛指与职业性损害有关的因素   E．可能危害劳动者健康

4．关于职业病特点，错误的描述是（ ）。

    A．病因明确   B．存在剂量 - 反应关系   C．病因大多数可定量测定

    D．病变程度均与有害因素作用强度有关   E．病变早期处理预后较好

5．不属于我国现行法定职业病分类中物理因素所致职业病的是（ ）。

    A．中暑   B．手臂振动病   C．减压病

    D．高原病   E．外照射急性放射病

6．不符合工作有关疾病概念含义的是（ ）。

    A．职业性有害因素只是该疾病的发病因素之一

    B．职业性有害因素是疾病的促发因素

    C．不包括法定职业病

    D．控制职业性有害因素接触强度就可降低发病率

E．消除职业性有害因素就可避免发病

7．不属于职业卫生技术服务的措施是（　　）。

  A．作业场所通风、排毒、除尘措施   B．职业病危害预评价

  C．作业场所职业危害因素的检测与评价   D．职业健康监护措施

  E．以上都不是

8．上岗前健康检查的主要目的是（　　）。

  A．发现就业禁忌证和建立健康档案   B．发现临床病变

  C．评价作业环境卫生状况

  D．对职业性有害因素进行定量评价   E．以上都不是

9．气溶胶是指悬浮于空气中的（　　）。

  A．气体、蒸气、烟   B．烟、气体、液体   C．蒸气、雾、尘

  D．烟、雾、尘   E．烟、蒸气、雾

10．接触生产性粉尘可引起的工作相关疾病是（　　）。

  A．胸膜间皮瘤 B．石棉肺   C．尘肺   D．肺癌   E．慢性气管炎

11．可接触到铅的作业是（　　）。

  A．吹玻璃   B．制造蓄电池   C．电镀

  D．制造气压计   E．提炼金、银等

12．沉积在骨骼中的铅的存在形式是（　　）。

  A．磷酸氢铅   B．甘油磷酸铅   C．氧化铅

  D．四氧化三铅   E．磷酸铅

13．目前国内驱铅治疗的常用解毒剂是（　　）。

  A．二巯基丙磺酸钠 B．亚硝酸钠 - 硫代硫酸钠 C．二巯基丁二酸

  D．依地酸二钠钙   E．二巯基丙醇

14．慢性铅中毒主要引起（　　）。

  A．正常细胞性贫血 B．小细胞低色素性贫血 C．大细胞性贫血

  D．急性失血性贫血 E．以上都不是

15．慢性铅中毒急性发作的典型症状是（　　）。

  A．腹绞痛   B．垂腕   C．周围神经炎 D．肌肉震颤 E．精神症状

16．慢性汞中毒的三大主要临床症状为（　　）。

  A．脑衰弱综合征、口腔 - 牙龈炎、腐蚀性胃肠炎

  B．震颤、口腔 - 牙龈炎、脑衰弱综合征

  C．口腔 - 牙龈炎、间质性肺炎、皮炎

  D．间质性肺炎、肾炎、皮炎

  E．震颤、肾炎、口腔 - 牙龈炎

17．汞中毒的最重要的作用机制是（　　）。

  A．与红细胞结合   B．与血红蛋白结合   C．Hg-SH 反应

  D．与金属硫蛋白结合 E．与核酸结合

18．苯在体内的主要蓄积部位是（　　）。

    A．骨皮质   B．骨髓   C．血液   D．脑   E．肾脏

19．慢性苯中毒主要损害（   ）。

    A．消化系统   B．血液系统   C．造血系统   D．循环系统   E．神经系统

20．慢性苯中毒可出现（   ）。

    A．慢性巨幼红细胞贫血   B．低色素性贫血   C．溶血性贫血

    D．再生障碍性贫血   E．缺铁性贫血

21．慢性轻度苯中毒的处理原则是（   ）。

    A．调离苯作业岗位，从事轻工作

    B．积极治疗，原则上不调离原工作   C．积极治疗，定期复查

    D．积极治疗，全休   E．血象恢复后，从事原工作

22．吸入水溶性小的刺激性气体对人体最严重的损害是（   ）。

    A．肺不张   B．肺水肿   C．支气管痉挛

    D．化学性肺炎   E．气管和支气管炎

23．预防刺激性气体所致肺水肿的关键是（   ）。

    A．卧床休息   B．注射强心药   C．早期应用足量皮质激素

    D．控制感染   E．镇咳、化痰

24．使血液运氧功能发生障碍的毒物是（   ）。

    A．CO_2 B．SO_2 C．HCl D．CO E．H_2S

25．使组织利用氧的功能发生障碍的毒物是（   ）。

    A．CO、CO_2 B．HCN、HCl C．HCN、SO_2

    D．SO_2、NO_2 E．H_2S、HCN

26．吸入高浓度可产生电击样死亡的有害气体是（   ）。

    A．氮氧化物、H_2S B．H_2S、HCN C．HCN、HCl

    D．SO_2、HCN E．NO_2、NO

27．可接触硫化氢气体的作业是（   ）。

    A．喷漆   B．制造灯管   C．下水道疏通

    D．电镀   E．贵重金属的提炼

28．急性氰化物中毒的主要机制是（   ）。

    A．运氧功能障碍   B．形成高铁血红蛋白   C．氧气的释放障碍

    D．与细胞色素氧化酶的三价铁结合   E．与巯基酶结合

29．马拉硫磷在昆虫体内的主要代谢产物是（   ）。

    A．二甲基磷酸酯   B．三氯乙醇   C．三甲基磷酸酯

    D．硫代磷酸酯   E．马拉氧磷

30．农药在施用过程中进入机体的主要途径是（   ）。

    A．呼吸道和消化道   B．皮肤和消化道   C．消化道和黏膜

    D．黏膜和皮肤   E．呼吸道和皮肤

31．有机磷农药易经完整皮肤吸收的原因是（   ）。

    A．易溶于脂肪而不溶于水

B．水溶性极大，且有一定的脂溶性

C．可迅速经毛囊、汗腺和皮肤吸收

D．对光、热、氧稳定

E．脂溶性较大且有一定的水溶性

32．下列不属于毒蕈碱样症状的表现是（　　）。

    A．心血管活动受抑制　　B．肌束震颤　　　　　　C．瞳孔括约肌收缩

    D．胃肠道平滑肌收缩　　E．呼吸道腺体分泌增加

33．下列不属于有机磷农药所致烟碱样作用的临床表现是（　　）。

    A．肌束震颤　　　　　　B．动作不灵活　　　　　C．语言不清

    D．瞳孔缩小　　　　　　E．血压升高

34．急性中度有机磷农药中毒患者全血胆碱酯酶活性一般为（　　）。

    A．≥80%　　　　　　　　B．70%～80%　　　　　　C．50%～70%

    D．30%～50%　　　　　　E．<30%

35．不符合农药安全操作规程的做法是（　　）。

    A．应使用专用容器配药　　　　　　　　　　B．容器使用后应在河塘里清洗

    C．施药人员应穿长袖衣、长裤　　　　　　　D．杜绝自行混配农药

    E．一天喷药时间不得超过6 h

36．尘肺诊断的主要临床依据是（　　）。

    A．职业史　　　　　　　B．症状与体征　　　　　C．肺功能

    D．X线胸片　　　　　　E．病理切片

37．决定粉尘对机体作用性质的主要因素是（　　）。

    A．粉尘的化学成分　　　B．接触浓度　　　　　　C．接触时间

    D．粉尘的分散度　　　　E．粉尘的类型

38．污染皮肤后，经日光照射可引起光感性皮炎的粉尘是（　　）。

    A．沥青粉尘　　B．含铅粉尘　　C．石棉尘　　D．棉尘　　E．蔗渣尘

39．长期从事矽尘作业所引起的以肺组织纤维化病变为主的全身性疾病称为（　　）

    A．尘肺　　　　　　　　B．矽肺　　　　　　　　C．粉尘沉着症

    D．慢性阻塞性肺疾病　　E．石英尘肺

40．矽肺最常见和最重要的并发症是（　　）。

    A．支气管炎　　B．肺结核　　　　C．肺癌　　　　D．肺心病　　　E．肺气肿

41．迟发性矽肺是指（　　）。

    A．发病潜伏期大于20年的矽肺

    B．脱离矽尘作业若干年后发生的矽肺

    C．接触低浓度粉尘引起的矽肺

    D．接触者晚年发生的矽肺

    E．以上都不是

42．尘肺综合性预防八字方针中包含二级预防内容的是（　　）。

    A．教、管　　B．革　　　C．水、密、风　　D．护　　　E．查

43. 矽肺的特征性病理改变是（　　）。

　　A. 矽结节　　　　　　　　B. 肺间质纤维化　　　　　C. 圆形小阴影

　　D. 肺泡结构破坏　　　　　E. 肺脏体积增大、含气量减少

44. 在湿热作业条件下，机体的主要散热方式为（　　）。

　　A. 加快代谢产热　　　　　B. 中枢抑制降低代谢产热　C. 汗液蒸发散热

　　D. 辐射散热　　　　　　　E. 热传导散热

45. 热射病的主要发病机制为（　　）。

　　A. 大量出汗导致血容量不足　　　　　　　　　B. 机体脱水后补充大量淡水

　　C. 机体蓄热导致中枢体温调节功能障碍　　　　D. 外周血管扩张致脑供血不足

　　E. 头部受强热辐射直接照射致脑组织水肿

46. 热射病的特征性临床表现是（　　）。

　　A. 体温升高明显，一般为 40℃以上，多伴有不同程度意识障碍

　　B. 大量出汗导致明显脱水表现　　　　　　　　C. 短暂晕厥

　　D. 一系列休克表现　　　　　　　　　　　　　E. 以上都不是

47. 下列不属于中暑致病因素的是（　　）。

　　A. 环境温度过高　　　　　B. 环境湿度大　　　　　　C. 劳动时间过长

　　D. 劳动强度过大　　　　　E. 肥胖

48. 40 Hz 以上的局部振动引起的局部振动病的主要特征病变是（　　）。

　　A. 发作性的白指　　　　　　　　　　　　　　B. 上肢末梢循环障碍

　　C. 自主神经功能紊乱　　　D. 心脏功能紊乱　　　　　E. 骨关节改变

49. 局部振动病的典型临床表现是（　　）。

　　A. 发作性白指　　　　　　B. 肢端感觉障碍　　　　　C. 类神经征

　　D. 多汗、血压改变等自主神经功能紊乱表现　　E. 以上都不是

50. 划分非电离辐射与电离辐射的电磁辐射量子能量水平是（　　）。

　　A. 2 eV　　　　　B. 12 eV　　　　　C. 20 eV　　　　D. 12C　　　　E. 12Ci

【A2 题型】

51. 某蓄电池制造工，男，41 岁，从事工作以来出现头痛、头晕、肌肉关节酸痛，继而发展到四肢末端呈手套和袜套样的感觉减退，其原因可能是（　　）。

　　A. 汞中毒　　　　　　　　B. 急性铅中毒　　　　　　C. 慢性铅中毒

　　D. 镉中毒　　　　　　　　E. 铬中毒

52. 在对某工厂职业人群进行体检时，发现某种常见病的发病率明显高于一般人群，此种疾病很可能是（　　）。

　　A. 职业病　　　　　　　　B. 传染病　　　　　　　　C. 工作有关疾病

　　D. 公害病　　　　　　　　E. 以上都不是

53. 某患者，女性，32 岁，某温度计厂烘表工，近 4 年来常感头痛、头昏、心烦、易怒，记忆力明显下降，近 1 年来出现手指震颤，在做精细活时尤为明显。其最可能接触的职业性有害因素是（　　）。

A．铅　　　　　B．苯　　　　　　C．锰　　　　　D．汞　　　　　E．锌

54．某男性热水瓶厂喷漆工，33岁，近五年来常感头昏乏力，不寐，多梦，牙龈出血，皮下偶可见到紫癜，这可能与接触（　　）有关。

A．CS_2　　　　B．CCl_4　　　　C．正己烷　　　D．二甲苯　　　E．苯

55．某男性炉前工，在一个无通风设备的环境中连续工作4 h，出现剧烈的头痛、头昏，四肢无力，有轻度的意识障碍，但未昏迷。引起该患者出现上述表现的毒物最可能是（　　）。

A．H_2S　　　　B．NO_2　　　　C．CS_2　　　　D．CO　　　　E．SO_2

56．某男性家庭装修工人，36岁，一次在油漆完地板后出现了兴奋、面部潮红、眩晕等酒醉样症状，有轻微的恶心、呕吐，其他无异常，经治疗后康复。该患者最有可能是（　　）。

A．急性苯中毒　　　　B．急性一氧化碳中毒　　　C．慢性苯胺中毒

D．慢性苯中毒　　　　E．以上都不是

57．某男性有机磷农药厂灌瓶操作工人，被少量农药污染衣服后出现食欲缺乏、恶心表现，请假自行前来就诊，胆碱酯酶活性75%，神清，应立即给予（　　）。

A．脱去污染衣服，用温清水清洗污染皮肤　　　　B．阿托品

C．氯磷定　　　　D．吸氧　　　　E．洗胃

58．某女性纺织厂清花工，工龄5年，主诉自工作后常发"哮喘"，每次发作1～2天，但从未就医，进来发作频繁，症状加重，检查肺功能呈慢性阻塞性改变，考虑患者得（　　）。

A．喘息性支气管炎　　　B．哮喘合并肺气肿　　　C．变态反应性肺泡炎

D．棉尘病　　　　E．蔗渣肺

59．某男性磨床操作工，工龄15年，例行检查胸片可见不规则小阴影，调离原接尘岗位1年后复查，小阴影密度减低，数量减少，考虑该患者得（　　）。

A．尘肺　　　　　B．化学性肺炎　　　　C．粉尘沉着症

D．变态反应性肺泡炎　　　E．以上都不是

60．某女性工人，从事高温作业4 h后，头痛剧烈，并迅速进入浅昏迷状态，体温39.5℃，则其最可能的中暑类型是（　　）。

A．机体蓄热　　　B．热射病　　　　C．热痉挛　　　D．热衰竭　　　E．中度中暑

【A3 题型】

【案例1】某女是皮鞋厂仓库保管员，38岁，办公室设在仓库内，近年来常感头痛、头昏、乏力、失眠、记忆力减退、易感冒，月经过多，牙龈出血，皮下有紫癜，因而入院。

61．根据患者的临床表现，主要应询问（　　）。

A．既往史　　B．接触史　　　C．个人嗜好　　D．药物史　　　E．家族史

62．该患者可能接触的毒物是（　　）。

A．二甲苯　　　B．甲苯　　　　C．苯胺　　　　D．苯　　　　E．二硫化碳

63．为确定其接触毒物的种类，应进一步检查的项目是（　　）。

A．血小板　　　B．尿酚　　　　C．血象　　　　D．白细胞　　　E．红细胞

64．为了证实你的诊断，还应调查此患者中毒原因，最有可能的原因是（　　）。

A．厂房的位置　　　B．周围环境情况　　　　C．仓库空气中苯浓度过高

D．卫生健康教育情况　　E．营养保健情况

【案例 2】某造纸厂的工人在修复已停产 1 个多月的储浆池时，管道破裂，纸浆从管内喷出，停泵以后，工人李某某顺着梯子到池内修理，突然摔倒在池内，张某某认为李某某是触电，切断电源后下去抢救，也摔倒在池内。其他人认为有毒物，随即用送风机送风，然后其他三人陆续进入池内，三人咽部发苦、发辣，呼吸困难，相继摔倒在池内。

65．使 5 人昏倒的池内毒物最可能是（　　）。

A．HCN　　　　B．CO　　　　C．CO_2　　　　D．H_2S　　　　E．硫化钠

66．抢救患者时应佩带（　　）。

A．口罩　　　　　　　B．防毒口罩　　　　　　C．过滤式防毒面具

D．防护服　　　　　　E．隔离式防毒面具

67．预防此类中毒，重要的是应对工人进行（　　）。

A．安全卫生知识教育　　B．上岗前健康检查　　C．定期健康检查

D．普查　　　　　　　E．健康监护

【案例 3】某男性工人，38 岁，主要从事丙烯腈制备工作，其主要原料是 HCN。制备过程中出现流泪、流涎、喉头瘙痒、口唇及咽部麻木、胸闷、气促、心悸、言语困难、眼结膜充血、脉搏加速、血压偏高、呼吸加深加快、腱反射亢进等，然后出现视力及听力减退，有恐怖感，神志模糊，呼吸困难并加剧，大小便失禁，皮肤黏膜呈鲜红色。此患者系急性氰化氢中毒。

68．解毒治疗的药物是（　　）。

A．$Na_2CaEDTA$　　　B．亚硝酸钠　　　　　C．硫代硫酸钠

D．大剂量亚甲蓝　　　E．亚硝酸钠 - 硫代硫酸钠

69．其进入体内后大部分代谢为（　　）物质，然后从尿排出。

A．CO_2 和氨　　　　B．氰钴胺　　　　　　C．硫氰酸盐

D．甲酸　　　　　　　E．无毒的腈类

70．此患者属急性 HCN 中毒的（　　）。

A．前驱期　　　B．呼吸困难期　　C．痉挛期　　　D．麻痹期　　　E．刺激期

【B1 题型】

（71～72 题共用备选答案）

A．霉菌　　　　　　　B．噪声　　　　　　　C．不良操作体位

D．工作场所缺乏卫生防护设施　　　　　　E．生产性毒物

71．生产环境中的有害因素是（　　）。

72．劳动过程中的有害因素是（　　）。

（73～75 题共用备选答案）

A．建立健全合理的职业卫生制度　　　　　B．预防性卫生监督

C．职业卫生技术服务　　　　　　　　　　D．改革工艺过程

E．制定和修订职业安全卫生标准

73．属于职业性损害防治组织措施的是（　　）。

74．属于职业性损害防治技术措施的是（　　）。

75. 属于职业性损害防治卫生保健措施的是（　　）。

（76～77题共用备选答案）

　　A. 高气压　　　B. 低气压　　　C. 高气温　　　D. 高气湿　　　E. 高气流

76. 减压病的病因是（　　）。

77. 高山病的病因是（　　）。

（78～80题共用备选答案）

　　A. 骨骼　　　B. 肾脏　　　C. 肝脏　　　D. 骨髓　　　E. 神经组织

78. 铅的主要蓄积部位是（　　）。

79. 苯的主要蓄积部位是（　　）。

80. 汞的主要蓄积部位是（　　）。

（81～82题共用备选答案）

　　A. 手套或袜套样感觉减退　　　　　　　B. 急性口腔 - 牙龈炎

　　C. 锥体外系损害　　　　　　　　　　　D. 病理性骨折

　　E. 鼻黏膜溃烂及鼻中隔软骨穿孔

81. 慢性铅中毒可出现（　　）。

82. 急性汞中毒可出现（　　）。

【X 题型】

83. 职业病诊断的依据是（　　）。

　　A. 职业史　　　　　　　B. 既往病史　　　　　　C. 个体易感性

　　D. 工作现场危害调查和评价　　　　　　E. 临床表现和实验室检查

84. 属于职业性损害防治技术措施的是（　　）。

　　A. 作业场所职业危害因素的检测　　　　B. 改革生产工艺

　　C. 提高生产过程自动化程度　　　　　　D. 加强健康教育

　　E. 通风、排毒、除尘

85. 属于职业危害防治卫生保健措施的是（　　）。

　　A. 工作场所职业性有害因素预评价　　　B. 上岗前健康检查

　　C. 合理使用个体防护用品　　　　　　　D. 合理供应相应的保健食品

　　E. 开展职业健康教育

86. 上岗前健康检查的主要目的是（　　）。

　　A. 及时发现工作场所潜在的职业危害　　B. 收集上岗前的健康基础资料

　　C. 为制定卫生标准提供依据　　　　　　D. 为实施干预措施提供依据

　　E. 发现职业禁忌证

87. 定期健康检查的主要目的是（　　）。

　　A. 补充收集健康基础资料

　　B. 寻找潜在的职业性有害因素

　　C. 确定职业危害性质

　　D. 及时发现从业人员早期健康损害

E．评价技术性防护措施的效果

88．职业性损害包括（   ）。

A．工作有关疾病　　　B．公害病　　　　　　　C．食物中毒

D．职业病　　　　　　E．职业性外伤

89．影响职业性有害因素对机体作用的主要职业性因素有（   ）。

A．接触方式　　　　　B．个体健康状况　　　　C．接触浓度

D．职业卫生服务水平　E．接触时间

90．铅中毒的机制主要有（   ）。

A．卟啉代谢障碍　　　B．引起肠壁和小动脉壁的平滑肌痉挛

C．与含硫基酶结合　　D．大脑皮质兴奋抑制过程失调

E．外周神经纤维节段性脱髓鞘

91．下列属于有机粉尘的是（   ）。

A．石棉纤维　　B．蚕丝　　　　C．合成纤维　　D．玻璃纤维　　E．羊毛

92．对人体危害性质和严重程度起决定作用的粉尘特性是（   ）。

A．粉尘的分散度　　　　B．粉尘的化学成分和浓度

C．粉尘的硬度　　　　　D．粉尘的溶解度　　　　E．粉尘的荷电性

93．《尘肺病诊断标准》中规定用于尘肺诊断的主要 X 线影像为（   ）。

A．矽结节　　　　　　　B．间质纤维化　　　　　C．圆形小阴影

D．不规则小阴影　　　　E．大阴影

94．肺粉尘沉着症有别于尘肺的病理特点是（   ）。

A．肺间质形成的主要是非胶原纤维化　　　　B．肺泡结构没有被破坏

C．存在永久性疤痕

D．增生的非胶原纤维在脱离接尘后可有所减轻　　E．X 线改变不会消退

95．在高温作业条件下，机体与环境的热交换方式包括（   ）。

A．汗液蒸发　　　　　　B．热辐射　　　　　　　C．热传导

D．代谢产热　　　　　　E．皮下血管扩张，血流加快

96．对重症中暑不正确的抢救措施为（   ）。

A．用冷水或冰袋进行物理降温

B．用氯丙嗪等药物进行药物降温

C．大量、快速补液以纠正水、电解质平衡紊乱和增加血容量

D．给予脱水剂以防脑水肿　　　　　　　　　E．立即脱离高温作业环境

97．急性有机磷农药中毒临床症状类型主要有（   ）。

A．类神经征　　　　　　B．毒蕈碱样症状　　　　C．中枢神经系统症状

D．烟碱样症状　　　　　E．周围神经损害

98．尘肺综合性控制措施包括（   ）。

A．法律措施　　　　　　B．组织措施　　　　　　C．技术措施

D．卫生保健措施　　　　E．治疗措施

99．关于电离辐射随机性效应，正确的是（   ）。

　　A．有明确的剂量阈值　　B．发生概率与剂量相关　　C．损伤程度与剂量无关

　　D．严重程度取决于所受剂量的大小　　　　　　E．以上都不是

（汤　艳　熊　伟　高晓燕　蒋学君）

第 23 章　营养卫生学

【A1 题型】

1．每克食物蛋白质在体内代谢产生的能量为（　　）kJ。

　　A．16.74　　　　B．37.56　　　　C．20.39　　　　D．20.74　　　　E．16.25

2．在一批腌菜中检出大量硝酸盐，在适宜的条件下它们可以和胺类形成（　　）。

　　A．亚硝胺　　　　B．色胺　　　　C．腐胺　　　　D．甲胺　　　　E．组胺

3．黄曲霉毒素致癌的主要靶器官是（　　）。

　　A．食道　　　　B．胃　　　　　C．肝　　　　　D．肾　　　　　E．肺

4．出生后数日，母乳喂养的婴儿需开始补充（　　）。

　　A．维生素D　　　B．钙　　　　　C．维生素C　　　D．脂肪　　　　E．蛋白质

5．促进钙吸收的因素是（　　）。

　　A．膳食纤维　　　B．植酸　　　　C．乳糖　　　　D．乙二酸　　　　E．磷酸

6．与基础代谢无关的因素是（　　）。

　　A．体型　　　　B．年龄　　　　C．体力劳动　　　D．性别　　　　E．疾病

7．成人膳食糖类摄入量所提供的能量应占总能量百分比的（　　）。

　　A．10%～15%　　B．20%～25%　　C．45%～55%　　D．50%～65%　　E．20%～30%

8．关于非必需氨基酸，说法错误的是（　　）。

　　A．人体不需要的氨基酸　　B．合成人体蛋白质所必需　　C．人体内可以合成

　　D．不依赖食物的供给　　　E．体内合成速度快

9．在以下食物中，饱和脂肪酸含量最低的油脂是（　　）。

　　A．牛油　　　　B．猪油　　　　C．鱼油　　　　D．羊油　　　　E．奶油

10．中国居民膳食平衡宝塔最高层的食物有（　　）。

　　A．蔬菜　　　　B．谷类　　　　C．奶类　　　　D．油脂　　　　E．肉类

11．以下属于脂溶性维生素的是（　　）。

　　A．维生素 B_1　　　　B．维生素 B_2　　　　C．维生素 A

　　D．维生素 C　　　　E．维生素 PP

12．以下属于嗜盐性细菌的是（　　）。

　　A．副溶血性毒素　　　B．致病性大肠杆菌　　　C．变形杆菌

　　D．肉毒梭菌　　　　　E．金黄色葡萄球菌

13．食物中毒与其他急性疾病最本质的区别是（　　）。

　　A．潜伏期短　　　　B．很多人同时发病　　　　C．以急性胃肠道症状为主

　　D．发病场所集中　　E．患者曾进食同一批某种食物

14. 河豚毒素最主要的中毒机制是（　　）。
    A．引起神经损害　　　　B．引起中毒性休克　　　C．引起随意肌进行性麻痹
    D．引起急性肾功能衰竭　　　　　　　　　　　　E．以上都不是

15. 毒蕈中毒时，应特别注意（　　）。
    A．一种毒蕈只含一种特定毒素，有靶器官，故抢救时需认真鉴别
    B．中毒者潜伏期均较短，故应紧急采取措施
    C．任何毒蕈均难溶于水
    D．发病率低，但病死率高，应集中抢救
    E．白毒伞等致肝、肾损害型的毒蕈中毒后，临床可出现假愈期，仍需继续保护肝、肾

16. 确诊食物中毒的依据是（　　）。
    A．多数人集体突然发病
    B．临床表现相似，多以急性胃肠炎症状为主
    C．从所吃的食物中检验出有毒、有害物质
    D．患者无传染性
    E．以上均正确

17. 对黄曲霉毒素急性毒性最敏感的动物是（　　）。
    A．兔　　　　B．大白鼠　　　　C．雏鸭　　　　D．猪　　　　E．小鼠

18. 花生仁被黄曲霉污染，最好的去毒方法是（　　）。
    A．碾轧加工法　　　　B．紫外线照射法　　　　C．挑选霉粒法
    D．加水搓洗法　　　　E．加碱去毒

19. 老年人膳食中的脂类提供的能量占膳食总能量的（　　）为宜。
    A．48%　　　　B．40%　　　　C．35%　　　　D．20%～30%　　E．10%～15%

20. 污染食物后，无感官性状改变的是（　　）。
    A．沙门菌　　　　B．节菱孢霉　　　　C．荧光假单胞菌
    D．黄曲霉　　　　E．变形杆菌

21. 河豚毒素含量最多的器官是（　　）。
    A．皮肤、鳃　　　　B．肝脏、肾脏　　　　C．鱼卵、肠
    D．鳃、鳍　　　　E．卵巢、肝脏

22. （　　）不是黄曲霉生长、繁殖、产毒所必需的条件。
    A．湿度（80%～90%）　　B．氧气（1%以上）　　C．温度（25～30℃）
    D．菌株本身的产毒能力　　　　　　　　　　　　E．无氧环境

23. 对于婴幼儿配方食品，黄曲霉毒素 B_1 允许量标准是（　　）。
    A．不得超过 20 μg/kg　　B．不得超过 10 μg/kg　　C．不得检出
    D．不得超过 0.5 μg/kg　　E．不得超过 1 μg/kg

24. 成人蛋白质供能应占全日能量摄入量的（　　）。
    A．10%～15%　　　　B．15%～20%　　　　C．25%～30%
    D．20%～30%　　　　E．20%～25%

25. 主要的供能营养素是（　　）。

A. 蛋白质、维生素、无机盐　　　　　　　B. 脂类、糖类、蛋白质

C. 糖类、维生素　　　　D. 脂类、蛋白质　　　　E. 无机盐、水

26. 以下不属于食物中毒的是（　　　）。

A. 黄曲霉毒素中毒　　　B. 伤寒、痢疾等食源性肠道疾病

C. 肉毒杆菌毒素中毒　　D. 致病性大肠杆菌食物中毒

E. 沙门菌食物中毒

27. 耐热性最强的食物中毒病原是（　　　）。

A. 金黄色葡萄球菌　　　B. 沙门菌　　　　　　C. 副溶血性弧菌

D. 肉毒梭状芽胞杆菌　　E. 致病性大肠杆菌

28. 河豚中含的河豚毒素是（　　　）。

A. 导致神经中枢及末梢麻痹的毒素　　　　　　B. 较稳定的毒素，但煮沸可解毒

C. 一种过敏性物质，可引起过敏反应

D. 新鲜河豚肉毒性最强，肝次之，卵最弱　　　E. 以上答案都不正确

29. 黄曲霉毒素主要污染粮油及其制品，其中污染最严重的是（　　　）。

A. 小麦　　　B. 大米　　　　　C. 花生和玉米　D. 高粱　　　　E. 大豆

30. N-亚硝基化合物最主要的毒性是（　　　）。

A. 肝毒性　　　B. 致癌性　　　　C. 致畸性　　　D. 血液毒性　　E. 胃肠毒性

31. 一般人群三大产能营养素——蛋白质、脂类和糖类的供能百分比是（　　　）。

A. 10%～15%、20%～30%、50%～65%

B. 10%～15%、30%～35%、45%～50%

C. 20%～25%、12%～15%、55%～65%

D. 30%～35%、10%～15%、45%～50%

E. 12%～15%、20%～35%、50%～60%

32. 蛋白质、糖类、脂类的产能系数是（　　　）。

A. 16.7、41.8、25.1 kJ/g　　　　　　　　　　B. 41.8、16.7、16.7 kJ/g

C. 16.7、50.2、16.7 kJ/g　　　　　　　　　　D. 16.7、37.6、16.7 kJ/g

E. 16.7、16.7、37.6 kJ/g

33. 《中国居民膳食指南（2016）》有（　　　）条，其中第一条是（　　　）。

A. 6，食物多样，谷类为主　　　　　　　　　　B. 10，多吃蔬菜，粗细搭配

C. 8，食物多样，谷类为主，多吃蔬菜

D. 6，食物多样，谷类为主，粗细搭配　　　　　E. 6，食物多样，多吃蔬菜

34. 铁的最好膳食来源是（　　　）。

A. 红肉　　　　　B. 蔬菜、水果　　　　　C. 鱼类

D. 黑木耳　　　　E. 以上答案不正确

35. 以下属于食物中毒范畴的疾病是（　　　）。

A. 暴饮暴食引起的急性胃肠炎

B. 肠道炎症

C. 特异体质引起的过敏性变态反应

D. 食入正常数量可食状态的有毒食品引起的急性胃肠炎

E. 寄生虫病

36. 《中国居民膳食指南（2016）》由一般人群膳食指南、特定人群膳食指南和中国居民平衡膳食实践三部分组成。一般人群膳食指南适用于（　　）健康人群。

　　A. 18～59 岁　　　　　B. 2 岁以上　　　　　C. 6 岁以上

　　D. 18 岁以上　　　　　E. 6～60 岁

37. 可引起组胺中毒的鱼类为（　　）。

　　A. 河豚　　　　　B. 金枪鱼　　　　　C. 鲤鱼

　　D. 草鱼　　　　　E. 鲢鱼

38. 可引起肠源性青紫症的物质是（　　）。

　　A. 硝酸盐　　　B. 甲醇　　　　C. 砷化物　　　D. 组胺　　　E. 毒蕈

39. 母亲妊娠期间严重缺碘，对胎儿发育影响最大的是（　　）。

　　A. 中枢神经系统　　　B. 骨骼系统　　　　C. 循环系统

　　D. 内分泌系统　　　　E. 呼吸系统

40. 儿童长期缺锌可致以下疾病，不包括（　　）。

　　A. 性发育迟缓　　　B. 创伤愈合不良　　　C. 生长发育障碍

　　D. 多发性神经炎　　E. 垂体调节机能障碍

41. 按照目前我国居民的膳食习惯，膳食中蛋白质的主要来源是（　　）。

　　A. 肉、鱼、禽类　　　B. 豆类及豆制品　　　C. 蛋、奶类

　　D. 粮谷类　　　　　　E. 薯类

42. 促进肠道钙吸收的因素有（　　）。

　　A. 氨基酸、乳糖、维生素 D　　　　　B. 脂肪酸、氨基酸、乳糖

　　C. 抗酸药、乳糖、钙磷比　　　　　　D. 乳糖、青霉素、抗酸药

　　E. 乙二酸、维生素 D、乳糖

43. 水溶性维生素的共同特点为（　　）。

　　A. 一般有前体物　　　B. 不易吸收　　　　C. 积蓄中毒

　　D. 易从尿中排出　　　E. 以上都是

44. 下列食物中维生素 A 含量最丰富的是（　　）。

　　A. 鸡肝　　　B. 猪肉　　　　C. 玉米　　　D. 山药　　　E. 胡萝卜

45. 孕妇出现慢性巨幼红细胞贫血，主要是由于缺乏（　　）。

　　A. 铁　　　B. 蛋白质　　　C. 叶酸　　　D. 泛酸　　　E. 维生素 B_2

46. 在膳食调查方法中，最精确的方法是（　　）。

　　A. 称重法　　　　　B. 查账法　　　　C. 化学分析法

　　D. 回顾调查法　　　E. 食物频度法

47. 中国营养学会建议的平衡膳食宝塔提出了（　　）。

　　A. 食物分类的概念　　　B. RDA　　　　C. 较理想的膳食模式

　　D. 具体的食谱　　　　　E. 可以食用的食物种类

48. 从临床表现来看，感染型与中毒型食物中毒最大的区别在于（　　）。

    A．有无恶心、呕吐　　　B．有无腹痛、腹泻　　　C．病死率不同

    D．有无体温升高　　　　E．潜伏期不同

49．对黄曲霉毒素致癌性最不敏感的动物是（　　）。

    A．豚鼠　　　　　B．牛　　　　　　C．雏鸭　　　D．大白鼠　　　E．小白鼠

50．关于居民膳食营养素参考摄入量，正确的说法是（　　）。

    A．RNI 是以 EAR 为基础制定的，RNI＝1.5 EAR

    B．一般而言，AI＞RNI

    C．每日营养素摄入量大于 RNI，即使小于 UL，也会对人体产生危害

    D．RNI 是指通过实验获得的健康人群某种营养素的摄入量

    E．RNI 是个体每日摄入某营养素的目标值

51．植物蛋白质的消化率低于动物蛋白质，是因为（　　）。

    A．蛋白质含量低　　　　B．植物蛋白质被纤维包裹，不易与消化酶接触

    C．蛋白质含量高　　　　D．与脂类含量有关　　　E．蛋白质分子大小不同

52．脂类摄入过多与许多疾病有关，因此要控制膳食脂类的摄入量，一般认为正常情况下脂类的适宜的供能比例是（　　）。

    A．10%～15%　　　　B．60%～70%　　　　C．20%～30%

    D．30%～40%　　　　E．40%～50%

53．目前确定的必需脂肪酸是（　　）。

    A．亚油酸、花生四烯酸、α-亚麻酸　　　　　B．亚油酸、α-亚麻酸

    C．亚油酸、花生四烯酸　　　　　　　　　　D．α-亚麻酸、花生四烯酸

    E．亚油酸

54．脂溶性维生素的特性是（　　）。

    A．溶于脂肪和脂溶剂，疏水

    B．需脂性环境和胆盐帮助才能吸收

    C．体内可大量储存，过量积蓄可引起中毒

    D．缺乏时症状发展缓慢

    E．以上都是

55．有关营养调查，正确的说法是（　　）。

    A．营养调查包括膳食调查、体格检查及实验室检查等方面

    B．常见的膳食调查有询问法、记账法和称重法三种方法

    C．询问法又叫 24 h 回顾法

    D．用称重法进行膳食调查比较准确

    E．以上都对

56．我国居民传统膳食模式是以（　　）食物为主。

    A．动物性食物　　　　B．薯类　　　　　　C．植物性食物

    D．蔬菜类　　　　　　E．豆类

57．豆类加工后可提高蛋白质消化率，蛋白质消化率最高的豆制品是（　　）。

    A．豆腐　　　　　　　B．豆渣　　　　　　C．豆芽

D．整粒熟大豆　　　　　E．豆粉

58．儿童生长发育迟缓、食欲缺乏或有异食癖，最可能缺乏的营养素是（　　）。

A．蛋白质和热能　　　B．钙　　　　　　　C．维生素 D

D．锌　　　　　　　　E．维生素 B_1

59．有关母乳喂养，错误的说法是（　　）。

A．营养丰富，是婴儿最合适的食物　　　　B．乳糖是母乳中最主要的糖分

C．钙、磷比例适当，故钙的吸收利用率高　　D．蛋白质含量高，含白蛋白多

E．具有提高免疫力的多种因子

60．关于妊娠代谢变化，错误的说法是（　　）。

A．蛋白质代谢是负氮平衡　　　　　　　　B．糖代谢时胰岛素分泌增加

C．脂类代谢中血脂升高，其中 β 脂蛋白增加较明显

D．妊娠末期，铁需要量增加

E．妊娠后期，钙及磷需要量增加

61．无论发生次数还是中毒人数，占我国食物中毒第一位的是（　　）。

A．细菌性食物中毒　　B．有毒动、植物食物中毒　C．化学性食物中毒

D．霉变食物引起的食物中毒　　　　　　　E．真菌毒素引起的食物中毒

62．（　　）细菌性食物中毒是典型的毒素型食物中毒。

A．沙门菌食物中毒　　　　　　　　　　　B．变形杆菌食物中毒

C．金黄色葡萄球菌食物中毒　　　　　　　D．副溶血性弧菌食物中毒

E．肠致病性大肠埃希菌食物中毒

63．（　　）可引起神奈川试验阳性。

A．沙门菌　　　　　　B．变形杆菌　　　　C．金黄色葡萄球菌

D．副溶血性弧菌　　　E．蜡样芽胞杆菌

64．对霉变甘蔗中毒的描述，正确的是（　　）。

A．引起中毒的毒素是一种神经毒

B．霉变甘蔗不易鉴别，故易引起中毒

C．中毒症状以恶心、呕吐、腹痛、腹泻为主

D．有特效的药物治疗

E．病人预后良好

65．鱼类引起的组胺中毒的特点是（　　）。

A．发病快，症状轻，恢复快　　　　　　　B．潜伏期长，可长达数天

C．一般患者都可出现发热，体温达 39℃　　D．心跳加快，血压上升

E．毛细血管、支气管收缩

66．体内合成亚硝基化合物的主要部位是（　　）。

A．肝脏　　　　B．胃　　　　　C．肾脏　　　D．唾液腺　　　E．小肠

67．我国花生和玉米中黄曲霉毒素 B_1 限量标准为（　　）。

A．≤30 μg/kg　　　　B．≤20 μg/kg　　　　C．≤10 μg/kg

D．≤5 μg/kg　　　　　E．不得检出

68. 200 吨花生油被黄曲霉毒素污染，急需去毒，首选措施为（　　）。

  A．兑入其他油   B．白陶土吸附   C．加碱去毒

  D．紫外线照射   E．加酸

69. 为阻断仲胺和亚硝酸盐合成亚硝胺，应给予（　　）。

  A．B 族维生素   B．维生素 C   C．维生素 B_{12}

  D．叶酸   E．维生素 B_2

70. 脚气病的病因是（　　）。

  A．维生素 D 缺乏   B．铁缺乏   C．维生素 PP 缺乏

  D．维生素 E 缺乏   E．维生素 B_1 缺乏

71. 《中国居民膳食营养素参考摄入量（2013）》新增了（　　）指标。

  A．AMDR+PI+SPL   B．PI+SPL+UL   C．SPL+AMDR+EAR

  D．AMDR+AI+SPL   E．SPL+PI+AI

72. 《中国居民膳食营养素参考摄入量（2013）》针对慢性非传染性疾病的预防制定了宏量营养素可接受范围，即（　　）。

  A．PI   B．SPL   C．AMDR

  D．AI   E．DRIs

73. 针对下列（　　）营养素，《中国居民膳食营养素参考摄入量（2013）》修订制定了 PI-NCD 的值。

  A．Na+K+Ca   B．Na+K+维生素 C   C．K+Ca+维生素 C

  D．K+维生素 C+维生素 K   E．Ca+K+维生素 A

74. 特定建议值（SPL）主要针对的是传统营养素以外的特殊膳食成分，《中国居民膳食营养素参考摄入量（2013）》制定的 SPL 不包括下列（　　）特殊膳食成分。

  A．大豆异黄酮   B．叶黄素   C．植物固醇

  D．原花青素   E．茶多酚

75. 《中国居民膳食营养素参考摄入量（2013）》建议的能量比旧版有所降低，轻体力活动的成年女性每日能量建议值从 8.8 MJ 降到（　　）。

  A．6.90 MJ   B．7.11 MJ   C．7.32 MJ   D．7.53 MJ   E．8.37 MJ

76. 《中国居民膳食营养素参考摄入量（2013）》推荐成年男子铁摄入量是（　　）mg/d。

  A．12   B．15   C．20   D．10   E．18

77. 《中国居民膳食指南（2016）》共有（　　）条。

  A．4   B．6   C．8   D．10   E．12

78. 为方便居民理解和传播膳食指南及平衡膳食的理念，《中国居民膳食指南（2016）》修订专家委员会除了对《中国居民平衡膳食宝塔》修改和完善外，还增加了（　　）来形象直观地说明平衡膳食模式的各类食物组成。

  A．《中国儿童平衡膳食宝塔》   B．《中国居民平衡膳食餐盘》

  C．《中国儿童平衡膳食算盘》

  D．《中国居民平衡膳食餐盘》《中国儿童平衡膳食算盘》

  E．《中国居民平衡膳食算盘》《中国居民平衡膳食餐盘》

79. 2016 年版《中国居民平衡膳食宝塔》建议食用油脂最好在 25～30 g 内，其中饱和脂肪酸不应超过总能量的（　　）。

  A．10%   B．8%   C．15%   D．25%   E．30%

80. 在《中国居民膳食指南（2016）》中，成人每日奶制品的建议摄入量是（　　）mL。

  A．300   B．200   C．250   D．400   E．500

81. 中国居民平衡膳食宝塔最下面一层是（　　）。

  A．奶豆类 B．油盐   C．谷薯类   D．肉蛋类   E．蔬果类

82. 畜肉类营养价值高的主要原因是富含（　　）。

  A．钙   B．铁   C．优质蛋白   D．维生素   E．脂类

83. 下列食物中血糖指数最高的是（　　）。

  A．荞麦   B．小米   C．糯米   D．玉米粉   E．藜麦

84. 下列食物中胆固醇含量最高的是（　　）。

  A．猪脑   B．猪肝   C．猪心   D．瘦肉   E．蛋黄

85. 鱼类具有预防动脉粥样硬化的作用，是因为其富含（　　）。

  A．多不饱和脂肪酸   B．矿物质   C．优质蛋白

  D．维生素   E．膳食纤维

86. 关于牛奶与母乳营养价值，说法不正确的是（　　）。

  A．牛奶含钙高于母乳 B．牛奶含酪蛋白高   C．母乳含乳清蛋白多

  D．牛奶富含铁   E．母乳乳糖含量更高

87. 关于鱼肉与畜禽肉营养价值，不正确的说法是（　　）。

  A．鱼肉肌纤维短   B．鱼肉更好消化   C．鱼肉水分含量高

  D．鱼肉不饱和脂肪酸含量高   E．鱼肉脂类含量多

88. 肝脏是多种维生素的来源，除了（　　）。

  A．维生素 A B．维生素 B_1 C．维生素 C D．维生素 B_2 E．维生素 E

89. 大豆中具有降血脂作用的是（　　）。

  A．异黄酮   B．植物固醇   C．优质蛋白   D．大豆低聚糖 E．植酸

90. 《中国居民膳食指南（2016）》建议食盐摄入量每日不超过（　　）。

  A．5 g   B．6 g   C．8 g   D．10 g   E．3 g

91. 过去十年来，我国城乡居民的膳食结构现状不包括（　　）。

  A．蔬菜、水果摄入量不足   B．脂类摄入量过多

  C．动物类食物摄入不足   D．豆类摄入量不足

  E．奶类摄入量不足

92. 我国居民目前面临着（　　）营养素的缺乏。

  ①钙   ②铁   ③维生素 A   ④维生素 D

  A．①②③ B．①②④   C．①③④   D．①②③④ E．②③④

93. （　　）是《中国居民膳食指南（2016）》新增的内容。

  A．食物多样，谷类为主   B．少盐少油，控糖限酒

  C．杜绝浪费，兴新食尚   D．多吃蔬菜、奶类、大豆

E．吃动平衡，健康体重

94．《中国居民膳食指南（2016）》推荐平均每天摄入 ＿ 种以上食物，每周 ＿ 种以上，且每天的膳食应包括谷薯类、蔬菜水果类、畜禽鱼蛋类以及大豆坚果类。（　　）

    A．12，25　　　　B．12，23　　　　C．10，23　　　　D．10，25　　　　E．23，25

95．《中国居民膳食指南（2016）》推荐餐餐有蔬菜，天天吃水果，建议每人平均每天摄入蔬菜 ＿g，深色蔬菜应占 1/2，新鲜水果 ＿g。（　　）

    A．250～400，200～350　　　　　　　　B．200～350，300～500

    C．300～500，250～400　　　　　　　　D．200～350，50～150

    E．300～500，200～350

96．（　　）是铁缺乏的第二阶段。

    A．红细胞生成缺铁期　　B．铁减少期　　　　　　C．缺铁性贫血期

    D．血清铁蛋白下降期　　E．血清铁蛋白上升期

97．膳食中缺乏铁元素会导致（　　）。

    A．贫血　　　　　　　　B．失眠　　　　　　　　C．骨质疏松

    D．地方性甲状腺肿　　　E．脚气病

98．（　　）不是缺乏维生素D和钙所引起的疾病。

    A．佝偻病　　　B．骨质疏松　　　C．手足痉挛　　　D．龋齿　　　　E．软骨病

99．中国成人体重指数（BMI）的正常值为（　　）。

    A．BMI<18.5　　　　　B．18.5≤BMI≤24.0　　　　C．24.0≤BMI<28.0

    D．BMI≥28.0　　　　　E．18.5≤BMI≤23.9

100．下列肉类脂类含量由多到少排列正确的是（　　）。

    A．鱼肉＞畜肉＞禽肉　　　　　　　　　B．禽肉＞畜肉＞鱼肉

    C．畜肉＞鱼肉＞禽肉　　　　　　　　　D．鱼肉＞禽肉＞畜肉

    E．畜肉＞禽肉＞鱼肉

101．下列营养价值最高的油是（　　）。

    A．猪油　　　　B．菜籽油　　　　C．椰子油　　　D．棕榈油　　　E．可可油

102．《中国居民膳食指南（2016）》推荐成人每日的饮水量是（　　）mL。

    A．1 000～1 200　　　　B．1 200～1 500　　　　C．1 500～1 700

    D．2 000～2 500　　　　E．2 500～3 000

103．为最大限度地保留食物中的营养素，合理烹调通常不包括（　　）。

    A．先切后洗　　　　　　B．开汤下菜　　　　　　C．急火快炒

    D．炒好即食　　　　　　E．先洗后切

104．《孕期妇女膳食指南》指出：孕吐严重者，可少量多餐，保证摄入含（　　）的食物。

    A．脂类　　　B．糖类　　　　C．蛋白质　　　D．维生素　　　E．矿物质

105．《哺乳期妇女膳食指南》指出：哺乳期妇女宜多摄入富含优质蛋白质及（　　）的食物。

    A．维生素A　　B．B族维生素　　　C．维生素C　　　D．维生素D　　　E．维生素E

106．对《中国老年人膳食指南》，理解错误的是（　　）。

A．少量多餐细软　　　B．鼓励陪伴进餐　　　C．延缓肌肉衰减

D．维持适宜体重　　　E．鼓励单独进餐

107．《中国婴幼儿喂养指南》指出，针对 6 月龄内婴儿喂养，正确的是（　　）。

A．尽早开奶　　　　　B．产后坚持新生儿第一口食物是母乳

C．不需要补钙　　　　D．每日补充维生素 D 400 IU

E．以上说法均正确

108．对加碘盐摄入描述错误的是（　　）。

A．所有人都应该食用加碘盐，碘含量越高越好

B．甲亢患者不需食用加碘盐　　　C．碘过量会引起健康问题

D．非缺碘地区的居民不需要食用加碘盐　　　E．碘缺乏都会引起健康问题

109．下列关于鸡蛋的食用方法，正确的是（　　）。

A．鸡蛋生吃可以获得最佳营养

B．开水冲鸡蛋食用最有利于营养吸收　　　C．鸡蛋一定要熟吃

D．半生半熟的煎蛋是科学的食用方法　　　E．鸡蛋怎么样吃营养价值都高

110．食物成分中容易引起过敏的营养素是（　　）。

A．纤维素　　　B．维生素　　　C．蛋白质　　　D．脂类　　　E．糖类

111．以下举措不可用于预防食源性疾病的是（　　）。

A．食物储存时保持洁净　　　　　　B．使用冰箱长时间储存食物

C．煮熟食物　　　D．使用安全的水和原材料加工食物　　　E．生熟分开

112．绿色食品可细分为两个等级，即（　　）。

A．安全级和优质级　　　B．A 级和 AA 级　　　C．合格级和优质级

D．A 级和 B 级　　　E．以上均不对

113．识别正规保健食品时，应注意识别外包装上是否有（　　）标志的图案。

A．QS　　　　　　　　B．蓝帽子　　　　　　C．红帽子

D．条形码　　　　　　E．餐具

114．预包装食品的包装上应当有标签。以下不属于标签应当标明事项的是（　　）。

A．保质期　　　　　　　　　　　B．储存条件

C．生产者的名称、地址、联系方式

D．所使用的食品添加剂在国家标准中的通用名称

E．食品生产经营过程的卫生要求

115．细菌性食物中毒时，正确的急救处理措施是（　　）。

A．催吐　　　　　　　B．洗胃　　　　　　　C．导泻

D．禁止再食用可疑有毒食物　　　E．以上都是

116．食品添加剂促进了食品工业的发展，其主要作用有（　　）。

A．防止变质　　　B．保持营养价值　　　C．改善感官

D．满足特殊需求　　　E．以上都是

117．《预包装食品营养标签通则》（GB28050—2011）实施时间和效力是（　　）。

A．2012 年 1 月 1 日强制性实施　　　　B．2013 年 1 月 1 日强制性实施

  C．2013 年 1 月 1 日推荐实施   D．2012 年 1 月 1 日推荐实施

  E．2013 年 12 月 1 日强制性实施

118．关于《预包装食品营养标签通则》实施的意义，正确的是（   ）。

  A．宣传普及食品营养知识，指导公众科学选择膳食

  B．促进消费者合理平衡膳食和身体健康

  C．规范企业正确标示营养标签，促进食品产业健康发展

  D．规范行业标准

  E．以上均是

119．营养标签是指预包装食品标签上向消费者提供食品营养信息和特性的说明，内容包括（   ）。

  A．营养成分表   B．营养声称   C．营养成分功能声称

  D．以上不对   E．前三项都是

120．《预包装食品营养标签通则》强制要求所有营养标签都必须标示"1+4"，"1+4"是（   ）。

  A．"1"指能量；"4"指蛋白质、脂肪、糖类和钠

  B．"1"指糖类；"4"指蛋白质、脂肪、维生素和钠

  C．"1"指蛋白质；"4"指糖类、脂肪、维生素和钠

  D．"1"指脂肪；"4"指蛋白质、矿物质、维生素和钠

  E．"1"指维生素；"4"指蛋白质、矿物质、糖类和维生素

121．（   ）预包装食品可豁免标示营养标签。

  A．乙醇含量大于 0.5% 的饮料酒类

  B．生鲜、现制现售食品

  C．每日食用量少于 10 g 或 10 mL 的预包装食品

  D．A、B、C 均正确

  E．以上均不正确

122．营养素参考值专用于食品营养标签，是用于比较食品营养成分含量的参考值。（   ）是营养素参考摄入量在营养标签中的表示方法。

  A．NRV%   B．RNI%   C．RNI   D．NRV   E．DRIs

123．一个完整的营养成分表的组成要素是（   ）。

  A．表头、营养成分名称、含量、NRV% 和方框

  B．营养成分名称、含量、NRV% 和方框

  C．表头、营养成分名称、含量、NRV%

  D．表头、营养成分名称、营养成分功能声称、含量、NRV%、方框

  E．表头、营养成分名称、营养成分功能声称、含量、方框

124．在预包装食品的标签上，以下（   ）不属于食品营养标签的内容。

  A．营养成分表   B．营养含量声称   C．营养比较声称

  D．营养成分功能声称   E．食品添加剂

125．GMP（good manufacturing practices）是指（   ）。

A．食品良好生产规范　B．食品质量合格证　　C．保健食品合格证

D．保健食品生产证　　E．危害分析关键控制点

【A2 题型】

【案例 1】某建筑工地工人在进餐 10~40 min 后，数名工人陆续出现头晕、乏力、呕吐、口唇、指甲皮肤发绀、昏迷等症状，送医院救治。

126．可初步诊断为（　　）。

A．毒蕈中毒　　　　　B．亚硝酸盐食物中毒　　C．河豚中毒

D．含氰苷植物中毒　　E．砷中毒

127．其特效解毒剂为（　　）。

A．阿托品　　　　　　B．二巯基丙磺酸钠　　　C．亚甲蓝

D．亚硝酸钠　　　　　E．盐酸士的宁

128．采用特效解毒剂治疗时，可补充的营养素是（　　）。

A．维生素 A　　　　　B．维生素 B_1　　　　　C．维生素 B_2

D．维生素 C　　　　　E．维生素 D

129．对该类食物中毒的错误描述是（　　）。

A．可由于意外摄入引起　　　　　　　　B．可因食品添加剂滥用导致

C．可因食用大量腐败变质的蔬菜引起　　D．可因饮用"苦井"水导致

E．可使高铁血红蛋白转化为血红蛋白

【案例 2】村民从山上采了蘑菇，食用后多人出现恶心、呕吐、精神错乱、神经兴奋、多汗、流涎、瞳孔缩小、听觉和味觉改变。

130．该毒蕈中毒属于（　　）。

A．胃肠炎型　　　　　B．肝肾损害型　　　　　C．霍乱型

D．神经精神型　　　　E．溶血型

131．要迅速缓解该食物中毒，可用药物为（　　）。

A．二巯基丙磺酸钠　　B．肾上腺皮质激素　　　C．解磷定

D．亚甲蓝　　　　　　E．阿托品

132．该食物中毒可能是由（　　）引起的。

A．毒伞属蕈　　　　　B．毒蝇伞蕈　　　　　　C．鹿花蕈

D．黑伞属蕈　　　　　E．乳菇属蕈

【案例 3】某日下午 5 时，某工程队的民工 3 人一起制作晚餐并进食，当晚主食为米饭，菜有萝卜、白菜、鱼烧豆腐。下午 6 时，3 名民工相继出现呼吸困难等症状，送至医院后，医师采取各种措施全力抢救，但 3 人均先后于次日凌晨因呼吸衰竭死亡。经调查发现，鱼烧豆腐中的鱼是在河滩上捡拾并经尹某自行处理烹饪的。根据当日见过该鱼的民工称该鱼头小、尾小，肚子大，表皮有漂亮的花纹。初步判定此鱼为河豚。

133．河豚毒素在（　　）条件下可被破坏。

A．日晒　　　　　　　B．盐腌　　　　　　　　C．煮沸

D．加碱　　　　　　　E．加酸

134．食用新鲜河豚，应先去头、放血，除内脏、皮外，还应做（　　）处理方可食用。

    A．盐腌　　　　　　　B．曝晒　　　　　　　　C．用小苏打处理

    D．用酒泡　　　　　　E．反复蒸煮

135．河豚毒素首先作用于（　　）。

    A．运动神经　　　　　B．感觉神经　　　　　　C．呼吸中枢

    D．肝脏　　　　　　　E．肾脏

【案例4】某女性，45岁。体检结果：体重68 kg，身高160 cm，三酰甘油4.5 mmol/L（参考值0.56～1.7 mmol/L），胆固醇5.1 mmol/L（2.33～5.7 mmol/L），血压11/18 kPa（83/135 mmHg）。

136．此女性BMI值为（　　）kg/m^2。

    A．53.0　　　B．42.5　　　C．28.0　　　D．26.6　　　E．18

137．此女性营养状况应判断为（　　）。

    A．肥胖　　　B．消瘦　　　C．超重　　　D．正常　　　E．严重肥胖

138．为了该女性的健康，其饮食应注意（　　）。

    A．限制胆固醇摄入　　　　　　　　　　B．限制总能量和脂类的摄入

    C．限制胆固醇和脂类的摄入　　　　　　D．限制高糖类食物的摄入

    E．限制蛋白质的摄入

【案例5】某学校152名学生，8点50分至9点用完课间餐后，大约3 h后，78人出现了恶心症状，反复剧烈地呕吐，同时伴有上腹部疼痛，腹泻次数少，体温不高。

139．根据以上症状，初步判断此次食物中毒可能是（　　）。

    A．沙门菌食物中毒　　　　　　　　　　B．蜡样芽胞杆菌食物中毒

    C．金黄色葡萄球菌食物中毒　　　　　　D．副溶血性弧菌食物中毒

    E．肉毒梭菌食物中毒

140．若要证实食物中毒的诊断，关键是要得到患者的（　　）资料。

    A．病史　　　　　　　B．用餐情况　　　　　　C．患者症状

    D．患者体征　　　　　E．病人呕吐物实验室检查结果

141．若证实为食物中毒，其最有可能的原因是课间餐生产过程中（　　）。

    A．储存不当　　　　　B．生熟交叉污染　　　　C．运输过程中污染

    D．容器不干净　　　　E．烹调人员有化脓性感染

【案例6】某年8月8日，某单位聚餐后有80%聚餐者先后因腹痛、腹泻就诊。大部分患者有上腹和脐周阵发性绞痛，继而腹泻，每日5～20次，粪便呈洗肉水样血水便。

142．引起本次食物中毒的病原菌可能是（　　）。

    A．沙门菌　　　　　　B．副溶血性弧菌　　　　C．肉毒梭菌

    D．金黄色葡萄球菌　　E．变形杆菌

143．最可能引起本次食物中毒的食品是（　　）。

    A．剩饭　　　　　　　B．皮蛋　　　　　　　　C．奶及奶制品

    D．海鱼　　　　　　　E．罐头食品

【案例7】某男性大学生一日食谱如下所述：

早餐：馒头（面粉125 g），花生酱15 g，鸡蛋1个，西红柿100 g，牛奶250 g。

午餐：木耳肉片（瘦猪肉 50 g，干木耳 10 g），炒青菜（青菜 100 g），排骨萝卜汤（排骨 50 g、萝卜 75 g），米饭（大米 200 g）。

晚餐：红烧豆腐（豆腐 100 g），青椒炒鸡丁（鸡丁 50 g，青椒 50 g），米饭（大米 150 g）。

全日烹调用油 50 g。

144. 三餐能量比是：早餐 27.2%，午餐 40.2%，晚餐 32.6%，则能量比（　　　）。

　　A. 不合理，晚餐较少　B. 基本合理　　　　　　C. 不合理，早餐太少

　　D. 不合理，午餐太多　E. 答案均不正确

145. 这个食谱还缺乏 B 族维生素，如需要补充可食用（　　　）。

　　A. 粗粮，如全麦　　　B. 新鲜蔬菜　　　　　　C. 水果

　　D. 动物肝脏　　　　　E. 以上答案不正确

【案例 8】某女，28 岁，婚后 1 年准备怀孕，来营养科门诊咨询。身高 160 cm，体重 62.5 kg，其他检查正常，营养科提出以下建议。

146. 对体重的建议是（　　　）。

　　A. 维持现状　　　　　B. 增加体重至 65 kg　　　C. 减轻体重至 60 kg

　　D. 减轻体重至 50 kg　E. 调整孕前体重 55 kg 左右

147. 备孕期间，应常吃营养素丰富的含（　　　）食物。

　　A. 钙　　　　B. 钾　　　　C. 锌　　　　D. 镁　　　　E. 铁

148. 建议孕前 3 个月开始补充的维生素是（　　　）。

　　A. 维生素 A　B. 叶酸　　　　C. 维生素 C　　D. 维生素 D　E. 维生素 E

【B1 题型】

（149～151 题共用备选答案）

　　A. 眼干燥症　B. 克汀病　　　　C. 癞皮病

　　D. 异食癖　　E. 维生素 C 缺乏病

149. 胎儿期缺乏碘易发生（　　　）。

150. 以玉米为主食的地区，居民易发生（　　　）。

151. 膳食缺锌可引起（　　　）。

（152～154 题共用备选答案）

　　A. 奶类　　　　　　　B. 大豆及其制品　　　　C. 蛋类

　　D. 肉类　　　　　　　E. 蔬菜、水果

152. 膳食中优质蛋白质主要来自动物性食品和（　　　）。

153. 钙的最好来源是（　　　）。

154. 能提供丰富无机盐、维生素和膳食纤维的食物是（　　　）。

（155～157 题共用备选答案）

　　A. 河豚毒素中毒　　　B. 化学性食物中毒　　　C. 毒覃食物中毒

　　D. 细菌性食物中毒　　E. 黄曲霉毒素食物中毒

155. 死亡率最高的食物中毒类型是（　　　）。

156. （　　　）是有毒动物中毒。

157. 最常见的食物中毒是（　　　）。

（158～161题共用备选答案）

A．肉、禽、蛋、奶等动物性食品　　　　　B．海产品及盐渍食品
C．玉米、花生仁　　　　　　　　　　　　D．腐败变质的蔬菜
E．肉、禽、蛋、奶等动物性食品和鱼、虾、蟹、贝等海产品

158. 引起沙门菌食物中毒的食品主要有（　　　）。

159. 引起副溶血性弧菌食物中毒的食品主要有（　　　）。

160. 引起亚硝酸盐食物中毒的食品主要有（　　　）。

161. 引起黄曲霉毒素食物中毒的食品主要有（　　　）。

（162～164题共用备选答案）

A．维生素K　　　　　B．维生素E　　　　　C．维生素D
D．维生素B_2　　　　E．维生素B_1

162. 幼儿骨骼、牙齿不能正常钙化，变软易变曲，畸形因缺乏（　　　）引起。

163. 出现眼、口腔皮肤的炎症反应常用（　　　）效果好。

164. 出现多发性神经炎是因为缺乏（　　　）。

（165～167题共用备选答案）

A．燕麦　　　B．红糖　　　　C．猪肝　　　D．豆腐　　　E．骨头汤

165. 维生素A的良好食物来源是（　　　）。

166. 可作为补铁的良好来源的食物是（　　　）。

167. 可作为补钙的良好来源的食物是（　　　）。

（杨　艳　且亚玲　马　玲　刘青青　杨　艳₁　张学锋）

第24章　突发公共卫生事件及其应急策略

【A1题型】

1. 下列不属于突发公共卫生事件的是（　　　）。
   A．严重空气污染　　　B．严重的急性食物中毒　　　C．严重的职业中毒事件
   D．群体性不明原因疾病　　E．重大传染病疫情

2. 从发生原因来说，下列不是突发公共卫生事件的是（　　　）。
   A．生物病原体所致疾病　　　　　　　　　B．食物中毒事件
   C．有毒有害因素污染造成的群体中毒　　　D．自然灾害
   E．环境污染引起的慢性损害

3. 下列不属于突发公共卫生事件的特点的是（　　　）。
   A．突发性　　　　　　　B．普遍性　　　　　　　C．非常规性
   D．常规性　　　　　　　E．一般不具备事物发生前的征兆

4. 按照分类指导、快速反应的要求，制定全国突发事件应急预案的国家部门是（　　　）。
   A．国务院　　　　　　　B．国务院卫生行政主管部门

C．国家疾病控制部门　　D．国家医疗卫生机构　　E．国家卫生监督机构

5．突发公共卫生事件的分级，特别重大事件（Ⅰ级）是指（　　）。

A．一次事件出现重大人员伤亡，其中，死亡和危重病例超过 5 例的突发公共事件

B．一次事件出现特别重大人员伤亡，且危重人员多，或者核事故和突发放射事件、化学品泄漏事故导致大量人员伤亡

C．一次事件出现较大人员伤亡，其中，死亡和危重病例超过 3 例的突发公共事件

D．一次事件出现一定数量人员伤亡，其中，死亡和危重病例超过 1 例的突发公共事件

E．一次事件出现一定数量人员伤亡，其中，无死亡和危重病例的突发公共事件

6．突发公共卫生事件的分级，重大事件（Ⅱ级）是指（　　）。

A．一次事件出现重大人员伤亡，其中，死亡和危重病例超过 5 例的突发公共事件

B．一次事件出现特别重大人员伤亡，且危重人员多，或者核事故和突发放射事件、化学品泄漏事故导致大量人员伤亡

C．一次事件出现较大人员伤亡，其中，死亡和危重病例超过 3 例的突发公共事件

D．一次事件出现一定数量人员伤亡，其中，死亡和危重病例超过 1 例的突发公共事件

E．一次事件出现一定数量人员伤亡，其中，无死亡和危重病例的突发公共事件

7．突发公共卫生事件的分级，较大事件（Ⅲ级）是指（　　）。

A．一次事件出现重大人员伤亡，其中，死亡和危重病例超过 5 例的突发公共事件

B．一次事件出现特别重大人员伤亡，且危重人员多，或者核事故和突发放射事件、化学品泄漏事故导致大量人员伤亡

C．一次事件出现较大人员伤亡，其中，死亡和危重病例超过 3 例的突发公共事件

D．一次事件出现一定数量人员伤亡，其中，死亡和危重病例超过 1 例的突发公共事件

E．一次事件出现一定数量人员伤亡，其中，无死亡和危重病例的突发公共事件

8．突发公共卫生事件的主要危害不包括（　　）。

A．人群健康和生命严重受损　　　　　　B．不会造成心理伤害

C．造成心理伤害　　　　　　　　　　　D．造成严重经济损失

E．国家或地区形象受损及政治影响

9．下列情形中，省、自治区、直辖市人民政府应当在接到突发公共卫生事件报告 1 h 内，向国务院卫生行政主管部门报告的是（　　）。

A．发生或者可能发生传染病暴发、流行的　　　　B．发生一般交通事故

C．发生传染病疫苗丢失　　D．发生一般食物中毒事件　　E．发生一般职业中毒事件

10．突发公共卫生事件造成传染病传播、流行或者对社会公众健康造成其他严重危害后果，将依法追究刑事责任的情况是（　　）。

A．依照本条例的规定履行报告职责，隐瞒、缓报或者谎报的

B．依照本条例的规定及时采取控制措施的

C．依照本条例的规定履行突发事件监测职责的

D．接诊患者的　　　　　　　　　　　　E．上述均不正确

11．在突发公共卫生事件中，不属于医疗机构的应急反应措施的是（　　）。

A．开展患者接诊、收治和转运工作，实行重症和普通患者分开管理，对疑似病人及

　　　　时排除或确诊

　　B．协助疾病预防控制机构人员开展标本的采集、流行病学调查工作

　　C．开展流行病学调查

　　D．做好传染病和中毒患者的报告

　　E．做好医院内现场控制、消毒隔离、个人防护

12．在突发公共卫生事件中，不属于疾病预防控制机构的应急反应措施的是（　　）。

　　A．开展患者接诊，对疑似患者及时排除或确诊

　　B．突发公共卫生事件信息报告　　　　　　　　C．开展流行病学调查

　　D．实验室检测　　　　　　　　　　　　　　　E．制定技术标准和规范

13．根据突发公共卫生事件的性质、社会危害程度、影响范围，可将其分为（　　）。

　　A．二级　　　　B．三级　　　　C．四级　　　　D．五级　　　　E．六级

14．根据突发公共卫生事件的分级标准，表示事件最为严重级别是（　　）。

　　A．Ⅰ级　　　　B．Ⅱ级　　　　C．Ⅴ级　　　　D．Ⅳ级　　　　E．Ⅲ级

15．不属于群体性不明原因疾病特点的是（　　）。

　　A．临床表现相似性　　　B．发病人群聚集性　　　C．流行病学关联性

　　D．散发病例　　　　E．健康损害严重性

16．在群体性不明原因疾病分级中，属于Ⅰ级的是（　　）。

　　A．一定时间内，在一个省的一个县（市）行政区域内发生群体性不明原因疾病

　　B．在一定时间内，发生涉及两个及以上省份的群体性不明原因疾病，并有扩散趋势

　　C．一定时间内，在一个省多个县（市）发生群体性不明原因疾病

　　D．一定时间内，在一个省两个县（市）发生群体性不明原因疾病

　　E．一定时间内，在一个省三个县（市）发生群体性不明原因疾病

17．在群体性不明原因疾病分级中，下列属于Ⅱ级的是（　　）。

　　A．一定时间内，在一个省的一个县（市）行政区域内发生群体性不明原因疾病

　　B．在一定时间内，发生涉及两个及以上省份的群体性不明原因疾病，并有扩散趋势

　　C．一定时间内，在一个省多个县（市）发生群体性不明原因疾病

　　D．一定时间内，在两个省发生群体性不明原因疾病

　　E．一定时间内，在三个省发生群体性不明原因疾病

18．在群体性不明原因疾病分级中，属于Ⅲ级的是（　　）。

　　A．一定时间内，在一个省的一个县（市）行政区域内发生群体性不明原因疾病

　　B．在一定时间内，发生涉及两个及以上省份的群体性不明原因疾病，并有扩散趋势

　　C．一定时间内，在一个省多个县（市）发生群体性不明原因疾病

　　D．一定时间内，在两个省发生群体性不明原因疾病

　　E．一定时间内，在三个省发生群体性不明原因疾病

19．报告单位和责任报告人发现群体性不明原因疾病，应在（　　）h内向所属地卫生行政部门进行报告。

　　A．1　　　　　B．1.5　　　　　C．2　　　　　D．2.5　　　　　E．3

20．突发公共卫生事件的处理原则不包括（　　）。

　　A．预防为主　　　　　　B．快速反应，狠抓落实　　C．分级管理，各负其责

　　D．提高认识，加强领导　　　　　　　　　　E．协同作战

21．不属于急性化学中毒现场医学救援要点的是（　　　）。

　　A．做好生命体征的维持措施

　　B．尽早给予解毒、排毒及对症处理

　　C．保护重要脏器（心、肺、脑、肝、肾）功能

　　D．不用尽早解毒

　　E．镇静、合理氧疗

22．引起急性电离辐射损伤的下限辐射剂量是（　　　）。

　　A．1 Gy　　　　B．1.5 Gy　　　　C．2 Gy　　　　D．2.5 Gy　　　　E．3 Gy

23．防护服按其防护性能可分为（　　　）。

　　A．一级　　　　B．二级　　　　C．三级　　　　D．四级　　　　E．五级

24．不属于疑似群体性不明原因传染病的应急处置是（　　　）。

　　A．隔离并治疗患者　　　　　　　　　　　　B．封锁疫区

　　C．对患者家属及密切接触者进行医学观察　　D．严格实施消毒

　　E．现场处置人员可随意进出疫区

【A2 题型】

25．某省发生一起特别重大化学品泄漏事故，导致大量人员伤亡，该起突发公共事件属于（　　　）。

　　A．Ⅰ级　　　　B．Ⅱ级　　　　C．Ⅲ级　　　　D．Ⅳ级　　　　E．Ⅴ级

26．某省发生一起食物中毒，中毒人数超过 30 人，其中死亡 2 例。这起事件属于（　　　）。

　　A．一般食物中毒　　　B．一般公共卫生事件　　　C．突发公共卫生事件

　　D．一般中毒事件　　　E．一般食品卫生问题

27．1984 年 12 月 3 日，印度博帕尔镇联合化工厂异氰酸甲酯大量泄漏，20 多万人受到伤害，2 万多人丧生，60 万人接受赔偿。这起事件属于（　　　）。

　　A．一般化学中毒　　　B．一般公共卫生事件　　　C．化学事故

　　D．一般中毒事件　　　E．急性化学中毒事件

28．某省发生一起有传染性的不明原因疾病，下列不正确的处理是（　　　）。

　　A．现场处置人员进入疫区时，应采取保护性预防措施

　　B．现场处置人员进入疫区时，不用采取保护性预防措施

　　C．隔离治疗患者

　　D．对患者家属和密切接触者进行医学观察

　　E．严格实施消毒

29．某省发生一起疑似食物中毒事件，下列不正确的处理是（　　　）。

　　A．停止食用可疑中毒食品

　　B．在用药前采集患者血液、尿液、吐泻物标本，以备送检

　　C．隔离治疗患者

    D．积极救治患者

    E．现场调查

30．某省发生一起疑似职业中毒事件，下列不正确的处理是（　　　）。

    A．迅速脱离现场　　　　B．隔离治疗患者　　　　C．对症支持治疗

    D．积极救治患者　　　E．防止毒物继续吸收

31．某省发生一起窒息性气态毒物泄漏事件，在 30 min 内可对人体产生不可修复的损伤，到发生化学事故的中心地带参加救援的人员使用的防护服级别是（　　　）。

    A．A 级防护　　B．B 级防护　　　　C．C 级防护　　D．D 级防护　　E．E 级防护

32．某省发生一起无传染性的不明原因疾病，在现场控制措施中，下列处理不正确的是（　　　）。

    A．积极救治患者，减少死亡人数

    B．对共同暴露者进行医学观察，一旦发现符合本次事件定义的病例，立即开展临床救治

    C．移除可疑致病源

    D．隔离治疗患者

    E．尽快疏散可能继续受致病源威胁的群众

33．某市发生一起放射性污染事件，下列处理不正确的是（　　　）。

    A．开启通风系统

    B．控制污染，保护好事故现场

    C．隔离污染区，禁止无关人员和车辆随意出入现场

    D．任何表面受到放射性污染都应及时采取综合去污措施

    E．进入污染区必须穿戴个人防护用具

34．某市发生一起急性化学中毒事件，在急救处理要点中，下列处理不正确的是（　　　）。

    A．脱离中毒环境，彻底清除和清洗污染衣物及眼、皮肤、毛发等

    B．隔离治疗患者

    C．口服毒物应迅速催吐、洗胃、灌肠或导泻

    D．吸入中毒者要保持呼吸道通畅

    E．心跳呼吸骤停时，应立即实施心肺复苏术

35．突发公共卫生事件预防与应急处理应遵循（　　　）方针。

    A．预防为主，防治结合　　　　　　　　　B．预防为主，常备不懈

    C．快速反应，救治患者　　　　　　　　　D．控制传播，消除影响

    E．救治患者，稳定民心

36．突发公共卫生事件应急处置必须注意科学性与技术性，除考虑有利于控制事态发展，也要考虑控制措施对社会、经济造成的影响，优先选择对公众利益损害较小的措施，体现了应急响应的（　　　）原则。

    A．提高效率　　B．以人为本　　　C．科学适度　　D．依法有序　　E．循序渐进

37．属于突发中毒事件的是（　　　）。

    A．放射性核素和射线装置失控导致人员受到异常照射引起的辐射事故

B．火灾中有毒烟雾所致中毒事件　　　　　　C．慢性中毒事件

D．病原微生物引起的感染性和传染性疾病　　E．河北白沟苯中毒事件

38．按照《突发公共卫生事件应急条例》把突发公共卫生事件分为四级，其中把烈性病菌株或毒株等丢失事件划归为（　　）。

A．Ⅰ级突发公共卫生事件　　　　　　　　　B．Ⅱ级突发公共卫生事件

C．Ⅲ级突发公共卫生事件　　　　　　　　　D．Ⅳ级突发公共卫生事件

E．以上都不是

39．总体来说，卫生应急队伍以（　　）为主要任务。

A．现场流行病学调查　B．现场监测与采样　C．医疗救援

D．现场应急处置　　　E．现场保护和控制

40．突发公共卫生事件应急处理机制不包括（　　）。

A．统一领导的指挥系统　　　　　　　　　　B．反应灵敏的信息系统

C．刚性保障的法规系统　　　　　　　　　　D．科学先进的评估系统

E．多学科协同

41．"对各类可能引发突发公共卫生事件的情况要及时进行分析、预警，做到早发现、早报告、早处理"，属于突发公共卫生事件应急管理范畴的原则是（　　）。

A．预防为主，关口前移　　　　　　　　　　B．信息先行，快速反应

C．加强监测，积极救治　　　　　　　　　　D．科学分析，积极应对

E．分类管理，分类负责

42．突发公共卫生事件网络报告时限为 2 h，是指（　　）。

A．事件首例患者发生时间到事件报告时间

B．接到事件报告时间为起点，系统生成时间为终点

C．初步核实确认时间到事件创建时间

D．事件发生时间到事件报告时间

E．事件发生时间到事件调查确认时间

43．《突发公共卫生事件应急条例》制定的目的不包括（　　）。

A．有效预防、及时控制和消除突发公共卫生事件的危害

B．保障公众身体健康和生命安全　　　　　　C．维护正常的社会秩序

D．预防控制消除传染病的发生和流行

E．有效预防突发公共卫生事件的危害

44．一个医疗机构或同一自然村寨、社区、建筑工地、学校等集体单位（　　）内出现有相同临床症状的不明原因疾病3例及以上患者时，需要通过突发公共卫生事件信息管理系统进行报告。

A．3 天　　　B．7 天　　　C．10 天　　　D．14 天　　　E．28 天

45．突发公共卫生事件的发生地政府的迅速反应和正确、有效应对，是有效遏制事件发生、发展的关键，因此突发公共卫生事件应急体制建设采用的原则是（　　）。

A．统一领导　　B．分类管理　　C．属地管理　　D．分级负责　　E．处置为主

46．《突发公共卫生事件应急条例》规定，突发事件发生后，医疗救护设备、救治药品、

医疗器械等应急物资的生产、供应、负责部门不包括（　　）。

    A．国务院有关部门　　　B．地方政府　　　　　　　C．地方政府有关部门

    D．医疗机构　　　　　　E．突发公共卫生事件应急指挥部

47．医疗机构发现传染病类公共卫生事件相关信息后，应在（　　）h以内电话报告辖区疾病预防控制机构和卫生行政部门。

    A．2　　　　　　B．6　　　　　　C．12　　　　　　D．24　　　　　　E．4

48．在不明原因死亡事件中，病例共同的临床表现有全身中毒症状，如急起发热、头痛，伴有呼吸道症状如咳嗽、咳痰、痰中带血，考虑病因为（　　）。

    A．感染性疾病　　　　　B．非感染性疾病　　　　　C．心因性疾病

    D．社会性因素引起　　　E．呼吸系统疾病

49．在进行食品安全事故流行病学调查时，送检标本和样品应当由调查员提供检验项目和样品相关信息，由具有检验能力的技术机构检验。标本和样品应当尽可能在采集后（　　）h内进行检验。

    A．6　　　　　　B．12　　　　　　C．24　　　　　　D．48　　　　　　E．3

50．突发公共卫生事件分级的第一原则是（　　）。

    A．危害　　　　B．行政区划　　　C．波及人群　　　D．持续时间　　　E．事件性质

【B1 题型】

（51～55 题共用备选答案）

    A．组织协调有关部门参与突发公共卫生事件的处理

    B．开展患者接诊、收治和转运工作

    C．对医疗机构、疾病预防控制机构突发公共卫生事件应急处理各项措施落实情况的督导、检查

    D．组织医疗机构、疾病预防控制机构和卫生监督机构开展突发公共卫生事件的调查与处理

    E．开展流行病学调查

51．面对突发公共卫生事件，各级人民政府的应急反应措施是（　　）。

52．面对突发公共卫生事件，卫生行政部门的应急反应措施是（　　）。

53．面对突发公共卫生事件，医疗机构的应急反应措施是（　　）。

54．面对突发公共卫生事件，疾病预防控制机构的应急反应措施是（　　）。

55．面对突发公共卫生事件，卫生监督机构的应急反应措施是（　　）。

（56～58 题共用备选答案）

    A．A级防护　　　B．B级防护　　　　C．C级防护　　　D．D级防护　　　E．E级防护

56．环境中的有毒气体（或蒸汽）或其他物质对皮肤危害不严重时，应采用（　　）。

57．对周围环境中的气体与液体提供最完善的保护属于（　　）。

58．低浓度污染环境或现场支持作业区域，应采用（　　）。

（59～60 题共用备选答案）

    A．血液系统损害　　　　B．呼吸系统损害　　　　　C．循环系统损害

D. 消化系统损害　　　E. 神经系统损害

59. 有机磷中毒造成的危害主要是（　　）。

60. 二氧化硫造成的危害主要是（　　）。

【B2 题型】

【案例1】 2002 年 11 月，我国广东省发现并报告首例非典型肺炎，这种不明原因的传染性疾病迅速向北京、香港特别行政区及其他地区传播。2003 年 3 月 12 日，世界卫生组织发布全球警告，认为同样的疾病在香港特别行政区和越南出现，并根据其临床症状特点将这种具有极强的呼吸道传染性疾病命名为严重急性呼吸综合征（SARS）。中国内地总发病人数 5 327 例，死亡 349 例。

61. 根据突发公共卫生事件的分级，此次事件属于（　　）。
    A. Ⅰ级　　　B. Ⅱ级　　　C. Ⅲ级　　　D. Ⅳ级　　　E. Ⅴ级

62. 根据《突发公共卫生事件条例》的规定，不属于医疗卫生机构责任的是（　　）。
    A. 提供医疗救护和现场救援，对就诊患者必须接诊治疗
    B. 医疗卫生机构内应当采取卫生防护措施，防止交叉感染和污染。
    C. 拒绝接诊患者
    D. 医疗卫生机构应当对传染病患者密切接触者采取医学观察措施
    E. 医疗机构收治传染病患者、疑似传染病患者，应当依法报告所在地的疾病预防控制机构

63. 根据《突发公共卫生事件条例》的规定，各级人民政府的应急反应措施不包括（　　）。
    A. 划定控制区域　　　B. 疫情控制措施　　　C. 流动人口管理
    D. 保守秘密，不发布信息　　　　　　　　E. 实施交通卫生

【案例2】 1995 年江苏省淮阴市某农药厂，在工程人员检修储存 40 t 三氯化磷成品的大罐时，发生爆炸，导致 2 人死亡，1 人受伤；中毒病例经治疗，30 天痊愈出院。

64. 根据突发公共卫生事件的分级，此次事件属于（　　）。
    A. Ⅰ级　　　B. Ⅱ级　　　C. Ⅲ级　　　D. Ⅳ级　　　E. Ⅴ级

65. 这起急性化学中毒事件的现场处理要点，不包括（　　）。
    A. 接触毒物人员立即转移至安全地点，脱离污染源
    B. 用清水冲洗身体表面接触部位，去除受污染衣物
    C. 立即采取控制措施，阻断毒源扩散
    D. 通知医疗机构做好接诊准备
    E. 不要通报上级有关部门，自行处理

66. 这起急性化学中毒事件的现场医学救援要点，不包括（　　）。
    A. 用少量肾上腺皮质激素治疗　　　　　　B. 对症处理
    C. 加强支持治疗，纠正水、电解质紊乱，保持酸碱平衡
    D. 合理给氧　　　　　　　　　　　　　　E. 足量给予糖皮质激素

【案例3】 2002 年南京 "9·14 中毒事件" "毒鼠强" 投毒案，此案造成 395 人中毒，死亡 42 人。

67. 毒鼠强中毒的机制是（　　　）。

    A. 呼吸系统损害　　　　B. 神经系统损害　　　　C. 消化系统病

    D. 血液系统损害　　　　E. 泌尿系统损害

68. 在这起中毒事件中，不正确的救治原则是（　　　）。

    A. 应消除胃内毒物，可采取催吐、洗胃、灌肠、导泻等处置办法

    B. 解毒　　　　　　　　C. 在用药后采集患者血液、尿液、吐泻物标本

    D. 血液净化治疗　　　　E. 对症处理

【案例4】1998 年 9 月，某造纸厂发生一起因氯气泄漏引起的 33 人急性中毒事故，其中 1 人死亡，其余 32 人被及时送往医院。

69. 中毒患者主要临床表现为（　　　）。

    A. 流泪　　　　　　　　B. 干咳　　　　　　　　C. 眼结膜、鼻黏膜和咽部充血

    D. 腹痛、腹泻　　　　　E. 头昏、头痛

70. 在这起中毒事件中，不正确的救治原则是（　　　）。

    A. 激素治疗　　　　　　B. 抗过敏治疗　　　　　C. 纠正酸中毒

    D. 给氧　　　　　　　　E. 预防发生继发性感染

（张春莲　何仁江　潘校琦　刘振中）

第9部分

⊙ 社会医学与卫生事业管理学复习思考题

第25章 循 证 医 学

【A1 题型】

1. 循证医学就是（　　）。

　　A. 系统评价　　　　　　　B. Meta 分析　　　　　　C. 临床流行病学

　　D. 查找证据的医学　　　　E. 最佳证据、临床经验和病人价值的有机结合

2. 循证医学实践的核心是（　　）。

　　A. 素质良好的临床医生　　　　　　　　B. 最佳的研究证据

　　C. 临床流行病学基本方法和知识　　　　D. 患者的参与和合作

　　E. 必要的医疗环境和条件

3. 循证医学所收集的证据中，质量最好以及级别最高的是（　　）。

　　A. 单个的大样本随机对照试验

　　B. 队列研究

　　C. 病例对照研究

　　D. 基于多个质量可靠的大样本随机对照试验所做的系统评价

　　E. 专家意见

4. Meta 分析在合并各个独立研究结果前应进行（　　）。

　　A. 相关性检验　　　　B. 异质性检验　　　　　C. 回归分析

　　D. 图示研究　　　　　E. 标准化

5. 异质性检验的目的是（　　）。

　　A. 评价研究结果的不一致性

　　B. 检查各个独立研究的结果是否具有一致性（可合并性）

　　C. 评价一定假设条件下所获效应合并值的稳定性

　　D. 增加统计学检验效能

　　E. 计算假如能使研究结论逆转所需的阴性结果的报告数

6. 发表偏倚是指（　　）。

　　A. 有"统计学意义"的研究结果较"无统计学意义"和无效的研究结果被报告和发

表的可能性更大

B．世界上几个主要的医学文献检索库绝大部分来自发达国家，发展中国家比例很小

C．研究者往往根据需要制定一个纳入标准来决定某些研究的纳入与否

D．由于研究结果的筛选过程中筛选者主观意愿的影响而引入的偏倚

E．只检索了某种语言的文献资料

7．失效安全数主要用来估计（　　）。

A．文献库偏倚　　　　　　B．发表偏倚　　　　　　C．纳入标准偏倚

D．筛选者偏倚　　　　　　E．语种偏倚

8．失效安全数越大，说明（　　）。

A．Meta分析的各个独立研究的同质性越好

B．Meta分析的各个独立研究的同质性越差

C．Meta分析的结果越稳定，结论被推翻的可能性越小

D．Meta分析的结果越不稳定，结论被推翻的可能性越大

E．Meta分析的结果可靠性越差

9．进行Meta分析的过程中，如果漏斗图呈明显的不对称，说明（　　）。

A．Meta分析统计学检验效能不够

B．Meta分析纳入的研究存在发表偏倚

C．Meta分析的合并效应值没有统计学意义

D．Meta分析可能存在测量偏倚

E．Meta分析的结果更为可靠

10．在Meta分析过程中，主要的统计内容包括（　　）。

A．对各独立研究结果进行异质性检验，根据检验结果选择适当的模型加权并合并各研究的统计量

B．对各独立研究结果进行异质性检验，计算失效安全数

C．计算各独立研究的效应大小后按曼特尔 - 亨塞尔法进行合并分析

D．计算各独立研究的效应大小和合并后的综合效应

E．对各独立研究结果进行异质性检验和曼特尔 - 亨塞尔分层分析

11．Meta分析中进行敏感性分析的主要目的是（　　）。

A．控制偏倚　　　　　B．检查异质性的来源

C．评价偏倚的大小　　　D．计算合并量的大小　　　E．减小异质性

12．下列说法错误的是（　　）。

A．循证医学实践得到的最佳证据在用于具体患者的时候具有特殊性，必须因人而异

B．循证医学实践将为临床决策提供依据，因此惟一强调的是证据

C．循证医学不等于Meta分析

D．循证医学实践不一定会降低医疗费用

E．循证医学实践得到的证据并非一成不变

13．下列说法正确的是（　　）。

A．循证医学实践的第一步是全面收集证据

B．循证医学的核心是医师的良好技能

C．循证医学强调的是科学证据及其质量，因此医师的经验可以忽略

D．循证医学注重后效评价，止于至善

E．循证医学能解决所有的临床问题

14．下列说法错误的是（　　）。

A．循证医学不否定医师个人经验，但绝不盲从经验

B．循证医学实践不能解决所有的临床问题

C．只要掌握了系统评价过程，也就掌握了循证医学实践的全部

D．实施循证医学意味着医生要结合当前最好的研究证据、临床经验和患者的意见

E．当高质量的研究证据不存在时，前人或个人的实践经验可能是目前最好的证据

15．循证医学发展的背景不包括（　　）。

A．按传统方法解决临床问题有一定局限性

B．繁忙的临床工作与知识的快速更新和扩容形成的尖锐矛盾

C．日益尖锐的卫生经济学问题对价格与效益的平衡提出了更严格的要求

D．临床治疗重点从控制传染病的症状转向关注慢性病的治疗与转归

E．市场经济的冲击使一些医生因追求商业利益而热衷于可能没有得到验证也没有结果的治疗

16．Meta 分析的目的不包括（　　）。

A．增加检验效能

B．定量估计研究效应的平均水平　　　　C．评价研究结果的不一致性

D．寻找新的假说和研究思路　　　　　　E．估计偏倚大小

17．下列说法错误的是（　　）。

A．Meta 分析是一种观察性研究

B．Meta 分析一般不对各独立研究中的每个观察对象的原始数据进行分析

C．报告 Meta 分析结果时，可不考虑研究背景和实际意义

D．Meta 分析的结论推广时应注意分析干预对象特征、干预场所、干预措施以及依从性等方面的差异

E．Meta 分析可能得不出明确的结论

18．常用的观察性研究方案中，科学论证强度最好的是（　　）。

A．断面研究设计方案　　B．随机对照试验　　　　C．队列研究方案

D．病例 - 对照研究　　　E．叙述性的临床病例资料总结或报告

（李爱玲）

第 26 章　公共卫生监测

【A1 题型】

1．某种有代表性的特定人群的疾病流行状况是能够反映总人群该类疾病的流行情况的，

对这种特定人群进行监测称为（　　）。

    A．常规监测　　　　　　B．被动监测　　　　　　C．主动监测

    D．以医院为基础的监测　E．哨点监测

2．以下不是公共卫生监测的目的的是（　　）。

    A．确定主要公共卫生问题　　　　　　B．预测疾病流行趋势

    C．查明原因，采取干预措施　　　　　D．连续系统地收集资料

    E．评价干预措施的效果

3．下列关于传染病监测的内容，表述不正确的是（　　）。

    A．人群免疫水平　　　　B．人口学资料　　　　　C．疫情预测

    D．死因调查　　　　　　E．病原体类型、毒力、抗药性、变异等情况

4．下列不属于公共卫生监测体系评价指标的特点的是（　　）。

    A．灵敏性　　　B．阴性预测值　　C．灵活性　　　D．敏感性　　　E．代表性

5．（　　）不属于疾病监测体系。

    A．症状监测系统　　　　B．自愿报告系统　　　　C．死因监测系统

    D．重点传染病监测系统　E．基本监测信息报告管理系统

6．关于我国公共卫生监测内容的描述，表述不正确的是（　　）。

    A．出生缺陷　　　　　　B．法定报告传染病　　　C．伤害

    D．突发公共卫生事件　　E．群体性突发事件

7．发现甲类传染病和SARS，应在（　　）h内向当地疾病预防控制中心报告。

    A．1　　　　　B．2　　　　　C．6　　　　　D．12　　　　　E．24

8．（　　）不属于非传染病监测的内容。

    A．人口学资料　　　　　B．营养及膳食调查　　　C．确定高危人群

    D．病原体类型、毒力、抗药性、变异等情况　　　E．遗传背景因素

9．（　　）不属于药物不良反应的监测方法。

    A．哨点监测　　　　　　B．重点药物监测　　　　C．重点医院监测

    D．自愿报告系统　　　　E．义务性监测

10．（　　）不属于法定报告传染病。

    A．血吸虫病　　　　　　B．流行性感冒　　　　　C．病毒性乙型肝炎

    D．伤寒　　　　　　　　E．炭疽

【A2 题型】

11．县级监测机构按照常规向上一级主管疾病预防控制中心上报监测资料属于（　　）。

    A．常规报告　　B．义务性监测　　C．主动监测　　D．被动监测　　E．哨点监测

12．为预测流感的流行趋势，某疾病预防控制中心以当地中小学生缺课情况作为监测指标进行监测，这种监测属于（　　）。

    A．以人群为基础的监测　　　　　　　B．以医院为基础的监测

    C．主动监测　　　　　　　　　　　　D．以事件为基础的监测

    E．哨点监测

【B1 题型】

（13～16 题共用备选答案）

A．以人群为基础的监测 B．以实验室为基础的监测

C．主动监测 D．常规报告 E．哨点监测

13．对有代表性的特定人群的疾病流行状况进行监测以反映总人群该类疾病的流行情况，这种监测称为（ ）。

14．由法定上报人通过国家传染病监测系统上报传染病病例，称为（ ）。

15．上级监测部门专门组织调查或要求下级监测单位严格按照规定收集资料，属于（ ）。

16．主要采用实验室检测手段对传染病病原及其他致病因素进行监测，称为（ ）。

（17～20 题共用备选答案）

A．重点医院监测 B．自愿报告系统 C．义务性监测

D．重点药物监测 E．速报制度

17．对新药进行上市后监测，主要目的是发现其未知或非预期的不良反应，以便对药物安全性进行预警，这种监测称为（ ）。

18．要求医师报告所发现的药物不良反应病例，称为（ ）。

19．指定有条件的医院报告药物不良反应和对药物不良反应进行体系研究，属于（ ）。

20．当医疗机构、药物生产和经营企业的相关人员发现可疑药物不良反应时，填写药物不良反应报告表并逐级上报，称为（ ）。

（范 颂）

第 27 章 临床预防服务

【A1 题型】

1．下列关于临床预防服务，说法错误的是（ ）。

A．临床预防服务是指由服务人员在临床场所对服务对象的健康危险因素进行评价，实施个性化的预防干预措施来预防疾病和促进健康

B．临床预防服务的服务内容包括求医者的健康咨询、健康筛检、免疫接种、化学预防

C．临床预防服务的对象包括健康者、亚健康者、疾病患者

D．临床预防服务的意义在于促使服务对象纠正不良的健康行为、早期发现疾病并及时治疗，有利于改善其生活质量并延长寿命

E．临床预防服务的提供者是临床医务人员

2．下列不属于临床预防服务原则的是（ ）。

A．重视危险因素的收集

B．由医务人员主导，制定预防疾病的措施

C．以健康咨询与教育为先导

D．合理选择健康筛检的内容

E．根据不同年龄阶段的特点开展针对性的临床预防服务

3. 临床预防服务的对象是（　　）。

    A. 遗传病患者　　　　　B. 病房患者　　　　　　C. 健康人

    D. 传染病患者　　　　　E. 慢性病患者

4. 在健康危险因素评价中，如果个体评价的结果是"健康型"，说明（　　）。

    A. 该评价对象非常健康

    B. 评价对象的死亡概率相当于当地的平均水平

    C. 评价对象的死亡概率低于当地的平均水平

    D. 评价对象的死亡概率高于当地的平均水平

    E. 评价对象的死亡概率低于一般人群的平均水平

5. 关于健康维护计划，错误的是（　　）。

    A. 健康维护计划是指在特定的时期内，依据患者的年龄、性别以及具体的危险因素等计划采取的一系列干预措施

    B. 健康维护计划的制定应根据危险度评估结果找出最主要的危险因素进行干预

    C. 健康维护计划应结合患者的具体情况、资源的可用性和实施的可行性，选择合适的、具体的干预措施

    D. 健康维护计划由临床医务人员主导制定，以保证计划的科学性

    E. 健康维护计划制定的行为改变目标要切实可行，应该从小而简单的目标开始

6. 采用化学预防的对象主要是（　　）。

    A. 已出现症状的患者　　B. 有既往病史的人　　　C. 正在接受治疗的人

    D. 无症状的人　　　　　E. 正在康复的人

7. 下列不属于健康危险因素的是（　　）。

    A. 肥胖　　　　　　　　B. 适度锻炼　　　　　　C. 长期吸烟

    D. 血清胆固醇浓度过高　　　　　　　　　　　　　E. 糖尿病家族史

8. 开展健康管理活动首要的一步是（　　）。

    A. 健康改善计划的制定　　　　　　　　　　　　　B. 健康改善计划的实施

    C. 疾病风险预测　　　D. 收集健康信息　　　E. 疾病危险性评价

9. 有性生活的妇女进行脱落细胞涂片检查的适宜频率是（　　）。

    A. 每年2次　　　　　　B. 每年1次　　　　　　C. 每两年1次

    D. 每1～2年1次　　　　E. 每1～3年1次

10. 下列临床预防服务内容中，成本效果最好的是（　　）。

    A. 免疫接种　　　　　　B. 化学预防　　　　　　C. 健康咨询与教育

    D. 健康筛检　　　　　　E. 以上都不是

【A2 题型】

11. 在健康危险因素评价中，如果评价的结果是：实际年龄39岁，评价年龄42岁，增长年龄41岁，那么个体评价的结果是（　　）。

    A. 健康型　　　　　　　B. 少量危险型　　　　　C. 自创危险型

　　D．历史危险型　　　　　E．无法确定其类型

【B1 题型】

（12～15 题共用备选答案）

　　A．残疾管理　　　　　B．需求管理　　　　　C．疾病管理

　　D．病例管理　　　　　E．健康维护计划

12．一个协调系统针对疾病人群开展卫生保健干预和交流活动，强调运用循证医学指导和增强患者自我照护能力的策略来防止疾病恶化和预防各种并发症发生，这属于（　　）。

13．综合运用各种医学和社会康复管理措施，最大限度地减少工作和生活环境中的由伤害和疾病导致的残疾带来的不利影响，称为（　　）。

14．在特定时间内，依据患者的年龄、性别及其他危险因素暴露情况而有计划地进行的一系列干预措施，称为（　　）。

15．以人群为基础，通过帮助被管理者，以及寻求、利用恰当的医疗保健来控制卫生费用的支出和改善对医疗保健服务的利用情况，这种管理属于（　　）。

（16～19 题共用备选答案）

　　A．每年 2 次　　　　　B．每年 1 次　　　　　C．每两年 1 次

　　D．每 1～2 年 1 次　　E．每 1～3 年 1 次

16．40 岁以上的成年人肿瘤检查的频率为（　　）。

17．50 岁以上的成年人进行大便隐血实验的频率为（　　）。

18．18 岁以上既往血压正常的成年人检查血压的频率为（　　）。

19．50～75 岁妇女进行乳腺 X 线摄影检查的适宜频率为（　　）。

（陈　润　喻晓娇）

第 28 章　健康相关行为干预

【A1 题型】

1．健康促进的核心策略是（　　）。

　　A．健康教育　　　　　B．社会动员　　　　　C．环境保护

　　D．加强疾病控制　　　E．实行干预措施

2．健康促进的主要活动领域包括（　　）。

　　A．制定促进健康的公共政策　　　　　　　B．创造支持环境

　　C．发展个人技能　　　D．开展疾病预防　　　E．调整服务方向

3．关于健康教育与健康促进的关系，表述不正确的是（　　）。

　　A．健康促进是健康教育的基础

　　B．健康促进是健康教育发展的结果

　　C．健康促进对健康教育起维护和推动作用

  D．健康教育是健康促进不可缺少的核心要素

  E．健康教育与健康促进两者之间有不可分割的内在联系

4．健康教育活动的特定目标是（ ）。

  A．进行卫生知识宣传 B．提高卫生保健意识   C．改善自然与社会环境

  D．改变人们的不健康行为和生活方式   E．建立正确的健康价值观

5．以下有关健康教育与卫生宣传关系的论述，正确的是（ ）。

  A．健康教育与卫生宣传的概念是一致的

  B．卫生宣传是健康教育的重要手段，但不是健康教育

  C．健康教育是卫生宣传的组成部分

  D．卫生宣传的内涵比健康教育更为广泛

  E．健康教育是卫生宣传的发展

6．（ ）不是健康咨询的原则。

  A．建立友好信赖关系 B．鉴定需求   C．主动进行咨询服务

  D．保守秘密   E．调动参与

7．以下临床健康咨询的基本模式不包括（ ）。

  A．评估   B．问候   C．达成共识 D．协助   E．安排随访

8．美国心理学家伍德·沃斯（Wood Worth）最早提出的行为模式为（ ）。

  A．S（刺激）—O（有机体）—R（反应）

  B．O（有机体）—S（刺激）—R（反应）

  C．R（反应）—S（刺激）—O（有机体）

  D．S（刺激）—R（反应）—O（有机体）

  E．O（有机体）—R（反应）—S（刺激）

9．人们开始通过自己、他人、环境、社会进行综合认识，调整自己的行为发展，这是行为的（ ）。

  A．被动发展阶段   B．主动发展阶段   C．自主发展阶段

  D．巩固发展阶段   E．自我认识阶段

10．健康相关行为是指（ ）。

  A．个体或团体与健康有关的行为

  B．个体或团体与疾病有关的行为

  C．个体或团体与健康和疾病有关的行为

  D．危害健康的行为

  E．促进健康的行为

11．A型行为的核心表现是（ ）。

  A．进攻性和时间紧迫感   B．不耐烦和敌对意识强

  C．情绪过分压抑   D．好自我克制   E．自尊心过强

12．下列属于基本健康行为的是（ ）。

    A．平衡膳食   B．定期体检   C．预防意外伤害

    D．保持情绪稳定   E．预防接种

13．（   ）不属于危害健康行为中的不良生活习惯。

    A．吸烟酗酒   B．乱性   C．偏食挑食

    D．高脂高糖饮食   E．暴饮暴食

14．以下不良生活方式对健康影响的特点不包括（   ）。

    A．潜伏期长   B．特异性强   C．广泛存在

    D．变异性大   E．协同作用强

15．某人从电视上获得锻炼的相关信息后，认为自己也需要进行锻炼，在健康信念模式中应理解为（   ）。

    A．对疾病易感性的认知   B．对疾病的危险性的认知

    C．提示因素   D．自我效能

    E．对健康行为益处和障碍的认知

16．对一个没有戒烟愿望的人，要改变其吸烟行为，根据行为转变阶段理论，下列干预方法效果最好的是（   ）。

    A．对其进行经济限制   B．提高他对吸烟危险的认识

    C．提供戒烟的具体方法   D．进行意志力的培养

    E．强制其实行戒烟行为

17．孕妇自然分娩的促成因素是（   ）。

    A．孕妇了解自然分娩的好处   B．医师建议孕妇自然分娩

    C．丈夫鼓励孕妇自然分娩   D．孕妇愿意进行自然分娩

    E．乡卫生院能提供自然分娩服务

18．下列关于社会认知理论的观点，表述不正确的是（   ）。

    A．人有符号表征能力   B．人具有预测性思维能力   C．人具有自我反思能力

    D．人具有自我调节能力   E．人只能通过亲历学习进行学习

19．根据 PRECEDE 模式，健康教育诊断首要步骤应为（   ）。

    A．流行病学诊断   B．行为环境诊断   C．社会诊断

    D．教育与组织诊断   E．资源诊断

20．流行病学诊断主要是评估（   ）。

    A．行为与环境   B．健康状况   C．社会经济

    D．组织管理   E．卫生服务状况

21．下列有关健康教育诊断的表述不正确的是（   ）。

    A．确定或推测与目标人群主要健康问题有关的行为及影响因素

    B．不属于健康教育活动的步骤

    C．为决定干预目标、策略和方法提供基本依据

    D．同计划制定一道被称为计划设计

    E．是健康教育活动成功与否的第一个关键

【B1 题型】

（22～24 题共用备选答案）

　　A．基本健康行为　　　　B．预警行为　　　　C．自我保健行为

　　D．避开环境危害行为　　E．戒除不良嗜好

22．幼儿去医院进行疫苗接种属于促进健康行为中的（　　）。

23．"驾车时使用安全带"属于促进健康行为中的（　　）。

24．老年人每天去公园晨练属于促进健康行为中的（　　）。

【B2 题型】

【案例 1】 某社区在社区医院的指导下开展高血压预防控制社区健康促进项目，为社区居民提供定期测量血压服务，该社区居民张某在进行血压测量时，发现血压为 20.22/14.63 kPa（152/110 mmHg），且张某的母亲、姐姐也患高血压多年，医师建议他去医院进行诊治，但张某认为自己没有任何临床症状，且家庭经济状况不佳，遂未去医院诊治。三个月后，张某晨起站立时突然头昏倒地，后被家人送至医院。

　　入院后查体：血压 22.6/14.9 kPa（170/112 mmHg），左心室肥厚。诊断为高血压 2 级。经治疗无不适症状，血压控制在 14.6/9.3 kPa（110/70 mmHg），遂出院。出院后张某参加了社区举办的高血压防治讲座，通过讲座了解到高血压是心脑血管病的首要危险因素，若控制不好，不及时治疗，高血压将导致脑卒中、动脉粥样硬化、心肌梗死、肾衰竭和失明等多种疾病，后果严重。自此张某严格遵从医嘱按时服药，血压一直控制良好，身体再无不适症状。

25．在高血压预防控制社区健康促进项目中，社区卫生服务站向社区居民提供定期测量血压的服务，属于健康促进策略中的（　　）。

　　A．政策倡导策略　　　　B．监测评价策略　　　　C．健康教育策略

　　D．环境支持策略　　　　E．行为干预策略

26．张某及其母亲、姐姐皆为高血压的家庭聚集现象主要体现了（　　）影响健康的因素的作用。

　　A．行为生活方式因素　　B．生物学因素　　　　C．环境因素　　　D．经济因素

　　E．卫生保健服务因素

27．张某认为"高血压能导致脑卒中、心肌梗死等严重的心血管疾病"属于健康信念模式中的（　　）。

　　A．知觉到疾病的严重性　　　　　　　　　B．知觉到疾病的易感性

　　C．知觉到行为的益处　　　　　　　　　　D．知觉到行为的障碍

　　E．有较高的自我效能

28．张某遵从医嘱服药的强化因素是（　　）。

　　A．知晓服药能有效控制血压　　　　　　　B．能方便地就医、取药

　　C．感到按医嘱服药后血压得到了有效控制　D．经济条件足以支付医药费

　　E．认识到改善健康状况的重要性

（范　颂　陈　润　喻晓娇）

第 29 章　吸烟的控制

【A1 题型】

1. 世界无烟日是每年（　　）。
    A．12 月 11 日　　　　　B．8 月 31 日　　　　　C．4 月 1 日
    D．5 月 31 日　　　　　E．6 月 18 日

2. 想减轻吸烟对健康的危害，可以多喝（　　）。
    A．啤酒　　　　B．可乐　　　　C．绿茶　　　　D．咖啡　　　　E．橙汁

3. 59 岁以前戒烟，在 15 年内死亡的可能性仅为继续吸烟者的（　　）。
    A．1/2　　　　B．1/5　　　　C．1/3　　　　D．1/4　　　　E．1/6

4. 在公共场所和工作场所，保护不吸烟者健康的最好方法是（　　）。
    A．公共场所和工作场所禁止吸烟　　　　　　B．打开所有门窗
    C．使用换气扇、空调等通风设备　　　　　　D．划分吸烟区和非吸烟区
    E．多种绿色植物

5. 吸烟者可以经常参加的锻炼有（　　）。
    A．有氧体操　　　B．全部选项　　　C．游泳　　　D．慢跑　　　E．爬山

6. 《烟草控制框架公约》的性质是（　　）。
    A．具有法律约束力的公共卫生多边条约　　　B．国际法　　　C．贸易协定
    D．主权公约　　　　　　E．行政法规

7. 以下习惯中，最不健康的是（　　）。
    A．在通风处吸烟　　　　　　　　　　　　　B．吸烟只吸到一半处
    C．每天控制吸烟量　　　　　　　　　　　　D．上厕所时吸烟
    E．在树林里吸烟

8. 吸烟者宜多食（　　）。
    A．油炸食品　　　B．快餐食品　　　C．膨化食品　　　D．乳类食品　　　E．蔬果食品

9. 烟酒并用危害更大的原因是（　　）。
    A．喝酒降低了身体免疫力　　　　　　　　　B．喝多了不知道抽了多少烟
    C．乙醇能促进烟中有害物质的吸收　　　　　D．喝酒者通常吃饭少
    E．更容易兴奋

10. 最新研究指出，吸烟危害身体健康，不仅仅是尼古丁、焦油，还有一种更具危害的物质是自由基，自由基可损伤人体的（　　）。
    A．细胞　　　B．呼吸系统　　　C．神经系统　　　D．心脑血管　　　E．消化系统

【B1 题型】

（11～13 题共用备选答案）
    A．二手烟　　　B．三手烟　　　C．尼古丁　　　D．焦油

11. 导致吸烟成瘾的物质是（　　）。

12. 吸烟者吐出的烟雾，从纸烟、雪茄或烟斗中冒出的烟，被称为（　　）。

13. 香烟燃烧时会释放粒子和气体，它们依附在墙壁、衣服、椅垫、地毯或吸烟者头发和皮肤上，就形成了（　　）。

【B2 题型】

【案例 1】 目前我国青少年吸烟呈上升趋势，由于其身体尚没有发育成熟，对其造成的危害更大。针对未成年人吸烟问题，世界上很多国家采取了不同措施。

14. 我国《未成年人保护法》第 27 条对禁烟的规定是（　　）。

　　A. 禁止教唆未成年人吸烟

　　B. 在中小学、幼儿园、托儿所的教室、寝室、活动室和其他未成年人集中活动的室内不得吸烟

　　C. 严禁向未成年人售卖香烟制品

　　D. 向未成年人售卖香烟制品违法

　　E. 公共场所禁止吸烟

15. （　　）不是目前青少年吸烟行为的特点。

　　A. 低龄化　　　　　　B. 隐秘化　　　　　　C. 追求高档

　　D. 与品德不良相关　　E. 模仿行为

16. 控制青少年吸烟，可以采取的措施有（　　）。

　　A. 家长和学校对青少年的正确引导　　　　B. 进行烟草危害的健康教育

　　C. 国家立法对烟草进行控制　　　　　　　D. 禁止烟草广告

　　E. 以上答案都正确

（李爱玲）

第 30 章　体力活动促进

【A1 题型】

1. 下列有关静坐生活方式的表述，不正确的是（　　）。

　　A. 不进行或仅有非常少的体力活动

　　B. 只是指不进行任何体力活动

　　C. 易导致骨质疏松或关节炎等疾病

　　D. 易导致体重增加或代谢紊乱

　　E. 静坐生活方式是导致全球死亡的第八位主要危险因素

2. 下列不属于体力活动促进策略中的行为与社会策略的是（　　）。

　　A. 学校的体育课程　　　B. 学校举办运动会　　　C. 社区增加体育活动设施

　　D. 社区建立体育锻炼中心　　　　　　　　　　　E. 全社区的信息宣传运动

3. 体力活动促进的策略及措施不包括（　　）。

　　A. 信息策略及措施　　　B. 行为与社会策略及措施　　C. 心理干预

    D．环境干预   E．政策干预

4．发达国家人们的体力活动构成主要是（　　）。

    A．工作   B．家务   C．工作及家务   D．休闲活动   E．交通行程

5．发展中国家人们的体力活动构成主要是（　　）。

    A．工作   B．家务   C．工作及家务   D．休闲活动   E．交通行程

6．体力活动的推荐标准是（　　）。

    A．每个成年人在一周的每一天或绝大部分天内应该有累计 10 min 的中等强度体力活动

    B．每个成年人在一周的每一天或绝大部分天内应该有累计 20 min 的中等强度体力活动

    C．每个成年人在一周的每一天或绝大部分天内应该有累计 30 min 的中等强度体力活动

    D．每个成年人在一周的每一天或绝大部分天内应该有累计 60 min 的中等强度体力活动

    E．每个成年人在一周的每一天或绝大部分天内应该有累计 90 min 的中等强度体力活动

7．以控制体重为目的的体力活动推荐标准是（　　）。

    A．在一周的每一天都有 60 min 体力活动

    B．在一周的每一天都有 70 min 体力活动

    C．在一周的每一天都有 90 min 体力活动

    D．在一周的每一天都有 120 min 体力活动

    E．在一周的每一天都有 150 min 体力活动

（李爱玲　陈　润）

第 31 章　人群健康与社区预防服务

【A1 题型】

1．下列关于人群健康的说法，错误的是（　　）。

    A．注重分析在整个生命全程中影响人群健康的全部的决定因素，而不仅仅重视与特定疾病相关的危险因素或临床病因

    B．在促进人群健康活动过程中，重视那些已患病者或高危个体

    C．采用多元健康促进策略以促进人群健康水平的提高

    D．强调加强部门和组织间的合作以提高人群健康

    E．在促进人群健康活动中，调动公众广泛参与

2．随着人们健康认识的深化，健康的概念不断扩展，下述描述不恰当的是（　　）。

    A．个体通常同时受健康与疾病因素的影响

    B．健康具有多维性

    C．健康具有连续性

    D．疾病是机体对内外环境适应的失败或失调

    E．医学技术手段可以对个体的健康状态进行准确界定

3．（　　）不属于群体健康状况的评价指标。

    A．平均期望寿命   B．孕产妇死亡率   C．婴儿死亡率

D．心理健康指标　　　　　E．人均国民生产总值

4．（　　）健康评价指标是主观指标。

A．无残疾期望寿命　　　B．伤残调整生命年　　　C．智商

D．健康寿命年　　　　　E．健康相关生活质量

5．关于社区预防服务，错误的说法是（　　　）。

A．以健康为中心，以社区为范围，以个体为对象的综合性健康促进与疾病预防服务

B．社区预防服务强调社区根据需要来确定健康问题的重点，以寻求解决问题的方法

C．社区预防服务干预措施要求根据社区资源制定适合于自己社区特点的健康项目，并在执行项目中加强监测和评价

D．社区预防服务的工作步骤包括：社区动员、社区诊断、确定需优先解决的健康问题、制定社区健康的工作计划、进行社区健康项目的评价

E．社区预防服务强调社区内多部门的合作和社区的参与，目的是促进健康、预防伤害、疾病、失能和早逝

6．社区卫生服务的"六位一体"是指（　　　）。

A．健康教育、预防、保健、康复、计划免疫、医疗

B．健康教育、预防、保健、康复、计划生育指导、医疗

C．健康教育、预防、营养、康复、计划生育指导、医疗

D．法制教育、预防、保健、康复、计划生育指导、医疗

E．法制教育、预防、营养、康复、计划生育指导、医疗

7．社区预防坚持以人为本，以（　　）为中心。

A．疾病　　　B．医师　　　C．患者　　　D．健康　　　E．预防

8．关于社区卫生服务的特点，描述不正确的是（　　　）。

A．第一线服务　　　　B．综合性服务　　　　C．团队合作的模式

D．以疾病的治疗为重点　　　　E．以社区为范围

9．关于社区诊断，错误的说法是（　　　）。

A．社区诊断的目的是确认社区主要的公共卫生问题及社区现有资源状况，为社区预防服务计划的制定提供科学依据

B．社区诊断一般分为四个步骤：确定所需要的信息、收集信息、分析信息、做出诊断

C．在社区诊断中，资料收集使用的是定量调查研究方法

D．社区诊断是开展社区预防服务计划和社区卫生服务的前提

E．社区诊断以社区人群及其生产、生活环境为对象，以社区人群健康促进为目的，是生物 - 心理 - 社会现代医学模式的产物

10．下列不属于定性研究方法的是（　　　）。

A．深入访谈法　　　　B．选题小组讨论　　　　C．专题小组讨论

D．观察法　　　　　　E．投入 - 产出分析法

11．社区得以存在和发展的内在要素是（　　　）。

A．文化　　　B．交通　　　C．商业　　　D．经济　　　E．自然环境

12．确定社区健康问题的重点的依据是（　　）。

　　A．社区的资源　　　B．社区的社会条件　　　C．社区的需要

　　D．社区的环境条件　　E．社区的能力

【A2 题型】

13．某社区卫生工作者打算通过一定的定性与定量的调查研究方法收集必要的资料，通过分析确定并得到社区人群认可的某社区主要的公共卫生问题及社区现有资源状况，这属于（　　）。

　　A．社区预防服务　　　B．群体健康　　　　C．社区卫生

　　D．社区诊断　　　　　E．社区动员

14．某全科医师从社区档案中获得某社区 15～75 岁人群吸烟率数据。社区档案属于（　　）。

　　A．第二手资料　　　　B．原始资料　　　　C．定性资料

　　D．专项调查资料　　　E．以上都不是

15．某医院 2018 年对社区高血压患者管理的目标是"高血压患者随访率达 100%"，你认为该目标存在的问题是（　　）。

　　A．没有时间框架　　　B．没有测量指标　　　C．对象不明确

　　D．目标不合理　　　　E．指标不明确

16．某医师被要求对已实施的社区预防服务项目进行监测，了解各项活动实施情况、参加者的主观反映，该工作属于（　　）。

　　A．过程评价　　　　　B．结局评价　　　　C．形成评价

　　D．总结评价　　　　　E．以上都不是

（李爱玲　喻晓娇　范　颂）

第 32 章　医院安全管理

【A1 题型】

1．医院感染按其病原体的来源可以分为（　　）。

　　A．外源性医院感染　　B．内源性医院感染　　C．交叉感染

　　D．外源性医院感染与内源性医院感染　　　　E．细菌感染

2．调查证实出现医院感染流行时，医院应在（　　）h 内报告当地卫生行政部门。

　　A．12　　　　B．24　　　　C．36　　　　D．48　　　　E．60

3．现行的《医疗事故处理条例》将医疗事故分为（　　）。

　　A．三级　　　B．四级　　　C．五级　　　D．六级　　　E．三级三等

4．在医务人员的法定义务中，最重要的是（　　）。

　　A．遵守技术操作规程　　B．履行医师职责　　　C．保护患者隐私

　　D．对急危患者不得拒绝诊治　　　　　　　　　E．医疗告知

5. 因抢救急危患者，未能及时书写病历的，有关医务人员应当在抢救结束后（　　）h 据实补记，并加以注明。

　　A. 4　　　　　　B. 5　　　　　　C. 6　　　　　　D. 7　　　　　　E. 4.5

6. 医疗事故中造成患者死亡，精神损害赔偿年限最高不超过（　　）。

　　A. 3年　　　　B. 4年　　　　　C. 5年　　　　　D. 6年　　　　　E. 7年

7. 传染病的责任报告人是指（　　）。

　　A. 城乡居民　　　　　　B. 个体从业医师　　　　　C. 公共场所服务人员

　　D. 机关干部　　　　　　E. 警察

8. 下列情形属于医疗事故的是（　　）。

　　A. 手术开错部位造成较大创伤

　　B. 诊疗护理中违反了规章制度，尚未给病员造成不良影响和损害

　　C. 因体质特殊发生难以预料的后果

　　D. 由于一种疾病合并发生另一种疾病

　　E. 无过错输血导致的感染

【A2 题型】

9. 某男，40岁，身体健康。某日中午饭后骑自行车去离家约3千米的办公室上班，途中被一飞驰而来的车撞倒，立即被送往附近三甲医院救治。CT扫描显示，患者伤势较严重，必须立即进行全身麻醉手术，否则性命难保。在全身麻醉过程中，患者突发呕吐，护士急忙用吸引器进行救治，一度好转，但手术中继发呕吐，护士用同样方法救治，未见好转，进而面部出现发绀，呼吸困难，经抢救无效死亡。尸体解剖检查发现：患者系饱腹，在全身麻醉的情况下，发生呕吐，反流，呕吐物误吸入气管，窒息而死。该案例是医疗事故吗？（　　）

　　A. 是　　　　　　B. 不是

10. 熊某某，男，65岁，因妻子患有严重眼科疾病，于2017年11月30日凌晨1点带领妻子来到某医院大门外等候挂专家号。大概在2～3点钟左右，来该医院挂号人群已达到了一百多人，大门被挤得水泄不通。当医院工作人员把大门一打开，100多人蜂拥而至，门也被人流给严重损坏，熊某某被挂号人群推倒在地，被强大的人流拖了3米多远，当时只觉左腿部一阵剧痛，无法站立。后经X光检查发现，左腿股骨头断裂。这是医疗事故吗？（　　）

　　A. 是　　　　　　B. 不是

【B1 题型】

（11～13题共用备选答案）

　　A. 非法行医　　B. 超范围行医　　C. 医疗事故　　D. 医疗纠纷　　E. 正当执业

11. 医院没有注册中医执业范围，但该医院聘请一退休的中医来执业，属于（　　）。

12. 王某于2017年4月30日在A市市立医院做骨外科手术失败。实施手术者为张某。张某2014年大学毕业后到A市市立医院骨外科工作，2015年9月参加了全国医师资格考试，成绩合格，2015年12月1日获得执业医师资格，2016年底领到执业医师资格证书，但未进行医师注册。张某的行为属于（　　）。

13. 医师毛某在值班期间打游戏，没有注意其负责患者的病情变化，导致患者病情恶化

抢救无效死亡，这一结果属于（　　）。

【B2 题型】

【案例】 某卫生院值班医师由于家中有事，就让一位刚从医学院本科毕业的学生顶替自己上夜班。晚上收治了一名大叶性肺炎患者，遂给予输液治疗。夜里，当第一瓶液体滴完后，患者家属找医师更换下一组液体。该学生睡眼惺忪，在昏暗的房间中信手拿起一个"葡萄糖"液瓶，以为是那瓶已事先加入抗生素准备继续给患者用的液体，换上液体后，继续给患者滴注。大约 10 min 后，患者突然大声惊叫，继之抽搐，迅速死亡。再仔细检查输入的药物，发现是将其他患者的青霉素误输给该患者，而该患者并没有进行青霉素皮试。

14．本案例属于医疗事故吗？（　　）

    A．是　　　　　　　　　　B．不是

15．医疗事故的构成要件包括（　　）。

    A．责任主体是医疗机构及其医务人员：取得医疗机构执业许可证的医疗机构；取得执业资格和经过注册的各类卫生技术人员。

    B．责任主体在医疗活动中存在过失，医疗行为具有违法性

    C．对患者造成损害后果

    D．医疗行为与损害后果之间存在直接因果关系

    E．以上都是

16．学生应该承担（　　）责任。

    A．刑事责任与行政责任　　　　　　　　B．行政责任与民事责任

    C．刑事责任与民事责任　　　　　　　　D．行政责任

    E．以上都不是

（陈　润　范　颂）

第 33 章　卫生系统及其功能

【A1 题型】

1．（　　）是卫生服务的生命，否则卫生服务就不能生存和发展。

    A．质量　　　　B．效益　　　　C．竞争　　　　D．利润　　　　E．市场

2．有关我国卫生事业的性质，错误的说法是（　　）。

    A．我国卫生事业的性质是政府实行一定福利政策的社会公益事业

    B．我国卫生事业是政府通过购买形式为人民提供一定福利的社会公益事业

    C．我国卫生事业不以营利为目的

    D．我国卫生事业是由国家、集体和个人共同投资、共同受益的事业

    E．我国政府应随着经济的发展而不断提高投入比例

3．卫生系统的功能包括（　　）。

    A．提供卫生服务、筹资公平性、反应性

    B．提高服务人群的健康水平、反应性、筹资公平性

    C．卫生服务、医疗保障与卫生执法监督

    D．提供卫生服务，提高服务人群健康水平

    E．提供卫生服务，公平对待所有人以及满足人群非卫生服务的期望

4．卫生服务的需求主要取决于（   ）。

    A．消费者的健康状况

    B．消费者的购买愿望

    C．消费者的支付能力

    D．消费者的健康状况和购买愿望

    E．消费者的购买愿望和支付能力

5．卫生服务需求的形成必须具备的条件是（   ）。

    A．消费者的健康状况

    B．消费者的购买愿望

    C．消费者的支付能力

    D．消费者的健康状况和购买愿望

    E．消费者的购买愿望和支付能力

6．卫生系统反应性测量是（   ）。

    A．对人的尊重和及时性

    B．对人的理解和及时性

    C．对人的尊重和以卫生服务对象为中心

    D．对人的理解和以卫生服务对象为中心

    E．及时性和以卫生服务对象为中心

7．下列有关公共卫生体系的说法，错误的是（   ）。

    A．公共卫生是指通过组织社会力量，高效率地预防疾病、延长寿命、促进心理和身体健康的科学和艺术

    B．公共卫生使命是保护和促进公众的健康

    C．公共卫生体系由政府机构和社会组织构成

    D．政府部门的公共卫生机构主要履行评估和政策研究和制定两大职能

    E．各级政府的公共卫生机构是公共卫生体系的支柱

8．（   ）不属于公共卫生的主要功能。

    A．预防疾病的发生和传播   B．保护环境免受破坏

    C．保护社会弱势群体   D．促进和鼓励健康行为

    E．保证卫生服务的有效性和公平性

9．下列有关医疗保健的说法，错误的是（   ）。

    A．医疗保健机构以救死扶伤、防病治病、服务公民健康为宗旨

    B．医疗保健的可及性是指在地理、物质和经济上能得到医疗保健的程度

    C．医疗保健的可供性是指所提供的服务是否由合适的医务人员在合适的场所实施

    D．我国的妇幼保健机构一般包括妇幼（婴）保健院（所、站），妇女保健所（院）等

　　E．我国医疗机构实行等级管理，共分三级

【A2 题型】

10．国家政策规定每年为社区 65 岁以上老人免费健康体检一次，这属于公共卫生功能的（　　）方面。

　　A．预防疾病的发生和传播

　　B．保证卫生服务的有效性和可及性

　　C．预防意外伤害　　　　D．促进和鼓励健康行为　　E．保护环境免受破坏

11．某市医疗机构质量评估考核指标包含了"良好医疗保健"的评价指标。其中"医务人员是否能很好地与您交流？""您认为该机构所提供的服务是否以人为本？""您是否认为医务人员所提供的信息是可信的？"，这些问题属于"良好医疗保健"中的（　　）指标。

　　A．连续性　　　B．完整性　　　C．综合性　　　D．可接受性　　E．责任性

【B1 题型】

（12～14 题共用备选答案）

　　A．卫生服务利用公平　　　　　　　　B．健康公平性

　　C．医疗保障公平　　D．卫生保健的公平性　　E．卫生服务筹资的公平性

12．相同的健康需要应该有相同的服务可及性，相同的需要应获得相同的卫生服务利用是指（　　）。

13．不同社会人群（如不同收入、不同种族等）具有相同的健康状况或健康差别尽可能缩小是指（　　）。

14．不同人群间的经济负担应该公平是指（　　）。

（李爱玲　喻晓娇）

第 34 章　医　疗　保　险

【A1 题型】

1．下列关于医疗保险的说法，错误的是（　　）。

　　A．经济补偿是医疗保险能够保障风险的本质原因

　　B．医疗保险是针对疾病风险而建立起来的一个险种

　　C．医疗保险中的经济补偿费用来自被保险人缴纳的保险费所形成的保险基金

　　D．医疗保险经济补偿的结果是风险的转移和损失的共同分担

　　E．医疗保险能够有效降低风险发生的可能性

2．我国的医疗保险制度属于（　　）模式。

　　A．国家医疗保险模式　　B．社会医疗保险模式

　　C．商业医疗保险模式　　D．储蓄医疗保险模式　　E．以上都不是

3．关于英国国家医疗服务制度，下列说法正确的是（　　）。

A．该制度的资金筹资强调国家、社会、个人三方责任制

B．该制度的覆盖人群主要是有经济实力的雇员和雇主

C．该制度为每个参保人员建立个人账户，资金实行完全积累

D．在该制度模式下，医疗卫生服务的提供效率很高

E．以上说法均不正确

4．我国目前的医疗保障制度不包括（　　）。

A．城乡居民基本医疗保险　　　　　　　　B．城镇职工基本医疗保险

C．城乡医疗救助制度　　D．劳保医疗制度　　E．商业医疗保险制度

5．在医疗保险中，下列属于医疗保险中需方费用控制措施的是（　　）。

A．设置起付线　　　　　　B．设置封顶线　　　　　C．设置共同付费比例

D．制定保险补偿目录，确定保险保障范围　　　　　E．以上均是

6．关于住院患者的费用控制，效果最差的支付方式是（　　）。

A．按项目付费　　　　　　B．按人头付费　　　　　C．总额预算制

D．按住院床日付费　　　E．按病种付费

7．在医疗保险中，下列不属于医疗保险中供方费用控制措施的是（　　）。

A．加强医疗保险合同管理，建立医疗服务供方的进入和退出机制

B．保险机构与供方采用合理的费用结算方式

C．完善对医疗服务机构的监管措施，防止出现"骗保"行为

D．积极发展社区卫生服务

E．在支付方式中，积极推行按项目付费的结算方式

8．以下不属于国家医疗保险模式优点的是（　　）。

A．资金来源稳定 B．医疗保险覆盖面广　　　　　C．社会共济能力强

D．医疗服务效率高，能较好地控制医疗费用的增长

E．能够充分保障公共卫生和预防服务

9．（　　）的医疗保险模式不属于国家医疗保险模式。

A．英国　　　　B．加拿大　　　　C．德国　　　D．丹麦　　　E．瑞典

10．社会医疗保险模式的优点不包括（　　）。

A．医疗保险覆盖面较广　　　　　　　　　B．社会共济能力强

B．公共卫生和预防服务能够得到充分保障

D．加强个人的医疗费用意识及医疗费用约束机制

E．有利于控制医疗费用的增长

11．实施市场型医疗保险模式的典型代表国家是（　　）。

A．韩国　　　　B．美国　　　　C．日本　　　D．新加坡　　　E．德国

12．（　　）不是储蓄医疗保险模式的优点。

A．能避免过度利用医疗服务，减少浪费　　B．能有效控制医疗保险基金

C．能避免医疗费用的代际转移　　　　　　D．管理效率较高

E．社会共济性较强

13．城镇职工基本医疗保险的个人缴费比例一般为本人工资的（　　）。

A. 1%　　　　　B. 2%　　　　　C. 3%　　　　　D. 4%　　　　　E. 5%

14. 传统的医疗保险给付方式主要是（　　）。

　　A. 按服务项目付费方式　　　　　　　　B. 按病种给付方式

　　C. 总额预付制　　　D. 按人头预付方式　　　E. 其他

（李爱玲　范　颂）

第 35 章　全球卫生保健策略

【A1 题型】

1. 初级卫生保健是指（　　）。

　　A. 基层卫生保健　　　B. 社区卫生服务　　　C. 周期性健康检查

　　D. 预防接种免疫　　　E. 妇幼保健

2. 下列不属于初级卫生保健的是（　　）。

　　A. 基本治疗　　　B. 社区康复　　　C. 专科医疗

　　D. 预防接种　　　E. 健康教育和健康促进

3. 实现"人人享有卫生保健"目标最关键的措施是（　　）。

　　A. 动员全社会参与　　　B. 普及全民健康教育　　　C. 提高全民素质

　　D. 实施初级卫生保健　　　E. 政府加大对初级卫生保健的投入

4. 全球所有人民都能享有基本的卫生保健服务，并且通过消除和控制影响健康的各种有害因素，使人们都能享有在社会和经济生活方面富有成效的健康水平，达到身体、精神和社会适应的完好状态是指（　　）。

　　A. 人群健康　　　B. 初级卫生保健　　　C. 社区卫生保健

　　D. 社区保健　　　E. 人人享有卫生保健

5.《国际卫生条例（2005）》正式生效的时间是（　　）。

　　A. 2005 年 6 月 15 日　　　B. 2005 年 8 月 15 日　　　C. 2007 年 6 月 15 日

　　D. 2007 年 8 月 15 日　　　E. 以上均不对

（喻晓娇）

第 36 章　疾病的早期发现与处理

【A1 题型】

1. 某地方病研究所普查地方性甲状腺肿，半个月内查完全乡 12 000 人，查出各型患者420 人，则该乡地方性甲状腺肿（　　）。

　　A. 患病率为 3.5%　　　B. 生存率为 3.5%　　　C. 发病率为 3.5%

　　D. 罹患率 3.5%　　　E. 感染率为 3.5%

2. 为尽量发现患者，在制定筛选方法标准过程中，常采用（　　）。

A．提高方法的灵敏度　　B．提高方法的特异性　　C．降低假阳性率

D．提高假阳性率　　　　E．使假阴性率与假阳性率接近

3．筛检试验的特异度是指（　　）。

A．筛检试验阴性者患病的可能性

B．实际有病，被筛检试验确定为有病的百分比

C．实际有病，被筛检试验确定为无病的百分比

D．实际无病，被筛检试验确定为无病的百分比

E．实际无病，被筛检试验确定为有病的百分比

4．实际有病，用该诊断标准正确判定为阳性的能力称为（　　）。

A．特异性　　　　　　　B．阳性结果的预测值　　　C．变异度

D．阴性结果的预测值　　E．灵敏度

5．某地区在1个月内对居民进行了是否患有糖尿病的普查，可计算当地居民糖尿病的（　　）。

A．发病率　　　B．罹患率　　　C．死亡率　　　D．患病率　　　E．二代发病率

6．筛检是指在人群中（　　）。

A．采用快速的试验确诊患者　　　　　B．随机抽取一部人进行检查

C．采用诊断试验确诊患者

D．随机抽取一部分人进行初步检查，阳性者再到医院进行诊断

E．采用快速的试验发现未识别的患者、可疑患者或有缺陷的人

7．某项检查指标的高滴度与某疾病有关系，则诊断标准降低1个稀释度将导致（　　）。

A．灵敏度和特异度均降低　　　　　　B．灵敏度和特异度均增高

C．灵敏度增高，特异度降低　　　　　D．灵敏度降低，特异度增高

E．灵敏度增高，特异度不定

8．某病早期治疗效果好，若漏诊后病情加重，对此病的诊断试验应特别注重（　　）。

A．提高阴性预测值　　　B．提高阳性预测值　　　C．降低假阳性率

D．提高特异度　　　　　E．提高灵敏度

9．筛查试验的金标准是指当前（　　）。

A．患者最乐意接受的诊断疾病的方法

B．临床公认的诊断疾病最可靠的方法

C．临床上最先进的诊断疾病的方法

D．临床上最简单的快速诊断方法

E．临床上最新发明的诊断方法

10．某公司员工36岁，因感冒去医院看病，医师帮他测量血压，这是（　　）。

A．医疗性体检　　　　　B．社会性体检　　　　　C．机会性筛检

D．定期健康体检　　　　E．随机性筛检

11．下列不属于临床预防服务内容的是（　　）。

A．慢性病的自我管理　　B．健康筛检　　　　　　C．化学预防

D．健康教育　　　　　　E．免疫接种

12. 不属于筛检试验评价指标的是 （　　）。

    A. 可靠性　　　　　　　B. 正常值　　　　　　C. 收获量和筛检费用

    D. 真实性　　　　　　　E. 预测值

13. 适合做大规模筛检的疾病是 （　　）。

    A. 原位子宫颈癌　　　　B. 艾滋病　　　　　　C. 麻疹

    D. 流行性感冒　　　　　E. 全民检查 HBsAg

14. 根据可预防的疾病负担和费用效果分析，下列临床预防服务项目中最优先推荐的措施是 （　　）。

    A. 用阿司匹林预防心脑血管病　　　　　　　B. 血脂异常的筛检

    C. 糖尿病的筛查　　　D. 骨质疏松的筛检　　　E. 流行性感冒的免疫接种

15. 已知某筛检试验的灵敏度和特异度，用该试验筛检两个人群，其中甲人群的患病率为 10%，乙人群为 1%，下列正确的是 （　　）。

    A. 甲人群的阴性结果中假阴性的百分率比乙人群的低

    B. 就筛检的特异度，甲人群的比乙人群的低

    C. 就筛检的可靠性，甲人群的比乙人群的高

    D. 甲人群的阳性结果中假阳性者的比例比乙人群的低

    E. 就筛检试验的灵敏度，甲人群的比乙人群的高

16. 反映筛检试验效益的指标是 （　　）。

    A. 灵敏度　　　　　　　B. 特异度　　　　　　C. 约登指数

    D. 阳性似然比　　　　　E. 符合率

17. 以下关于普查的叙述，错误的是 （　　）。

    A. 普查耗费人力物力，成本较高

    B. 普查可以发现人群中的全部病例

    C. 普查可以达到早期发现患者的目的

    D. 通过普查可以得到某种疾病的发病率

    E. 普查适用于有简便而准确的检测手段和方法的疾病

18. 关于筛检，下列不正确的是 （　　）。

    A. 筛检试验不是诊断试验

    B. 筛检可将某病可疑患者与未患该病者区分开来

    C. 要求筛检试验简便、易行

    D. 要求筛检试验经济、安全

    E. 筛检可将可疑患者与健康者区分开来

19. 利用健康高危人群的就医机会进行针对性检查称为 （　　）。

    A. 特殊性体检　　　　　B. 健康体检　　　　　C. 社会性体检

    D. 医疗性体检　　　　　E. 机会性体检

20. 某男，53 岁，公司经理。吸烟 15 年，每天 2 包，体重 75 kg，身高 164 cm。从临床预防心血管疾病的角度讲，首先应该选择检查 （　　）。

    A. 肝功能　　　　　　　B. 血常规　　　　　　C. 冠状动脉造影

D. 血脂 　　　　　　E. 心脏超声

【B1 题型】

（21～22 题共用备选答案）

A. 诊断试验　　　　B. 队列研究　　　　　C. 筛查

D. 病例对照研究　　E. 现况研究

21. 由果追因的研究属于（　　）。

22. 由因追果的研究属于（　　）。

【B2 题型】

【案例 1】对已确诊患有乳腺癌的 1 000 名妇女和未患乳腺癌的 1 000 名妇女，用一乳腺癌筛选的试验检查，结果发现前者有 900 名为阳性结果，后者有 100 名为阳性结果。

23. 该试验的灵敏度是（　　）。

A. 90%　　　B. 30%　　　C. 25%　　　D. 12%　　　E. 10%

24. 该试验的假阳性率是（　　）。

A. 90%　　　B. 30%　　　C. 25%　　　D. 12%　　　E. 10%

25. 该试验的特异性是（　　）。

A. 90%　　　B. 30%　　　C. 25%　　　D. 12%　　　E. 10%

【案例 2】青光眼患者的眼压约在 2.93～5.59 kPa（22～42 mmHg）范围，非青光眼患者的眼压约在 1.86～3.46 kPa（14～26 mmHg）范围，根据这些资料，你认为：

26. 将筛检标准值定在（　　）较适宜。

A. 2.93～5.59 kPa（22～42 mmHg）

B. 1.86～3.46 kPa（14～26 mmHg）

C. 1.86～2.93 kPa（14～22 mmHg）

D. 2.93～3.46 kPa（22～26 mmHg）

E. 3.46～5.59 kPa（26～42 mmHg）

27. 如果将筛检标准值定为 2.93 kPa(22 mmHg)，可以认为灵敏度与特异度的关系为（　　）。

A. 灵敏度好，特异度差　　　　　　　　B. 灵敏度差，特异度好

C. 灵敏度和特异度均好　　　　　　　　D. 灵敏度和特异度均差

E. 无法判断

28. 如果将筛检标准值定为 3.46 kPa（26 mmHg），可以认为灵敏度与特异度的关系为（　　）。

A. 灵敏度好，特异度差　　　　　　　　B. 灵敏度差，特异度好

C. 灵敏度和特异度均好　　　　　　　　D. 灵敏度和特异度均差

E. 无法判断

（陈　润　喻晓娇）

第37章 "健康中国2030"规划纲要

【A1 题型】

1. 建设健康中国的战略主题是 （   ）。
   A. 人民健康水平持续提升　　　　　　　　B. 共建共享全民健康
   C. 健康服务能力大幅提升　　　　　　　　D. 加大学校健康教育力度
   E. 基本实现健康公平

2. 塑造自主自律的健康行为包括 （   ）。
   A. 引导合理膳食　　　B. 控烟限酒　　　C. 促进心理健康
   D. 进行健身运动　　　E. 以上都是

3. 完善医疗卫生服务体系，到2030年，（   ）基本医疗卫生服务圈基本形成。
   A. 10 min　　　B. 15 min　　　C. 20 min　　　D. 25 min　　　E. 30 min

4. 力争到2030年，国家卫生城市数量提高到全国城市总数的 （   ）。
   A. 30%　　　B. 40%　　　C. 50%　　　D. 60%　　　E. 70%

5. 到2030年，食品安全风险监测与食源性疾病报告网络实现 （   ）。
   A. 30%　　　B. 40%　　　C. 50%　　　D. 90%　　　E. 全覆盖

6. 到2030年，药品、医疗器械质量标准 （   ）。
   A. 全面与国际接轨　　　B. 进一步完善规范　　　C. 达到中等发达国家水平
   D. 达到发达国家水平　　　E. 达到国际一流

7. 加强健康人才培养，以 （   ）重点，加强基层人才队伍建设。
   A. 心理健康　　　B. 护理　　　C. 康复
   D. 全科医师　　　E. 急需紧缺专业人才

8. 重点阐述了"要坚持正确的卫生与健康工作方针，以基层为重点，以改革创新为动力，预防为主，中西医并重，将健康融入所有政策，人民共建共享"等理念的重要文件是 （   ）。
   A. "健康中国2030"规划纲要　　　　　　B. "健康中国2025"规划纲要
   C. "十三五规划"纲要　　　　　　　　　　D. "党的十八大报告"
   E. "十三五"卫生与健康规划

【B1 题型】

（9～11 题共用备选答案）
   A. 主导作用　　　B. 协同作用　　　C. 决定作用
   D. 引导作用　　　E. 核心作用

9. 到2030年，中医药在治未病中的 （   ）得到充分发挥。

10. 到2030年，中医药在重大疾病治疗中的 （   ）得到充分发挥。

11. 到2030年，中医药在疾病康复中的 （   ）得到充分发挥。

（陈　润　喻晓娇　王良君）

附录 参考答案

第6部分 医学统计学复习思考题答案

第1章 绪 论

【A1 题型】
1. C　　2. D　　3. E　　4. A　　5. D

【B1 题型】
6. A　　7. B　　8. B

【B2 题型】
9. A　　10. B

第2章 定量资料的统计描述

【A1 题型】
1. A　　2. C　　3. B　　4. C　　5. D　　6. D　　7. C

【A2 题型】
8. B

【B1 题型】
9. C　　10. D　　11. A　　12. E

【B2 题型】
13. B　　14. B　　15. B

第3章 总体均数的估计和假设检验

【A1 题型】
1. E　　2. E　　3. D　　4. B　　5. C

【B1 题型】

6. C   7. A   8. B   9. D

【B2 题型】

10. B   11. C   12. E   13. B   14. D   15. C

第4章 方差分析

【A1 题型】

1. B   2. D   3. C   4. B   5. E   6. D   7. D   8. E   9. C

第5章 分类资料的统计描述

【A1 题型】

1. C   2. B   3. C   4. D   5. B   6. C   7. A   8. B   9. D   10. D   11. A   12. C

13. C   14. B   15. A

第6章 分类资料的统计推断

【A1 题型】

1. B   2. D   3. A   4. C   5. B   6. C   7. B   8. D   9. D   10. A   11. B   12. A

【B2 题型】

13. A   14. C   15. C

第7章 秩和检验

【A1 题型】

1. E   2. D   3. A   4. A   5. B   6. B   7. D

【B1 题型】

8. D   9. B   10. C

第8章 直线相关与回归分析

【A1 题型】

1. C   2. C   3. B

【A2 题型】

4. C   5. D

【B1 题型】

6. B   7. C   8. E

【B2 题型】

9. C   10. B   11. D

第9章 统 计 图 表

【A1 题型】

1. C   2. B   3. B   4. A   5. C   6. D   7. B   8. C   9. B   10. D

第7部分   流行病学复习思考题答案

第10章   绪   论

【A1 题型】

1. D   2. B   3. E   4. B   5. E   6. C   7. C   8. A   9. D   10. C   11. B   12. C
13. E   14. E   15. C   16. C   17. E   18. E   19. B

【B1 题型】

20. C   21. C   22. E

第11章   疾病的分布

【A1 题型】

1. B   2. B   3. B   4. C   5. C   6. B   7. C   8. D   9. B   10. B   11. A

【A2 题型】

12. B   13. C

【B1 题型】

14. E   15. A   16. B   17. D

【B2 题型】

18. C   19. D   20. B   21. A

第12章   现 况 调 查

【A1 题型】

1. B   2. A   3. C   4. C   5. D   6. A   7. C   8. A   9. D   10. B   11. A   12. A
13. D   14. C   15. D   16. B   17. B   18. C   19. C   20. A

【A2 题型】

21. D

【B1 题型】

22. A   23. A   24. C   25. D

第 13 章 病例对照研究

【A1 题型】

1. B 2. B 3. B 4. C 5. B 6. C

【A2 题型】

7. B 8. A 9. A 10. D 11. B

第 14 章 队 列 研 究

【A1 题型】

1. B 2. C 3. C 4. A 5. E

【A2 题型】

6. B 7. E

【B2 题型】

8. C 9. A 10. B

第 15 章 实验流行病学

【A1 题型】

1. C 2. E 3. B 4. D 5. D 6. B 7. A 8. D

【A2 题型】

9. E

【B1 题型】

10. C 11. A 12. B

第 16 章 偏倚控制及病因推断

【A1 题型】

1. D 2. E 3. C 4. C

【A2 题型】

5. B 6. D 7. A

【B1 题型】

8. C 9. A 10. B 11. C

【B2 题型】

12. D 13. D 14. C

第17章　筛检和诊断试验

【A1 题型】

1. B　2. E　3. A　4. D　5. B　6. C　7. C

【A2 题型】

8. A　9. C

【B1 题型】

10. A　11. C　12. D　13. C　14. A　15. B　16. C　17. E　18. D　19. B　20. A　21. C

22. D　23. E　24. A　25. B　26. E

【B2 题型】

27. A　28. B　29. A　30. F　31. C　32. D

第18章　传染性疾病的预防与控制

【A1 题型】

1. B　2. A　3. D　4. E　5. D　6. D　7. E　8. A　9. C　10. C　11. C　12. E

13. D　14. E　15. E　16. D　17. E　18. C　19. A　20. A　21. A　22. C　23. B　24. D

25. D　26. E　27. E　28. E　29. E　30. E　31. B　32. D　33. E　34. C　35. A　36. E

37. B　38. E　39. E　40. E　41. A　42. A　43. D

【A2 题型】

44. C　45. C　46. C　47. C　48. C　49. B　50. A　51. B　52. B　53. E

【B1 题型】

54. A　55. B　56. A　57. A　58. C　59. B　60. B　61. E　62. A　63. B　64. C　65. D

66. E　67. D　68. E　69. C　70. C　71. C　72. A　73. C　74. C　75. B

【B2 题型】

76. B　77. A　78. A　79. D　80. C

第19章　慢性非传染性疾病的预防与控制

【A1 题型】

1. E　2. B　3. A　4. D　5. E　6. C　7. A　8. D　9. B　10. A　11. B　12. C

13. A　14. E　15. E　16. B　17. E　18. A　19. E　20. A　21. A　22. D　23. A　24. D

25. E　26. A　27. C　28. D　29. D　30. E　31. C　32. E　33. D　34. A　35. E　36. B

37. D　38. E　39. D　40. A　41. B　42. A　43. C　44. D　45. B　46. A

【A2 题型】

47. D　48. B　49. E　50. E　51. A　52. B　53. A　54. B　55. C　56. B　57. E　58. E

59. B　60. D　61. A　62. E　63. C　64. A

【B1 题型】

65. B　66. A　67. D　68. C　69. D　70. B　71. D　72. E　73. C　74. E　75. A　76. B
77. C　78. C　79. B　80. E　81. D　82. E　83. B　84. A　85. C　86. D

【B2 题型】

87. C　88. E　89. D　90. A　91. D　92. A　93. C　94. D　95. D　96. C　97. E　98. C
99. B　100. A

第 8 部分　卫生学复习思考题答案

第 20 章　绪　　论

【A1 题型】

1. E　2. C　3. D　4. B　5. A　6. C　7. B　8. A　9. D　10. B　11. C　12. B
13. A　14. B　15. D　16. E

【B1 题型】

17. A　18. A　19. D　20. E　21. A　22. B　23. D　24. E　25. C　26. B　27. C　28. B

【X 题型】

29. ABCD　　30. BCDE　　31. ABCE　　32. ABCDE　　33. ABCE　　34. ACDE
35. ACD　　36. ABE

第 21 章　环境卫生学

【A1 题型】

1. C　2. C　3. C　4. D　5. E　6. B　7. E　8. C　9. C　10. E　11. D　12. E
13. A　14. A　15. C　16. D　17. C　18. E　19. E　20. B　21. A　22. C　23. E　24. B
25. E　26. C　27. D　28. E　29. C　30. D　31. A　32. E　33. E　34. C　35. E　36. C
37. B　38. A　39. D　40. D　41. D　42. A　43. A　44. C　45. B　46. A　47. C　48. A
49. D　50. A　51. E　52. E　53. D　54. A　55. C　56. B　57. D　58. C　59. E　60. B
61. D　62. A　63. D　64. C　65. C　66. B　67. C　68. C　69. A　70. C　71. B　72. B
73. D　74. A　75. C　76. C　77. E　78. E　79. D　80. A　81. C　82. A　83. D　84. B
85. A　86. C　87. E　88. C　89. B　90. A　91. C　92. C　93. E　94. A　95. A　96. E
97. D　98. D　99. C　100. E　101. B　102. E　103. B　104. C　105. B　106. E　107. E　108. C
109. B　110. B　111. E　112. B　113. D　114. D　115. B　116. D　117. A　118. C　119. A　120. B
121. B　122. C　123. A　124. D　125. C　126. E　127. C　128. E　129. D　130. E　131. D　132. B
133. B　134. D　135. B　136. D　137. C　138. D　139. B　140. D

【B1 题型】

141. A　142. D　143. C　144. D　145. B　146. C　147. B　148. A　149. D　150. B　151. A　152. B
153. C　154. B　155. B　156. C　157. A　158. E　159. C　160. B　161. A　162. A　163. B　164. C

165. B 166. C 167. A 168. B 169. A 170. E 171. C 172. A 173. C 174. D 175. A 176. B
177. E 178. B 179. A 180. D 181. A 182. B 183. B 184. D 185. A 186. E

【B2 题型】

187. A 188. E 189. E 190. C 191. E 192. C 193. E 194. D 195. A 196. C 197. A 198. A
199. C 200. B 201. E 202. C 203. B

第 22 章　职业卫生与职业医学

【A1 题型】

1. B 2. A 3. D 4. D 5. E 6. E 7. A 8. A 9. D 10. E 11. B 12. E
13. D 14. B 15. A 16. B 17. C 18. B 19. C 20. D 21. A 22. B 23. C 24. D
25. E 26. B 27. C 28. D 29. E 30. E 31. E 32. B 33. D 34. D 35. B 36. D
37. A 38. A 39. B 40. B 41. B 42. E 43. A 44. C 45. C 46. A 47. E 48. B
49. A 50. B

【A2 题型】

51. C 52. C 53. D 54. E 55. D 56. A 57. A 58. D 59. C 60. B

【A3 题型】

61. B 62. D 63. B 64. C 65. D 66. E 67. A 68. E 69. C 70. B

【B1 题型】

71. D 72. C 73. A 74. D 75. C 76. A 77. B 78. A 79. D 80. B 81. A 82. B

【X 题型】

83. ADE 84. BCE 85. ABCD 86. BE 87. DE 88. ADE
89. ACE 90. ABDE 91. BCE 92. B 93. CDE 94. ABD
95. ABC 96. CD 97. BCD 98. ABCD 99. B

第 23 章　营养卫生学

【A1 题型】

1. A 2. A 3. C 4. A 5. C 6. C 7. D 8. A 9. C 10. D 11. C 12. A
13. E 14. A 15. E 16. E 17. C 18. C 19. D 20. A 21. E 22. E 23. D 24. A
25. B 26. B 27. D 28. A 29. C 30. B 31. A 32. E 33. A 34. A 35. D 36. B
37. B 38. A 39. A 40. D 41. D 42. A 43. D 44. A 45. C 46. C 47. C 48. D
49. B 50. E 51. B 52. C 53. B 54. E 55. A 56. C 57. A 58. D 59. D 60. A
61. A 62. C 63. D 64. A 65. A 66. B 67. B 68. C 69. B 70. E 71. A 72. C
73. B 74. E 75. D 76. A 77. B 78. D 79. A 80. A 81. C 82. C 83. C 84. A
85. A 86. D 87. E 88. C 89. B 90. B 91. C 92. D 93. C 94. A 95. E 96. A
97. A 98. D 99. E 100. E 101. B 102. C 103. A 104. B 105. A 106. E 107. E 108. A
109. C 110. C 111. B 112. B 113. B 114. E 115. E 116. E 117. B 118. E 119. E 120. A

121. D 122. A 123. A 124. E 125. A

【A2 题型】

126. B 127. C 128. D 129. E 130. D 131. E 132. B 133. D 134. C 135. B 136. D 137. C
138. B 139. C 140. E 141. E 142. B 143. D 144. B 145. A 146. E 147. E 148. B

【B1 题型】

149. B 150. C 151. D 152. B 153. A 154. E 155. B 156. A 157. D 158. A 159. B 160. D
161. C 162. C 163. D 164. E 165. C 166. C 167. D

第 24 章　突发公共卫生事件及其应急策略

【A1 题型】

1. A　2. E　3. D　4. B　5. B　6. A　7. C　8. B　9. A　10. A　11. C　12. A
13. C　14. A　15. D　16. B　17. C　18. A　19. C　20. D　21. D　22. A　23. D　24. E

【A2 题型】

25. A　26. C　27. E　28. B　29. C　30. B　31. A　32. D　33. A　34. B　35. B　36. C
37. A　38. A　39. D　40. D　41. A　42. C　43. D　44. D　45. C　46. D　47. A　48. A
49. C　50. A

【B1 题型】

51. A　52. D　53. B　54. E　55. C　56. B　57. A　58. C　59. E　60. B

【B2 题型】

61. A　62. C　63. D　64. D　65. E　66. C　67. B　68. D　69. C　70. B

第 9 部分　社会医学与卫生事业管理学复习思考题答案

第 25 章　循 证 医 学

【A1 题型】

1. E　2. B　3. D　4. B　5. B　6. A　7. B　8. C　9. B　10. A　11. B　12. B
13. D　14. C　15. D　16. E　17. C　18. C

第 26 章　公共卫生监测

【A1 题型】

1. E　2. D　3. D　4. A　5. B　6. E　7. B　8. D　9. E　10. A

【A2 题型】

11. D　12. D

【B1 题型】

13. E　14. D　15. C　16. B　17. D　18. C　19. A　20. E

第27章　临床预防服务

【A1题型】

1. C　　2. B　　3. C　　4. C　　5. D　　6. D　　7. B　　8. D　　9. E　　10. C

【A2题型】

11. D

【B1题型】

12. C　　13. A　　14. E　　15. B　　16. B　　17. B　　18. C　　19. D

第28章　健康相关行为干预

【A1题型】

1. B　　2. D　　3. A　　4. D　　5. B　　6. C　　7. B　　8. A　　9. C　　10. C　　11. B　　12. A
13. B　　14. B　　15. C　　16. B　　17. E　　18. E　　19. C　　20. B　　21. B

【B1题型】

22. C　　23. B　　24. A

【B2题型】

25. D　　26. B　　27. A　　28. C

第29章　吸烟的控制

【A1题型】

1. D　　2. C　　3. A　　4. A　　5. B　　6. A　　7. D　　8. E　　9. C　　10. A

【B1题型】

11. C　　12. A　　13. A

【B2题型】

14. B　　15. B　　16. E

第30章　体力活动促进

【A1题型】

1. B　　2. E　　3. C　　4. D　　5. C　　6. C　　7. A

第31章　人群健康与社区预防服务

【A1题型】

1. B　　2. E　　3. E　　4. E　　5. A　　6. B　　7. D　　8. D　　9. C　　10. E　　11. A　　12. C

【A2 题型】

13. D   14. A   15. D   16. A

第 32 章   医院安全管理

【A1 题型】

1. D   2. B   3. B   4. E   5. C   6. D   7. B   8. A

【A2 题型】

9. B   10. B

【B1 题型】

11. B   12. A   13. C

【B2 题型】

14. B   15. E   16. C

第 33 章   卫生系统及其功能

【A1 题型】

1. A   2. B   3. E   4. A   5. E   6. C   7. D   8. C   9. C

【A2 题型】

10. A   11. D

【B1 题型】

12. D   13. B   14. E

第 34 章   医 疗 保 险

【A1 题型】

1. E   2. B   3. E   4. D   5. E   6. A   7. E   8. D   9. C   10. C   11. B   12. E

13. B   14. A

第 35 章   全球卫生保健策略

【A1 题型】

1. A   2. C   3. D   4. E   5. C

第 36 章   疾病的早期发现与处理

【A1 题型】

1. A   2. A   3. D   4. E   5. D   6. E   7. C   8. E   9. B   10. A   11. A   12. B

13. A   14. A   15. D   16. D   17. D   18. E   19. D   20. D

【B1 题型】

21. D   22. B

【B2 题型】

23. A   24. E   25. A   26. D   27. A   28. B

第 37 章　"健康中国 2030" 规划纲要

【A1 题型】

1. B   2. E   3. B   4. C   5. E   6. A   7. D   8. A

【B1 题型】

9. A   10. B   11. E